Die Doppelnatur des Ich

Die Doppelnatur des Ich

Der übersinnliche Mensch und seine Nervenorganisation

Herausgegeben von Wolfgang Schad

Verlag Freies Geistesleben

Der vorliegende Band ist eine gekürzte und neu überarbeitete Fassung der 1992 im Verlag Freies Geistesleben erschienenen zweibändigen Ausgabe *Die menschliche Nervenorganisation und die soziale Frage* in der Reihe *Beiträge zur Anthroposophie*; Band 6.

1. Auflage 2014

Verlag Freies Geistesleben
Landhausstraße 82, 70190 Stuttgart
Internet: www.geistesleben.com

ISBN 978-3-7725-1282-7

Umschlaggestaltung: Thomas Neuerer
Druck: cpi – Clausen & Bosse, Leck
Printed in Germany

Inhalt

Vorwort

Diese Sammlung erschien erstmals 1992 in zwei Bänden. Sie erscheint hiermit in einer gekürzten Fassung in einem Band erneut. Sie enthält die damals zu dem Thema neu verfassten Beiträge von acht Autoren der anthroposophisch erweiterten Medizin, Pädagogik und Heilpädagogik in Auswahl sowie erneut alle bisher gedruckt vorliegenden Darstellungen Rudolf Steiners zu dem von ihm aufgeworfenen Problem der psychischen Interpretation der Nervenphysiologie.

Das Thema behandelt somit ein weiterhin recht akutes, ja zentrales Problem des menschlichen Selbstverständnisses, weil damit zugleich das Problem jedes sozialen Miteinanders. Im gesellschaftlichen Leben hängt ja beides miteinander unmittelbar zusammen. Diesem anthropologisch-anthroposophischem Gespräch möchten die Beiträge erneut dienen.

Es geht dabei insbesondere darum, wie und wo denn die seelisch-geistige Existenz des umfänglich aufgefassten Menschen ihre Beziehungen sowohl zum eigenen Leib wie zu der ihn umgebenden Welt handhabt. Dabei geriet seit 1809 durch den Hirnforscher Franz Joseph Gall die Großhirnrinde des Zentralnervensystems in den Fokus der Vermutungen. Gerade dagegen wendet sich Steiner und sieht das vollwirkliche Ich als Weltinhalt, welches das ZNS zwar als Organ der eigenen Bewusstwerdung seiner Bezüge benötigt, mit ihm aber nicht identisch ist (Bologna, 8.4.1911). Das führte Steiner dazu, die Efferenzen des Nervensystems, die sogenannten motorischen Nerven, als letztlich ebenfalls sensitiv zu bezeichnen, da sie ja hin zur weltverwachsenen Leibesperipherie leiten. Dabei wollte er unter jeder Nerventätigkeit nicht deren Stoffwechseltätigkeit noch deren rhythmische Vorgänge verstanden wissen (*Von Seelenrätseln,* S. 156).

Steiner hat von 1910 bis 1923 in über 30 Vorträgen und in einer konzentrierten essayhaften Skizze in seinem Buch *Von Seelenrätseln* (1917) herausgestellt, dass insbesondere die Vorstellung von mit dem Willen begleiteten motorischen Nerven als den bewegungsverursachenden Organen ein gewichtiges Hemmnis zum Verständnis des Weltbezug jedes Menschen darstellt.

Zuerst waren es Dr. med. Friedrich Husemann 1921 und Dr. rer. nat. Hermann Poppelbaum 1932, dann Dr. med. Gerhard Kienle 1950 und Karl Ballmer 1953, die über diesen Steiner'schen Ansatz geschrieben haben. Die dabei aufgekommene Polemik insbesondere durch Karl Ballmer führte jedoch erst einmal dazu, das Gespräch darüber abzubrechen.

Erst wieder Anfang 1976 fand erneut ein Wissenschaftskolloquium in Stuttgart statt, welches der Rudolf Steiner-Fonds für wissenschaftliche Forschung, Nürnberg, zusammen mit der Arbeitsgemeinschaft anthroposophischer Ärzte, Stuttgart, veranstaltete. Die Hauptbeiträge hielten Prof. Dr. Herbert Hensel, Marburg, Privatdozent Dr. Gerhard Kienle, Herdecke und Prof. Dr. Johannes Rohen, Erlangen. Damit war ein Boden gewonnen, auf dem später einige für diesen Band verfassten Beiträge hervorgingen.

Ein nächster wichtiger Schritt war die im Auftrag von Prof. Hensel von Dr. med. Jürgen Scheuerle durchgeführte Zusammenstellung aller Äußerungen Rudolf Steiners «Zur Frage der motorischen und sensitiven Nerven» (Privatdruck Marburg 1979). Damit war erst der gesamte Umfang des anthroposophischen Ansatzes Steiners voll ersichtlich geworden.

Der Leser findet hiermit in Auswahl erneut die einschlägigen Darstellungen zum Problem der motorischen Nerven. Der Herausgeber hat versucht im letzten Beitrag eine Zusammenfassung der wichtigsten Ergebnisse zu formulieren.

Die soziale Implikation der geläufigen Nervenlehre ist die Verlegung der Person in ihr Gehirn und damit abgeschottet von Welt und Mitmensch, der damit nur noch hypothetisch als ein Du gesehen wird. Dass der Mensch überhaupt seine Arbeitskraft in oft entwürdigender Weise verkaufen muss, ist zum Beispiel eine einsehbare Folge davon. Wie können wir den Mitmenschen und die Mitwelt als vollwertige Lebenspartner wieder auffinden?

Die Neuauflage erscheint derzeit auch, weil aktuell die Diskussion um das Problem der motorischen Handlungsnerven erneut eingesetzt hat (Kux, Wyssling sowie Ziemke 2013).

Herbert Hensel (1920–1983) hatte sich noch nach Beginn seiner letzten Krankheit bereiterklärt, einen ausführlichen Beitrag beizusteuern. Schmerzlich vermissen wir, dass es dazu nicht mehr gekommen ist. Dem Gedenken an ihn sei erneut dieses Buch gewidmet.

Witten, Juni 2014 *Wolfgang Schad*

Quellen der angeführten Literatur:

Ballmer, K.: *Briefwechsel über die motorischen Nerven.* Verlag Fornasella, Besazo / Schweiz 1953

Husemann, Fr. (1921): Zur Frage der «motorischen Nerven». In: *Mitteilungen der Vereinigung anthroposophisch forschender Ärzte*, Nr. 2, Oktober 1921. Nachdruck in: *Ärzte Rundbrief* (hrsg. von der Anthroposophischen Gesellschaft, Ärzte-Gruppe Stuttgart), Nr. 9/10, S. 15-20, Febr./März 1948.

Kienle, G.: «Die Grundfragen der Nervenphysiologie». Manuskript Tübingen 1950. Abdruck in Schad, W. (Hrsg.): *Die menschliche Nervenorganisation und die soziale Frage. Teil 2: Dokumentarischer Anhang,* S. 123-230. Freies Geistesleben, Stuttgart 1992.

Kux, M. (2013): Motorische Nerven: Hat Steiner sich geirrt? *Info 3*, 38 (9): S. 60-63. Septemberheft.

Poppelbaum, H. (1932): «Die Notwendigkeit neuer Vorstellungen von der Nervenfunktion». In: *Das Goetheanum*, Jg. 11, Nr. 29, S. 232-233. V1. Nachdruck in: Poppelbaum H.: *Menschengemäße Naturerkenntnis.* Basel 1942, S. 9-12.
2. Nachdruck in Schad, W. (Hrsg.): *Die menschliche Nervenorganisation und die soziale Frage. Teil 2: Dokumentarischer Anhang*, S. 105-108. Freies Geistesleben, Stuttgart 1992.

— : Warum nannte Rudolf Steiner sensible und motorische Nerven wesensgleich? *Der Beitrag der Geisteswissenschaft zur Erweiterung der Heilkunst – ein anthroposophisch-medizinisches Jahrbuch.* Bd. 1, S. 333-346. Dornach Basel 1950. Nachdruck in dito 1992.

Wyssling, P.: *Rudolf Steiners Kampf gegen die motorischen Nerven.* Edition LGC, Siegen / Sancey le Grand 2013.

Ziemke, A. (2013): Steiner hat sich geirrt! *Info 3*, 38 (5): S. 54-56. Maiheft.

Rudolf Steiner: Von Seelenrätseln

«Der *Leib als Ganzes*, nicht bloß die in ihm eingeschlossene Nerventätigkeit ist physische Grundlage des Seelenlebens. Und wie das Letztere für das gewöhnliche Bewusstsein sich umschreiben lässt durch Vorstellen, Fühlen und Wollen, so das leibliche Leben durch Nerventätigkeit, rhythmisches Geschehen und Stoffwechselvorgänge. – Sogleich entsteht da die Frage: wie ordnen sich in den Organismus ein auf der einen Seite die eigentliche Sinneswahrnehmung, in welche die Nerventätigkeit nur ausläuft, und wie die Bewegungsfähigkeit auf der andern Seite, in welche das Wollen mündet? Unbefangene Beobachtung zeigt, dass beides nicht in demselben Sinne zum Organismus gehört wie Nerventätigkeit, rhythmisches Geschehen und Stoffwechselvorgänge. Was im Sinn geschieht ist etwas, das gar nicht unmittelbar dem Organismus angehört. In die Sinne erstreckt sich die Außenwelt wie in Golfen hinein in das Wesen des Organismus. Indem die Seele das im Sinne vor sich gehende Geschehen umspannt, nimmt sie nicht an einem inneren organischen Geschehen teil, sondern an der Fortsetzung des äußeren Geschehens in den Organismus hinein. (Ich habe diese Verhältnisse erkenntniskritisch in einem Vortrag für den Bologner Philosophen-Kongress des Jahres 1911 erörtert.) – Und in einem Bewegungsvorgang hat man es physisch auch nicht mit etwas zu tun, dessen Wesenhaftes innerhalb des Organismus liegt, sondern mit einer Wirksamkeit des Organismus in den Gleichgewichts- und Kräfteverhältnissen, in die der Organismus gegenüber der Außenwelt hineingestellt ist. Innerhalb des Organismus ist dem Wollen nur ein Stoffwechselvorgang zuzueignen; aber das durch diesen Vorgang ausgelöste Geschehen ist zugleich ein Wesenhaftes innerhalb der Gleichgewichts- und Kräfteverhältnisse der Außenwelt; und die Seele übergreift, indem sie sich wollend betätigt, den Bereich des Organismus und lebt mit ihrem Tun das Geschehen der Außenwelt mit. Eine große Verwirrung hat für die Betrachtung aller dieser Dinge die Gliederung der Nerven in Empfindungs- und motorische Nerven angerichtet. So fest verankert diese Gliederung in den gegenwärtigen physiologischen Vorstellungen erscheint: sie ist nicht in der unbefangenen Beobachtung begründet. Was die Physiologie vorbringt auf Grund der Zerschneidung der Nerven, oder der krankhaften Ausschaltung gewisser Nerven beweist *nicht* was auf Grundlage des Versuches oder der Erfahrung sich ergibt, sondern etwas ganz anderes. Es beweist, dass der Unterschied gar nicht besteht, den man zwischen Empfindungs- und motorischen Nerven annimmt. Beide Nervenarten sind vielmehr *wesensgleich.*»

Rudolf Steiner in *Von Seelenrätseln*, 1917

Bruno Sandkühler

Zur Geschichte der Begriffe «motorische» und «sensitive» Nerven

1. Die Kenntnis verschiedener Nervenarten in der griechischen und römischen Antike

Wissenschaftsgeschichte ist immer Bewusstseinsgeschichte. Aus der Art, die Welt anzuschauen, entspringen die entsprechenden Fragestellungen. Dies hatte wohl auch Rudolf Steiner im Auge, als er das Modell der leiblichen Reizleitung über sensitive Nerven zum Gehirn und über motorische Nerven vom Gehirn zu den Muskeln historisch in Verbindung brachte zur Erfindung der Telegraphie.[1] Die Unterscheidung der beiden Nervenarten als seelisch polar besetzte – empfindungsvermittelnde und bewegungsvermittelnde – lehnte er ab.

Wie kam es zu dieser Anschauung?[2] Wir können die Kenntnis der verschiedenen Nervenarten zurückverfolgen bis in die griechische Zeit, d.h. bis zu einer Epoche, in der in der Erforschung der Welt der Lebewesen ganz allgemein die Beobachtung des Physischen eine größere Rolle zu spielen beginnt. Da die Grundlagen der älteren griechischen Physiologie in der historischen Entwicklung immer wieder anklingen, soll mit einer kurzen Darstellung ihrer Hauptlinien begonnen werden.

Der römische Enzyklopädist *Celsus*[3] weist auf *Hippokrates* als denjenigen, der erstmalig Medizin und Philosophie trennte. Wir können damit unsere Untersuchung im 5. Jahrhundert v. Chr. ansetzen, an der Nahtstelle, wo innerhalb der bisherigen religiösen Verwurzelung die äußeren Erscheinungen stärker ins Blickfeld treten.

Die Physiologie geht in dieser Zeit noch selbstverständlich davon aus, dass jede Krankheit eine göttliche und eine menschliche Ursache hat, dass jeder Naturtatsache *(physis)* eine Kraft *(dynamis)* zugrunde liegt. Fassen wir die Naturtatsache als statisches Element, so steht ihr die Kraft als dynamisches gegenüber. Diese fundamentale Polarität können wir durch die Jahrhunderte verfolgen: tritt die Naturseite auf, so ist Wahrnehmung *(aisthesis)* möglich, während die Kräfteseite nur unvollkommen als Bewegung *(kinesis)* erfasst werden kann.[4] In der Lehre des *Empedokles* von den vier Elementen ist diese Auffassung differenziert dargestellt, indem zwischen das «geistnächste» bewegliche Feuerelement und das statische, materienächste Erdelement noch Wind *(pneuma)* und Wasser *(hydor)* als Übergangselemente eingeschaltet sind.

Wenn oben von einer «Nahtstelle» gesprochen wurde, so ist das auch so zu verstehen, dass alle diese Begriffe gewissermaßen zwei Gesichter haben – ein göttlich-geistiges und ein materielles; so kann «Pneuma» sowohl als der bewegte Luftstrom in der Natur, wie auch als die in aller Bewegung wirkende göttliche Kraft angeschaut werden. Bis ins 5. vorchristliche Jahrhundert ist Medizin in erster Linie dem religiösen Bereich zugehörig, dann beginnt ein kontinuierlicher Übergangsprozess in die Naturwissenschaft. Doch wissen wir aus Zitaten, dass bereits um 500 v. Chr. *Alkmaeon* von

Kroton den Sehnerv präparierte und die Verbindung zwischen Auge und Gehirn feststellte.

Für unser Problem müssen vor allem drei griechische Ansätze dieses 5. Jahrhunderts erwähnt werden: die Lehre *Demokrits* von den «Seelenatomen», die auf bestimmten Bahnen durch den Körper fließen, und die des *Hippokrates*, bei der eine allgemeine, übergeordnete Lebenskraft mit der Luft eingeatmet und im Herzen umgewandelt wird in spezielle Lebensluft *(pneuma zootikon)*, aus der wiederum im Gehirn «psychische Luft» wird *(pneuma psychikon)*. Diese wird vom Zentralsinn *(hegemonikon)* durch die hohlen Nerven in die Muskeln geleitet, füllt deren Hohlräume und bewirkt durch die Anschwellung eine Muskelkontraktion. Kernstück dieser Theorie ist das tatsächliche Strömen feinster Pneumata und die Bedeutung des Gehirns für Denken, Fühlen und Bewegung. Stehen wir hier Ansätzen gegenüber, die zwangsläufig zu Beobachtung und Experiment führen, so setzt die Philosophische Medizin bei den vier Elementen ein und erläutert unabhängig von der äußeren Beobachtung die Sinnesempfindung als ein Herabdämpfen des Wärmeelements, dessen Organ im Herzen gesehen wird. Als Vertreter dieser Auffassung sieht Aristoteles den Ursprung von Empfindung und Bewegung im Herzen und spricht dem Gehirn eine unmittelbare Mitwirkung ab: dessen Funktion sei die eines kühl-wässrigen Ausgleichsorgans und somit nur mittelbar an Empfindungen und Bewegungen beteiligt.[5] Wie zu erwarten, spielt für Aristoteles und die auf ihn zurückgehende Komponente der mittelalterlichen Medizin der Unterschied zwischen sensitiven und motorischen Nerven keine Rolle.

In der hippokratischen Nachfolge und in Alexandria dagegen kommt einer solchen Unterscheidung schon früh zentrale Bedeutung zu. Sie tritt zum ersten Mal nachweislich bei *Herophilos* auf, einem in Ägypten wirkenden Zeitgenossen des Aristoteles; er benutzt jedoch die beiden Begriffe «motorisch» *(kinetikon)* und «sensitiv» *(aisthetikon)* noch nicht mit Bezug auf eine Leitungsrichtung, sondern bezeichnet tatsächliche Eigenschaften, indem er z.B. die Ansicht vertritt, dass bestimmte «sensitive» Nerven ohne Vermittlung von Sinnesorganen empfindungsfähig seien. Diesen Hinweis finden wir bei zwei Ärzten des 1./2. Jahrhunderts n.Chr.: bei dem Alexandriner *Rufus von Ephesus* und bei *Galen*; die Werke des Herophilos selbst sind nicht erhalten. Die beiden späteren Ärzte zitieren außerdem noch *Erasistratos* (~300 – ~240 v.Chr.) und hier steht nun eindeutig fest, dass motorische und sensitive Nerven nach ihrer Funktion unterschieden werden.[6] Dies geschieht auch bei Rufus und Galen selbst. Nach eigenem Bekunden hat dieser Letztere beide Nervenarten selbst präpariert[7] und auch Vivisektionen vorgenommen.[8] So stellte er zum Beispiel den Bau des Auges dar, beschreibt den Sehnerv in seinem Verlauf bis zum Eintritt ins Auge, den wunderbaren Anblick in bewegten Worten schildernd, und fügt hinzu: «Ein anderer Strang jedoch, härter und kleiner, dient der Bewegung der Augenmuskeln.»[9] An anderer Stelle heißt es zur Frage der Lähmungserscheinungen: «Sind sowohl die Nerven der Empfindung als auch die der Bewegung betroffen, so spricht man von Apoplexie.»[10]

Aufgrund seiner anatomischen und physiologischen Befunde hat Galen die «Strömungstheorie» der Nervenfunktionen in scharfsinniger Weise weiterentwickelt; sie blieb – mit den noch zu erwähnenden Unterbrechungen im Mittelalter – bis ins 18. Jahrhundert gültig, also bis zum Aufkommen der Erforschung neuroelektrischer Phänomene. Galen bildet also einen vorläufigen Endpunkt der Erforschung der Nerven. So wird auch hier, ebenso wie in Technik, Kunst und

Religion, der tiefe weltgeschichtliche Einschnitt zwischen dem Zerfall des Römischen Reiches und dem Beginn der christlichen Kultur sichtbar. Wir erkennen im Rückblick, wie sich das Interesse von einem Miterleben der im Menschen wirkenden Kräfte auf das gedankliche Erfassen und endlich auf die experimentelle Untersuchung verlagert hatte.

2. Die Weiterentwicklung in der Scholastik der Araber und des christlichen Mittelalters

In den folgenden nachchristlichen Jahrhunderten stehen an den bedeutendsten medizinischen Forschungsstätten andere Probleme und Methoden im Vordergrund: In Gondischapur[11] werden Gedankengänge des Aristoteles weiterentwickelt, in Alexandria hingegen tritt eine Reaktion gegen die sezierende Wissenschaftlichkeit ein. Man beschäftigt sich vornehmlich mit der Frage, ob sich die Teile des Körpers entwickelt haben oder unmittelbar für ihren jeweiligen Zweck von der göttlichen Vorsehung geschaffen wurden.

Im späten 8. Jahrhundert tritt Bagdad als neues Zentrum der Wissenschaft hervor, in das alle bisherigen Ströme einfließen und wo der Grundstein für die Scholastik der Araber und des christlichen Mittelalters gelegt wird. Der Kalif al-Ma'mûn, Sohn des Harun al-Raschid, gründet dort um 820 das «Haus der Weisheit», an dem *Hunain ibn Ishaq* mit neunzig Mitarbeitern Galen, Aristoteles und andere griechische Schriftsteller übersetzt.[12] Im Umkreis al-Ma'mûns entwickelt sich eine intensive Diskussion um Willensfreiheit, um den Gegensatz von Entwicklung und Erschaffenheit und andere zentrale Themen, in die auch die medizinische Forschung eingebettet wird. Die oben angedeutete Verbindung der medizinischen Akademie von Gondischapur mit Bagdad geht auf Djibril (Gabriel) *Bocht Jeschu* zurück, der als Leibarzt Harun al-Raschids endgültig nach Bagdad übersiedelte, nachdem sein Vater und sein Großvater, Leiter des Hospitals von Gondischapur, von den Kalifen wiederholt zu Rat gezogen worden waren. Gabriel war wie sein Zeitgenosse Hunain ibn Ishaq nestorianischer Christ. Die Überlieferung legt ihm die Aussage in den Mund, seine medizinische Kunst beruhe darauf, dass er «Heißes kühlen und Kühles erwärmen, Trockenes feucht machen und das Feuchte trocknen» könne, d.h. in der Tradition der Vierelementenlehre stehe. Dieselbe Quelle zeigt auch, dass er offenbar das Fließen feiner Substanzen innerhalb der Nerven annahm.[13] Mehrmals wird Gabriel Bocht Jeschu als hervorragender Galen-Kenner genannt.

Bewusstseinsgeschichtlich ist für diese Ärzte eine Verbindung von exakter Beobachtung, zunehmendem Einsatz therapeutischer Substanzen und Berücksichtigung seelischer und geistiger Kräfte kennzeichnend. Die Frage der Nerven ist insbesondere für die hochentwickelte Augenheilkunde von Bedeutung, in der Hunain Berühmtheit erlangt hatte. Durch ihn ist auch jene Theorie des Sehens überliefert, die einen vom Auge ausgehenden aktiven «Sehstrahl» annimmt – eine Auffassung, die schon Plato ausspricht und die sich dann das lateinische Mittelalter zu eigen gemacht hat.[14]

Von Bagdad, und speziell durch die Familie Bocht Jeschu, setzt sich die Entwicklung fort zu den beiden berühmtesten arabischen Wissenschaftlern, *Avicenna* und *Averroes*; während dieser in unserem Zusammenhang vor allem für seine Bewegungstheorie von fundamentaler Bedeutung ist, liefert jener uns eindeutige Aussagen zum physiologischen und anatomischen Aspekt.

Der «Fürst» Abu Ali ibn Sina (980–1037; «Avicenna» ist die latinisierte Namensform) hatte in seinem bewegten Leben das ganze Wissen des arabischen, persischen und griechischen Kulturraums gesammelt und den medizinischen Teil desselben in seinem monumentalen *Kanon der Medizin* zusammengestellt. In der ersten Hälfte des 12. Jahrhunderts wurde das Werk von Gerhard von Cremona in Toledo ins Lateinische übersetzt und bildete seitdem in zahlreichen Handschriften und über dreißig Druckausgaben die Grundlage aller medizinischen Studien des Abendlandes.

Das erste Buch dieses Werkes enthält ein Kapitel «Allgemeines über die Nerven». Dort schreibt Avicenna: «Es entspringen nämlich die Nerven, welche die Wahrnehmung herbeiführen, aus dem vorderen Teil des Gehirns ... und die meisten derer, die Bewegung verleihen, aus dem rückwärtigen Teil.»[15] Wie aus einer Nennung Galens im selben Kapitel hervorgeht, kannte Avicenna dessen Werke, von deren Übersetzung in Bagdad wir bereits sprachen; von weiteren Quellen Avicennas für diesen Bereich wissen wir nichts. Seine Aussagen geben zwar sehr detaillierte anatomische Beschreibungen, bleiben aber für den physiologischen Bereich mehr im Allgemeinen, obwohl laufend davon gesprochen wird, dass die Nerven Wahrnehmung und Bewegung «geben». Ein gewisser Hinweis ist vielleicht in den Ausführungen zu sehen, in denen Nerven beschrieben werden, die zu den Muskeln führen, und andere, die in der Haut enden. Erwähnenswert ist auch ein Satz, in dem gesagt wird, dass manchmal Empfindung und Bewegung durch dieselben Nerven übermittelt werden, manchmal jedoch durch verschiedene.[16] Und an anderer Stelle wird ausgeführt, dass die der Bewegung dienenden Nerven härter sein müssten als die der Empfindung zugehörigen, denn der Schöpfer habe sie jeweils ihrer Bestimmung entsprechend gestaltet.[17] Schließlich darf nicht unerwähnt bleiben, dass Avicenna die Nerven noch nach Wesen *(essentia)* und zusätzlicher Aufgabe *(accidens)* unterscheidet: ihre wesentliche Aufgabe bestehe darin, zwischen Gehirn und Gliedern Empfindung und Bewegung zu übermitteln; darüber hinaus hätten sie das Fleisch zu stärken und den Körper zu kräftigen, da sie ja auch die Organe bedienten, denen Empfindungsfähigkeit fehlte.[18] Avicennas Anschauung geht ausdrücklich von der zielbestimmten Geschaffenheit der Lebewesen aus. Sein Augenmerk richtet sich daher auf den sichtbaren Befund und betrachtet die unsichtbaren Kräfte nur insofern, als sie gegenwärtig im Körper wirken.

Als einen ganz andersartigen Ansatz innerhalb der arabischen Wissenschaft haben wir schon Averroes erwähnt (in arabischer Namensform Mohammed ibn Achmed ibn Ruschd, 1126–1198), der mit Aristoteles von der Entwicklung der Lebewesen ausgeht und sich für die Kräfte interessiert, die dabei wirksam waren und sind. Seine Fragestellung entspricht daher weitgehend der Rudolf Steiners zu dieser Sache, indem er auch die Täuschungsmöglichkeiten erkennt, die der Augenschein mit sich bringt, und daher zu den verborgenen Ursachen vorzudringen sucht. Die experimentell begründeten Aussagen Galens überzeugen ihn nicht, sondern er bezeichnet sie als logisch falsch. Unter Berufung auf Aristoteles und die Elementenlehre sieht er die Aufgabe der «kalten» Nerven in der Temperierung der inneren Wärme, wodurch die Sinnesempfindung möglich wird. Die Behauptung der Ärzte, dass der Muskel von Nerven bewegt werde, bezeichnet er rundheraus als falsch[19] und setzt dagegen seine eigene: Bewegung hat ihren Ursprung in einem Willensimpuls, der über die Vorstellung und mittels des Wärmeelements direkt auf den Muskel wirkt.[20] Averroes stimmt auch in diesem Ergebnis überraschend mit Rudolf Steiner überein, der immer wieder den direkten Zusammenhang von Wille und Bewegung beschrieben hat.[21] Ebenso ist es für Averroes unerheblich, dass man zwei Nervenarten unterscheiden kann, und er unterscheidet daher die Funktion der Nerven für die Wahrnehmung; wenn er hier Aristoteles berichtigt, dann zeigt sich daran, dass er diesem nicht blind folgt und dass er seiner Sache sicher ist.[22]

Dass die Auffassung des Averroes nicht ohne weiteres aus Aristoteles folgt, zeigen aber die lateinischen Scholastiker des 13. Jahrhunderts. Zwar berufen sie sich auf Aristoteles in der Frage der Funktion des Herzens und des Gehirns im Empfindungsvorgang, gehen aber dem Ursprung der Bewegungsimpulse nicht weiter nach.[23] So hängt ihre Ansicht über die Nerven vor allem von der Erklärung der Hirnfunktion ab. Als einer der ersten Scholastiker, die sich mit dem Thema befassten, zeigt *Alfred von Sareshel*, dass das durchblutete Herz voller Leben und Empfindung ist, das Gehirn dagegen nicht,[24] und er folgert: «Die Nerven sind Werkzeuge des Empfindens und Bewegens; sie gehen zu allen empfindenden Teilen des Körpers hin.»[25] «Das Gehirn ist der Ort der Pneumata und der beseelt-lebendigen Kräfte; von ihm entspringen die allgemeinen und speziellen motorischen und sensitiven Nerven ..., die rein sensitiven äußerst dünn, die rein motorischen dicker, die beiden Wirkungen dienenden von mittlerer Größe.»[26] Dieser letzte Ausdruck zeigt, dass auch hier eine direkte Kraftleitung angenommen wird: Da die motorischen Nerven einer stärkeren Beanspruchung ausgesetzt sind, müssen sie dicker sein.

Deutlich wird diese Begründung in der weit verbreiteten Enzyclopädie des *Bartholomaeus Anglicus* um 1250 ausgesprochen,[27] der aber im Übrigen unter Berufung auf *Constantinus Africanus* im Gehirn das Zentrum des Empfindens und Bewegens sieht.

Mit *Albertus Magnus* tritt ein kritischer Forscher auf, der sich mit den einschlägigen Anschauungen von Plato über Galen bis zu den Arabern auseinandersetzt und dann eindeutig *(«absque omni ambiguitate»)* im Herzen das Zentralorgan sieht, nachdem er die organbildenden Kräfte mit logischer Argumentation dargestellt und dabei den Begriff einer Zentralkraft herausgearbeitet hat.[28] Dieser sorgfältig begründeten Auffassung seines Lehrers schließt sich auch *Thomas von Aquin* an. Dass die Scholastik im Ganzen weniger auf anatomische Befunde schaut als auf die jeweils wirkenden Kräfte, wird an der Wende zum 14. Jahrhundert in der zusammenfassenden Darstellung des Thomasschülers und Dante-Zeitgenossen *Aegidius von Rom* deutlich sichtbar.

Mit den Ärzteschulen in Bologna und Montpellier kündigt sich eine neue Epoche an, in der das überlieferte und gedanklich durchgearbeitete Wissen kritisch gesichtet wird, z.B. von dem Florentiner *Dino del Garbo* in seinem an der Universität Bologna entstandenen Avicenna-Kommentar. Ein Jahrhundert später kann der Pariser Professor und königliche Leibarzt *Jacobus de Partibus* um 1440, wiederum in einem Avicenna-Kommentar, fünf Lehrmeinungen über Herz, Gehirn und Nerven ausführlich diskutieren.[29] Obwohl auch er über Kräfte und Wahrnehmungstheorien spricht, ist nun der anatomische Befund ausschlaggebend: «Die äußere Empfindungs- und Bewegungskraft geht vom Gehirn aus zum Rückenmark und den Nerven, gleich der Verzweigung von der Wurzel in den Stamm und die Äste, oder von der Quelle in die Bäche und den Fluss.»[30] Das entsprechende Bild Galens haben wir bereits kennengelernt; das Ende des römischen Experimentierens wird von der beginnenden Neuzeit wieder aufgegriffen und weitergeführt.

3. Die Hinwendung zum Experimentieren in der Neuzeit

An dem Wendepunkt zur Neuzeit plante der geniale *Giovanni Pico della Mirandola* 1486 eine wissenschaftliche Bestandsaufnahme in Rom in Form einer Erörterung mit den berühmtesten Gelehrten seiner Zeit. Im Programm für diesen von der römischen Kirche verhinderten Kongress weist Giovanni die Lokalisation der Wahrnehmung im Herzen den Philosophen zu, diejenige im Gehirn den Ärzten, d.h. er erkennt klar, dass es hier nicht um ein Entweder-oder geht, sondern um zwei Seiten einer Sache, die vom jeweiligen Standpunkt aus beide ihre Gültigkeit haben. Er sieht die Einzelsinne und den Zentralsinn als Einheit und betont unter Berufung auf das hermetische Schrifttum den Ursprung der Bewegung im unkörperlichen Bereich: «Das Bewegte ist körperlich, das Bewegende unkörperlich.»[31]

Auf solchen Grundlagen beginnt Leonardo da Vinci seine Forschungen in einer Verbindung von künstlerischer Gesamtschau und exakter anatomischer Beobachtung an menschlichen Leichnamen. Er fußt einerseits auf den alten Autoritäten, erweitert seinen Horizont aber ständig durch eigene Beobachtungen und Intuitionen. Auf vielen seiner anatomischen Zeichnungen befasst er sich mit Muskeln und Nerven, wobei er Avicenna und Galen zitiert, aber vor allem die Ergebnisse eigenen Präparierens verarbeitet.[32] Er unterscheidet dabei regelmäßig zwischen sensitiven und motorischen Nerven.[33] Für ihn sind Bewegung, Gewicht, Perkussion u.a. geistige Kräfte, die von einem Zentralsinn als Sitz der Seele befehligt werden und in die physisch-mechanische Wirksamkeit treten. Dieser Zentralsinn (*«senso comune»*) befindet sich in der «Hirnkammer», während das aus der Strömung entstandene Herz keine Wahrnehmungsaufgaben hat. Vom vollzogenen Urteil aus sieht Leonardo, den oben erwähnten Gedanken des Averroes in ein Bild fassend, eine physiologische Befehlskette, wie vom Fürsten über den Feldherrn und Hauptmann zu den Soldaten – d.h. zu den Sehnen und Muskeln. Da aber ein Befehl eine Übersicht voraussetzt, müssen zuerst die Sinne die Empfindung an den Zentralsinn übermitteln; dazu dienen die sensorischen Nerven, während die Befehle über die motorischen oder «reversiven» Nerven gehen. Die Übermittlung wird offenbar konkret als Strom im Hohlraum der Nerven gedacht, wobei Leonardo auch von «Lebensgeistern» spricht. Die hier wieder einsetzende materielle Erforschung der körperlichen Vorgänge ist bei ihm noch von Bewunderung und Ehrfurcht getragen, die sich in kurzen Betrachtungen inmitten der scharf beobachteten Befunde äußern. Nach Leonardo werden solche Töne seltener. Der weitere Weg führt über die erste öffentliche «Anatomie», die *Andreas Vesalius* 1540 in Bologna an einer menschlichen Leiche vornahm, über *Volcher Coiter*, der erstmals graue und weiße Spinalsubstanz sowie vordere und hintere Nervenwurzeln unterscheidet, zu einer immer stärkeren Einengung des Blickes auf «objektive» Befunde und zur konsequenten Mechanisierung der Sinnes- und Bewegungstheorien. Die Dissertation des Franzosen *J. Th. Dufay* zeigt 1749 als Ergebnis einer von der Aufklärung geprägten materialistischen Beobachtungswissenschaft in aller Deutlichkeit die Loslösung von Wille und Urteil.[34] Von hier aus führt ein konsequenter Weg über Galvani und Volta zu Du Bois-Reymond und dem «Telegraphenmodell», mit dem sich Steiner auseinandersetzt.

Biographische Hinweise

Ägidius Romanus, geb. vor der Mitte des 12. Jahrhunderts in Rom, Gelehrter des Augustiner-Eremitenordens, Schüler und Kritiker des Thomas von Aquin, Erzbischof von Bourges, Erzieher Philipps des Schönen. Einflussreicher Theologe; Mitwirkung am Konzil von Vienne (Vernichtung des Templerordens). Seine zahlreichen Schriften behandeln alle wichtigen Themen der Scholastik, sein medizinisches Werk *De formatione corporis humani in utero* (Über die Bildung des menschlichen Körpers im Mutterleib) verarbeitet Ansichten von Aristoteles, Avicenna, Averroes, Galen nach scholastisch-logischer Methode, ohne äußere Beobachtung.

Albertus Magnus (Albert von Köln), geb. vor 1200 in Lauingen/Donau, gest. 1280 in Köln. Seit seiner Jugend im Dominikanerorden, Studium und Lehrtätigkeit an verschiedenen Ordensschulen in Deutschland und Paris; Mitbegründer der Universität Köln; Tätigkeit am Papsthof und beim Konzil von Lyon. 1931 heiliggesprochen. – Umfassende naturwissenschaftliche Forschungen neben seiner theologischen Tätigkeit, wobei die früheren Werke kritisch überprüft und durch eigene Beobachtungen ergänzt werden. Im theologischen Bereich im Einklang mit seinem Schüler Thomas von Aquin, den er überlebt. Zahlreiche naturwissenschaftliche Schriften, Bibel- und Aristoteleskommentare.

Alderotti, Taddeo, geb. in Florenz um 1223, lehrte Medizin in Bologna, wo er 1303 starb. Von Dante als «Hippokratist» bezeichnet (*Convivio I*,10,10; *Divina Commedia*, Par. XII,83); kommentierte Avicenna und verfasste eigene medizinische Werke.

Alfredus Anglicus (Alfred v. Sareshel), wirkte um 1200. Übersetzung der (Aristoteles zugeschriebenen) Schrift des Nikolaus von Damaskus über die Pflanzen aus dem Arabischen; in seinem Werk *De motu cordis* (Über die Bewegung des Herzens) führt er die aristotelische Lehre von der Seele als geistiger Form des Leibes in die Scholastik ein (vor 1217).

Alkmaeon von Kroton, um 500 v.Chr., Pythagoras-Schüler. Hauptwerk *Über die Natur.* Studiert die Sinnesorgane, stellt Verbindung Auge-Gehirn fest, führt vielleicht selbstAugenoperationen durch. Aristoteles zitiert seine Polaritätenaufstellung (*Metaphysik* 986a 27).

Averroes (Muhammed ibn Ahmed ibn Ruschd), geb. 1126 in Cordoba, gest. 1198. Kadi (Richter) und fürstlicher Leibarzt in Marrakesch, umfassender Gelehrter. Sein medizinisches Hauptwerk *Kulliyet-et-Tibb* (Gesamtheit der Medizin, lat. *Colliget*) wurde zu einem der wichtigsten scholastischen Lehrbücher. Aristoteles-Kenner (Beiname «Kommentator»). Seine Schrift *Zusammenhang von Philosophie und Religion* entfachte die erbitterte Diskussion um die «doppelte Wahrheit».

Avicenna (Al Husein ibn Abdallah ibn Sina), geb. 980 in Turkmenien, gest. 1037 auf einem Feldzug. Reiste seit seinem 20. Lebensjahr durch die islamische Welt, Aufstieg zur Wesirswürde (Beiname «der Fürst»), Jahre im Kerker. Über 150 Schriften fassen das gesamte Wissen der Zeit zusammen. Medizinisches Hauptwerk *Qanun fil-Tibb* (Grundwissen der Medizin, lat. *Canon*) maßgeblich für das Medizinstudium auch in Europa bis weit in die Neuzeit.

Bartholomaeus Anglicus, geb. in England Ende 12. Jahrhundert, Notar des Erzbischofs von Bremen, Lehrer am Franziskanerkolleg in Paris, Lektor in Magdeburg. Sein Lexikon *De proprietatibus rerum* (Von den Eigenschaften der Dinge) verarbeitet das Grundwissen der Zeit nach Sachgruppen in alphabetischer Ordnung; bis 1500 über 20 Druckauflagen, zahlreiche Handschriften.

Bahtisu, Ärztefamilie in Gondischapur und Bagdad (auch Jeschu und andere Schreibweisen); siehe auch Gabriel B.

Celsus, Aulus Cornelius, Anfang 1. Jahrhundert n. Chr. Verfasste eine Encyklopädie der Wissenschaften, von der nur der medizinische Teil erhalten ist, der wichtige Angaben über frühere Ärzte enthält. Celsus spielte in der Renaissance eine große Rolle als Vorbild für wissenschaftliches Latein.

Coiter, Volcher, geb. 1534 in Groningen, gest. 1590. Studien in Italien und Montpellier, Stadtarzt in Nürnberg, Militärarzt. Bedeutende anatomisch-physiologische Forschungen.

Constantinus Africanus, 11. Jahrhundert n. Chr. Aus Nordafrika stammend, sammelte er auf Reisen das arabische und griechische Wissen, das er durch seine lateinischen Übersetzungen in die Schule von Salerno einbrachte.

Demokrit von Abdera, um 460 v. Chr., Lehrzeit bei persischen Priestern, Reisen in Ägypten u.a.; pythagoräischer Lehrer, dem die Zeitgenossen den Beinamen «Sophia» (Weisheit) gaben.

Dino del Garbo, geb. 2. Hälfte des 13. Jahrhunderts, lehrte Medizin in Bologna, Siena, Padua und Florenz, gest. 1327. Beziehung zu König Robert von Neapel, von vielen Fürsten konsultiert, Freund des jungen Petrarca. Kommentare zu Hippokrates, Galen, Avicenna.

Despars, Jacques (= Jacobus de Partibus), geb. Ende 14. Jahrhundert, gest. 1465 in Tournai. Leibarzt Karls VII. u.a. Fürsten, Professor in Paris (als Universitätsvertreter beim Konzil von Konstanz), Zusammenfassung früheren Wissens. Hauptwerk: Avicenna-Ausgabe mit Kommentar, in dem verschiedene Lehrmeinungen systematisch aufgeführt sind (*Explanatio in Avicennae...*), entstanden 1432-1453, gedruckt 1498 in London.

Du Bois-Reymond, Emil, geb. 1818 in Berlin, gest. 1896. Zahllose Arbeiten, besonders zur Muskel- und Nervenphysiologie, wodurch er der neuroelektrischen Theorie zum Durchbruch verhalf und zur führenden Autorität auf diesem Gebiet wurde.

Dufay, J. Th., Studium in Montpellier, wo er 1749 als Schüler von François Boissier de Sauvages promovierte. Auszüge aus seiner Dissertation in Übersetzung bei Karl Rothschuh, *Physiologie – Der Wandel ihrer Konzepte, Probleme und Methoden vom 16. bis 19. Jahrhundert*, Freiburg/München 1968 (Orbis Academicus, Bd.II, 15), Seite 180ff.

Empedokles, ca. 493–433 v. Chr. in Agrigent. Vielseitiger Gelehrter und Philosoph der orphisch-pythagoräischen Richtung, wegen seines Eintretens für Demokratie verbannt. Lehre vom sphärischen All mit den vier Elementen als «Wurzeln», in dem die Kräfte der Zuneigung und Auseinandersetzung wirken. Gründer der sizilianischen Ärzteschule.

Erasistratos von Keos, um 300 v. Chr. lebte am Hof von Seleukos Nikator, wo ihm das Wissen des syrisch-babylonisch-persischen Großreiches zugänglich war; lehrte wohl zuletzt auf Samos. Seine Schule befasste sich im Anschluss an Herophilos besonders mit Blutkreislauf, Anatomie und Neurologie.

Gabriel ibn Bocht Jeschu, wirkte um 800, gest. 827. Leibarzt mehrerer Abbasiden-Kalifen in Bagdad und Merw. Sein Großvater Girgis war Leiter des Hospitals von Gondischapur und wurde vom Kalifen al-Mansur nach Bagdad berufen. Die Ärztefamilie Bocht Jeschu ist in Bagdad bis ins 11./12. Jahrhundert nachweisbar (siehe H. H. Schöffler, *Die Akademie von Gondischapur*, Stuttgart 1979, S.93f. mit weiteren Literaturhinweisen).

Galen aus Pergamon, um 129–199 n. Chr. Gladiatorenarzt, Leibarzt des Kaisers Marc Aurel. Experimentelle Forschungen, besonders auf neurologischem Gebiet aus der Vier-Säfte-Lehre heraus. Monotheist und Teleologe (Natur wirkt auf bestimmte Ziele hin). Ihm zufolge ist Medizin immer individuell, also generell nie voll fassbar.

Galvani, Luigi, geb. 1737 in Bologna, gest. 1798. Theologe und Mediziner, entdeckt 1789 elektrische Phänomene an Froschnerven, die er weiter erforscht. *De viribus electricitatis in motu musculorum commentarius* (Erläuterung der elektrischen Kräfte bei der Muskelbewegung), Bologna 1791 (deutsch: Prag 1793) als bahnbrechendes Werk der elektrischen Nerventheorien.

Giovanni Pico, Graf von Mirandola und Fürst von Concordia; geb. 1463, gest. 1494 in Florenz. Studierte in Italien und Frankreich, veröffentlichte 1486 in Rom seine 900 Thesen als

Versuch einer wissenschaftlichen Gesamtschau; daraufhin der Ketzerei angeklagt, mit Auflagen freigesprochen. Lebte zuletzt am Hof von Lorenzo de' Medici in Florenz.

Herophilos von Chalcedon, vor 300 v. Chr., studierte in Alexandria zu Beginn der dortigen Schule, dann eigene Schule in Pergamon. Vor allem anatomische und neurologische Forschungen (Gehirn und Auge), Pulslehre, Arzneimittellehre.

Hippokrates von kos, «Vater der Heilkunde», geb. um 400, gest. um 359 v. Chr., gehörte in die priesterliche Traditionslinie der Asklepiaden, die ihre Abstammung und Heilkunst auf Asklepios zurückführten. Ausgedehnte Reisen. Erste Nachrichten von Forschungen auf Grund eigener Operationen. Prinzip der Heilkunst als Unterstützung der natürlichen Heilkräfte. Die zahlreichen Schriften unter seinem Namen sind nur zum Teil authentisch (gesammelt im *Corpus hippocraticum*).

Hunain ibn Ishaq (latinisiert: Johannitius), geb. 808, gest. 877. Studium in Gondischapur (oder in Bagdad in der Tradition von Gondischapur), im hellenistischen Bereich (Kleinasien?) und in Basra. Arabischer Humanist, Arzt (bes. Augenarzt), Übersetzer und Kommentator von großem Einfluss. Nestorianischer Christ.

Jacobus de Partibus, siehe Despars, Jacques

Rhazes (Muhammad ibn Zakkarija ar-Razi), geb. 850 in Rai bei Teheran. Leiter des neugegründeten Hospitals von Bagdad, verarbeitet das gesamte Wissen seiner Zeit und ergänzt es durch eigene Forschungen. Hauptwerk Al-Hawi wurde 1279 ins Lateinische übersetzt (*Liber continens* = Dies Buch enthält...) und bald weit verbreitet; es gibt zu allen behandelten medizinischen Fragen zunächst jeweils den Stand des Wissens, dann Rhazes' eigene Ansicht.

Rufus von Ephesus, im 2. Jahrhundert in Alexandria tätig, seine Werke nur fragmentarisch erhalten (Anatomie, Pulslehre, Handbuch der Krankheitsbeschreibung).

Thomas von Aquin («Doctor angelicus»), geb. um 1225 bei

Neapel, gest. 1274 in Fossanova. Mit fünf Jahren Eintritt in die Benediktinerabtei Montecassino, gegen den Willen der Familie Übertritt zum Dominikanerorden, Studium in Neapel, Rom, Paris und (als Schüler Alberts des Großen) in Köln. Seit 1252 eigene Lehrtätigkeit in Paris und Italien, 1272 Universitätsgründung Neapel. 1323 heiliggesprochen. – Das in der *Summa Theologica* und der *Summa contra gentiles* zusammengefasste Lehrgebäude war bis vor kurzem für alle katholischen Seminare verbindlich. Seine naturwissenschaftlichen Ansichten sind vor allem in den Kommentaren zu den entsprechenden aristotelischen Schriften enthalten. Im Gegensatz zu Albert dem Großen spielt bei Thomas die Beobachtung äußerer Sachverhalte kaum eine Rolle.

Vesalius, Andreas, gab. 1514 in Brüssel, gest. 1564 auf Zakynthos. Spezialisierte sich früh als Anatom, Professur in Padua ab 1537, Herausgabe zahlreicher älterer Werke (Rhazes u.a.), Autor eines auf eigenen Forschungen basierenden reich illustrierten anatomischen Werkes: *De humani corporis fabrica libri septem* (Über den Bau des menschlichen Körpers), Basel 1543 und zahlreiche Auflagen. Begründung der modernen Anatomie.

Volta, Alessandro, geb. 1745 in Como, gest. 1827. Erforschte schon mit 17 Jahren elektrische Phänomene, wenig später erste Publikationen; seit 1779 Professor in Padua. Untersuchungen zur Körperelektrizität in Auseinandersetzung mit Galvani-Anhängern.

Anmerkungen und Quellennachweise

1 Siehe im dokumentarischen Anhang den Vortrag vom 21.4.1920, Gesamtausgabe Bibl.-Nr. 301.

2 Vergleiche dazu auch das Werk von Edwin Clarke: *The Human Brain und Spinal Cord; a historical study illustrated by writings from Antiquity to the Twentieth Century*. Berkeley/Los Angeles 1968.

3 Siehe bei diesen und allen weiteren kursiv gesetzten historischen Namen die vorstehenden biographischen Hinweise.

4 Das Begriffspaar wird auch bei Aristoteles zum Ausgangspunkt der Betrachtung aller Lebewesen: *De Anima* I, C II, 403 b und an vielen anderen Stellen: Animatum igitur ab inanimato in duobus maxime diferre videtur – motu et sensu. (Das Beseelte unterscheidet sich vom Unbeseelten anscheinend vor allem in zweifacher Hinsicht – durch Bewegung und Empfindung.)

5 Aristoteles, *De partibus Animalium* II, 7, 652 b; das Gehirn wird als Organ der Empfindung ausdrücklich abgelehnt in den anschließenden Ausführungen (656 a). Weitere Belege in derselben Schrift, 686 a und in *De sensu et sensato*, 438 b, 25ff.

6 Rufus, *Oeuvres*, ed. Dahrenberg/Ruelle, Paris 1879, Neudruck Amsterdam 1963, S. 184-185:
Νευρον εστιν απλουν σωμα και πεπυκνωμενον, προαιρετικης κινησεως αιτιον, δυσαισθητον κατα την διαιρεσιν. Κατα μεν ουν τον Ερασιστρατον και Ηροφιλον, αισθητικα νευρα εστιν. κατα δε Ασκληπιαδην ουδε ολως. Κατα μεν ουν τον Ερασιστρατον δισσων οντων των νευρων αισθητικων και κινητικων, των μεν αισθητικων α κεκοιλανται αρχας ευροις αν εν μηνιγξι, των δε κινητικων εν εγκεφαλω και παρεγκεφαλιδι.
(Der Nerv ist ein einfacher, dichter Körper, Quelle der bewussten Bewegung, gegenüber einem Schnitt aber empfindungslos. Nach Erasistratos und Herophilos gibt es sensitive Nerven, nach Asclepiades nicht. Auch lehrt Erasistratos, dass es zwei Arten von Nerven gebe, die der Bewegung und die der Wahrnehmung; letztere sind hohl, man sieht ihren Ursprung in den Meningen, die der Bewegung entspringen im Enkephalon und Parenkephalon.)

7 Galen, Peri neuron anatomes (Über Nervenpräparation), in: *Opera omnia*, ed. Kühn, Bd. 2, Leipzig 1921 und reprogr. Nachdruck Graz 1964, S. 831ff.

8 Galen, Über die Lehren von Hippokrates und Plato, in: *Opera omnia*, Bd. 5, S. 604:
ει δε κυπι των ζωντων ζωων επεποιητο την πειραν, ην ημεις ουχ απαξ ουδε δις, αλλα πανυ πολλακις εποιησαμεθα, βεβαιως αν εγνω την μεν σκληραν και παχειαν μηνιγγα σκεπης ενεκεν γεγενημενην εγκεψαλου
(Hätte er [d.h. Erasistratos] an lebenden Wesen Experimente vorgenommen, was wir nicht ein- oder zweimal, sondern sehr häufig getan haben, so hätte er sichere Kenntnis ...)

9 Galen, a.a.O. S. 832-833:
Κεφ. γ. Ετερα δ εφεξης εστι συζυγια τοις κινουσι τους οφθαλμους μυσι διανεμομενη, σκληροτερα τε και μικροτερα πολλω της προειρημενης

10 Galen, Über die erkrankten Regionen, in: *Opera omnia*, Bd. 8, S. 208:
παντων μεν ουν αμα των νειρων απολεσαντων αισθησιν τε και κινησιν, αποπληξια το παθος ονομαζεται
Ähnliche Ausführungen auch in seinem Werk über die Muskelbewegung (*De motu musculorum*, Paris 1528): Quantum enim superius est incisionis continuum cerebro, id quidem conservabit principii vires. Omne autem quid inferius est, neque sensum neque motum ulli prebere poterit. Nervi itaque rivorum in morem a cerebro ceu ex quodam fonte deducant musculis vires. Frei übersetzt: Ist der Einschnitt unterhalb des Gehirns, so bewahrt der dorthin führende Strang die Kräfte des Ursprungs; alles unterhalb Liegende kann aber weiterhin weder Empfindung noch Bewegung vermitteln. Die Nerven bringen also in der Art von Flüssen, vom Gehirn als einer Quelle aus, den Muskeln die Kräfte. Vgl. auch Bd. 2, S. 96 und 125.

11 Heinz Herbert Schöffler, *Die Akademie von Gondischapur. Aristoteles auf dem Wege in den Orient*, Stuttgart 1979.

12 Hunain ibn Ishaq: *Encyklopädie des Islam*, Leiden 1908, Bd. I, S. 62; über die syrischen und arabischen Galen-Übersetzungen: Ausg. und Übersetzung von G. Bergsträsser, Leipzig

1925 (*Abhandl. für die Kunde des Morgenlandes*, Bd. 17, Nr. 2); *Lexikon der Arabischen Welt*, Stuttgart 1972, S. 437; siehe auch Anm. 11, S. 92ff. Zu dem Kreis von Bagdad gehörte auch *Rhazes*, der über sein *Liber continens* starken Einfluss auf die scholastische Medizin ausübte.

13 Ibn al-Qifti, nach R. Hau, «Gondeschapur ...» in: *Gesnerus* 36 (1979): 101f. und Anm. 19.

14 Platon: *Timaios* 45 b,c; und Dominicus Gundissalinus, *De divisione philosophiae*, in: *Beiträge zur Geschichte der Philosophie und Theologie des Mittelalters* 4,3: S. 257 mit weiteren Quellenangaben (Adelard von Bath, Alanus de Insulis u.a.).

15 Avicenna, *Canon Medicinae*, Ausg. Lugdunum 1498 (Exemplar der Württembergischen Landesbibliothek, Incun. 2214), Bd. 1, Text unter Hinzuziehung der Handschrift Clm 278 der Bayerischen Staatsbibliothek München, fol. 15ff.: Plurimi namque eorum, qui sensum tribuunt, ab antecessione oriuntur cerebri... et plurimi illorum qui motum prebent, a postremo oriuntur cerebri. (Die meisten derjenigen, die die Empfindung bringen, entspringen im vorderen Teil des Gehirns ..., die meisten jener, die die Bewegung geben, im rückwärtigen. Liber 1, fen 1, doctrina 5, summa 3, cap. 1, Sermo universalis de nervis = Allgemeines über die Nerven).
Dieselben anatomischen Angaben auch wieder bei Averroes im 8. Kapitel des *Colliget* (siehe Anm. 18).

16 Nach Auszügen in englischer Übersetzung bei O. Cameron Gruner, *Avicenna*, New York 1970, S. 94ff. (Ziff. 129).

17 Avicenna, Quelle wie oben, Anmerkung 15: Creator enim de eorum munitione sollicitus, aliter ipsos munivit quam alios nervos. (Der Schöpfer, auf ihre Stärkung bedacht, hat sie daher anders ausgerüstet als die übrigen Nerven.)

18 Iuvamentarum nervorum alia sunt qui sunt secundum essentiam, alia qui sunt per accidens ...; secundum essentiam est quod cerebrum eis mediantibus omnibus aliis membris iuvamentum prestat, dando eis sensum et motum. Secundum quod est per accidens, est ad hoc ut caro corroberetur et corpus fortior fiat (in dem in Anm. 15 zitierten Avicenna-Kapitel; Clm 278, fol 15 vb).

19 Averroes, *Colliget*, Ausg. Venedig 1553, fol. 16 ra (Kap. XVIII): Et quando opinantur medici quod motus musculi sit a nervo, opinantur falsum ... (Und wenn die Ärzte meinen, die Bewegung der Muskeln sei durch den Nerv [verursacht], so meinen sie Falsches.)

20 Averroes, *Colliget*, wie Anm. 17, fol. 15 vb - 16r: Qui movet primo animal, non est corpus, sed virtus est animae, et quod hoc sit de necessitate in musculo. Et haec virtus est virtus voluntaria, quam praecedit imaginativa vel aestimativa, et confirmatio consilii. (Was ein Lebewesen zuerst bewegt, ist nicht der Körper, sondern eine Seelenkraft; das muss sich notwendigerweise im Muskel abspielen, und diese Kraft ist die Willenskraft, der die Vorstellung oder Urteilskraft sowie die Entschlussbestätigung vorausgeht.)
Etwas weiter: Ergo remanet, ut sit musculus primum instrumentum quod movetur a calore naturali. (So bleibt, dass der Muskel das erste Werkzeug ist, das von der Lebenswärme bewegt wird.)

21 Als Beispiel sei der Vortrag vom 15.3.1917 genannt: ... alles, was sich im menschlichen Leib bewegen kann, hängt in seiner Bewegung selbst mit Stoffwechselvorgängen zusammen. Und auf die Stoffwechselvorgänge wirkt der Wille unmittelbar. Der Nerv ist nur da, um sie wahrzunehmen. (*Geist und Stoff, Leben und Tod*, Gesamtausgabe Bibl.-Nr. 66, S. 138; siehe auch den dokumentarischen Anhang.)

22 In seinem De Animalibus habe Aristoteles die Nerven noch nicht gekannt; nur deshalb hielt er das Fleisch für das Organ der Empfindung. Averroes, *Kommentar zu Aristoteles' De Anima* II, 108, 422 b.

23 Wahrscheinlich könnte man bei genauerer Überprüfung dazu noch weiteres finden. So gibt es im jüdisch-scholastischen Bereich einen Beleg im Traktat «Fons vitae» (Ibn Gabirol?): *Voluntas animae movet corpus* (Der Wille der Seele bewegt den Körper). Ausgabe Cl. Baeumker, *Beiträge zur Geschichte der Philosophie des Mittelalters* 1 (1892) 2-4.

24 Alfred von Sareshel (Alfredus Anglicus), *De motu cordis*, ed. Baeumker, *Beiträge zur Geschichte der Philosophie des Mittel-*

alters 23: 1-2: Cor igitur vegetabile est et sentit, quia vitae et sensus actuale principium est; cerebrum vero insensibile, quia sensibilitatis potentiale principium est. (Das Herz ist also den Wachstumskräften zugeordnet und empfindet, da es der wirkende Ursprung des Lebens und der Empfindung ist. Das Gehirn dagegen ist empfindungslos, da es der Möglichkeitsursprung der Empfindung ist). Cap. XIV, 13.

25 *De motu cordis*, Cap. XVI, 4: Nervi vero instrumenta sunt sentiendi et motus; hi ergo ad omnes totius corporis partes sensibiles directi sunt ...

26 *De motu cordis*, Cap. XVI, 9: Cerebrum autem spiritum et zoticarum virtutum domicilium est. Ab eo enim nervi exorti ad sensum et motum tam particulares quam universales per totam corporis substantiam directi sunt. Et horum trina est partitio: primi sensitivi tantum, et hi subtilissimi; consequenter motivi tantum, et hi grossiores; quidam utrumque tenent effectum, et hi medii in quantitate sunt (vgl. auch Cap. II, 4).

27 Bartholomaeus Anglicus, *Liber de proprietatibus rerum*. 5, 60: Nervi ... exeuntes a prora cerebri sunt mollissimi, quia sensum portant aliis membris; procedentes vero a puppi sunt duri, ut motum possint pati, quia mollia veloci motu cito rumpuntur. (Die von der Rückseite des Gehirns ausgehenden Nerven sind äußerst weich, da sie den übrigen Gliedern die Empfindung bringen; die von der Vorderseite hervorgehenden sind hart, um die Bewegung aushalten zu können, da die weichen durch die schnelle Bewegung rasch reißen würden.)

28 Albertus Magnus, *De Animalibus*, Ausg. Venedig 1495 (nach dem Exemplar der Württembergischen Landesbibliothek, Inc. fol. 547), fol. 47rb.

29 Avicenna, *Canon medicinae cum commento Jacobi de Partibus*, Lugdunum 1498, Bd. 1, Kommentar zu Fen 1, doctrina 5, summa 3.

30 Jacobus de Partibus, wie Anm. 29: ... tota vis sensitiva et motiva exterior derivat a cerebro in nucha et nervos modo derivationis a radice in truncum et ramos, vel a fonte in fluvium et rivulos.

31 Giovanni Pico della Mirandola, *Heptaplus*, Ausg. Genf 1973 (S. 60): Sicut quilibet philosophus habet dicere quod virtu-

tes sensitive sunt in corde, ita quilibet medicus habet dicere quod sit in cerebro. (So wie jeder Philosoph zu sagen pflegt, die Empfindungskräfte seien im Herzen, so pflegt jeder Arzt zu sagen, sie lägen im Gehirn.) Und (S. 50): Motum corporeum, movens incorporeum.

32 Die verstreuten Notizen Leonardos zu diesem Thema finden sich gehäuft im Codex Windsor (Keele/Pedretti, Bd. I, 1920; besonders deutlich fol 39r: Le corde perforate portano il chomandamento essentimento alli membri ofitiali, le quali chorde entrate infra i muscoli e lacierti comandano a quelli il mouimento; queli obedicano ettale obedjentia si mette in atto collo schonfiare impero chel gonfiare rachorta le loro lungeze... (Die hohlen Stränge bringen Befehl und Wahrnehmung zu den ausführenden Gliedern und befehlen nach ihrem Eintritt in die Muskeln und Bänder diesen die Bewegung; diese gehorchen, und solcher Gehorsam setzt sich in Anschwellung um, weil das Anschwellen ihre Länge verkürzt ...) Leonardos eigenwillige Orthographie wurde im Zitat belassen.
Zu seinen Quellen: In Leonardos Bücherverzeichnis im Codex Madrid II, fol. 2-3 finden sich diverse medizinische Werke: die scholastische Encyklopädie Arnolds von Sachsen, die arabische Quellen verarbeitet, Galens *De natura humana* (das von Constantinus Africanus im 11. Jahrhundert aus dem Arabischen übersetzt worden war), eine anonyme Anatomie und ein anonymes arabisches medizinisches Werk.

33 Leonardo da Vinci, *Tagebücher und Aufzeichnungen*, Leipzig 1941, S. 41ff. Weitere Stellen in italienischer Originalfassung mit Übersetzungen im Codex Windsor (siehe Anm. 32), fol. 40r, 57r, 63r, 67r, 104r, 114r, 115r. «Reversiv» für «motorisch»: 59r, 63r und ausführlich 105r und 113r.

34 J. Th. Dufay, *An fluidum nerveum sit fluidum electricum?* Tentamen physiologicum praeside Franciscus de Sauvages, 1749. Montpellier 1750.

(Übersetzung der lateinischen und italienischen Belegstellen vom Verfasser, bei griechischen Texten nach der lateinischen Parallelübersetzung.)

Irene Buchanan

Geschichtlicher Abriss der Duplizitätstheorie von der Renaissance bis zur Gegenwart

1. Einleitung

Im Werk Rudolf Steiners, insbesondere in seinen zum Großteil stenographisch festgehaltenen Vorträgen, bildet die gängige Lehrmeinung, der Wille sei im Gehirn lokalisiert und die Nerven seien in sensorische und motorische unterteilt, eine der exponiertesten Zielscheiben seiner geisteswissenschaftlichen Kritik.

Die Lokalisation des Willens im Gehirn wird von ihm abgelehnt; stattdessen soll der Wille im Stoffwechsel des Muskels bei der Bewegung eingreifen. Die Unterteilung der Nerven in einerseits die Bewegung auslösende motorische Nerven und andererseits die Wahrnehmung weiterleitende sensible Nerven wird abgewiesen; alle Nerven sollen der Wahrnehmung dienen, die sogenannten motorischen der Bewegungswahrnehmung. Allerdings wird akzeptiert, dass Eindrücke von der Peripherie zum Zentralorgan hin geleitet werden und auch vom Zentralorgan (Rückenmark und Gehirn) zur Peripherie Erregungsleitung stattfindet, so dass die Existenz von afferenter und efferenter Erregungsleitung nicht bestritten wird. Unterbrechungen im Nervenleitungssystem – wir würden heute von synaptischen Übergängen sprechen – machen es möglich, dass die seelisch-geistigen Wesensglieder des Menschen eingreifen können. (GA 293: 40)

Das Zustandekommen der Bewegung, besonders auch der willentlichen Bewegung, hat seit dem Altertum Interesse geweckt: Wie ist es möglich, dass eine Nervenverletzung die Wirkung des Wollens nicht mehr zum Muskel gelangen lässt?

Im Folgenden möchte ich versuchen, die geschichtliche Entwicklung der naturwissenschaftlichen Vorstellungen darüber, welche Funktionen Nervensytem und Wille für das Zustandekommen der Bewegung haben, zu schildern. Der geschichtliche Zeitraum, der hier betrachtet werden soll, erstreckt sich vom Beginn des 16. Jahrhunderts bis in die Gegenwart, sodass auch neuere Forschungsergebnisse dargestellt werden sollen, die zur Zeit Rudolf Steiners noch nicht bekannt waren. Neben der Darstellung, wie es zu der Unterteilung in motorische und sensorische Nerven und der Lokalisation des Willens im Gehirn gekommen ist, möchte ich etwas näher auf die Geschichte der Neuronenlehre, die Entdeckung der Neurotransmitter und der Sinnesorgane der Bewegungswahrnehmung und schließlich auch auf die funktionellen Unterschiede der Fasern und Spinalnerven und ihrer Wurzeln am Rückenmark eingehen, weil gerade die Ergebnisse der neurologischen Forschung des 20. Jahrhunderts die Ansichten Rudolf Steiners – zumindest in einigen Punkten – unterstützen und – in anderen – Prüfungsmöglichkeiten liefern, die aufgegriffen werden können.

2. Die älteren Theorien

Zu Beginn der Neuzeit dominieren immer noch die Ansichten Galens (um 130–199 n. Chr.), die er in einem großen Gesamtsystem der Medizin so überzeugend dargelegt hatte, dass sie nahezu 1500 Jahre unangefochten blieben. Auch nach Einsetzen des Humanismus im 16. Jahrhundert, der neuen freien Wissenschaft, sind Galens Vorstellungen noch richtungsweisend für die Forschungsziele und Modellvorstellungen. Daher möchte ich Galens Anschauungen, die das Nervensystem betreffen, etwas ausführlicher darstellen.

Galens Interesse galt einerseits der Kenntnis anatomischer Strukturen, die er sich bei Tiersektionen erwarb, andererseits den Inhalten der inneren Zwischenräume und Innenräume der Organe. Für alle Empfindungen, Bewegungen, Wünsche und Gedanken wurden Körpersäfte *(Humores)* verantwortlich gemacht. Die Aufgabe der Organe war es, diese Säfte herzustellen oder zu verwandeln. In einer solchen Stoffumwandlungstheorie verknüpfte er die verschiedenen Organsysteme. Seiner Ansicht nach wird das Blut in der Leber gebildet und trägt den *Spiritus naturalis* in sich, der durch die Arterien zum Herzen gelangt, sich dort unter Mitwirkung der eingeborenen Wärme *(Calor innatus)* zum *Spiritus vitalis* wandelt und vom Herzen über den arteriellen Blutstrom zum Gehirn gelangt, wo er über die *Pia mater* in die Gehirnsubstanz eindringt. Einige Gefäße gelangen in der Tiefe des Gehirns in den Raum der Gehirnventrikel, der mit einem dichten Gefäßnetz ausgekleidet ist, dem *Plexus chorioideus.* Er hat die Aufgabe, das mit *Spiritus vitalis* angereicherte Blut zu reinigen und aus ihm eine feine luftähnliche Substanz zu erzeugen, die dann als *Pneuma psychicon* oder *Spiritus animalis* die Gehirnhöhlen erfüllt. Aus dem Gehirn und dem damit zusammenhängenden Rückenmark gehen dann die Nerven ab. Sie enthalten feinste, makroskopisch nicht sichtbare Kanäle, die die Wege für die Verteilung des *Spiritus animalis* darstellen. Der Wille drückt nun durch pulsierende Kontraktionen des Gehirns den *Spiritus animalis* aus den Gehirnventrikeln, die gewissermaßen Pneumabehälter sind, in die feinen Nervenröhrchen hinein. An der Ursprungsstelle des Muskels verzweigen sich die Nerven und vereinigen sich an der Ansatzstelle wieder. Durch den *Spiritus animalis* wird nun die Muskelmasse zwischen Ursprungs- und Ansatzstelle zusammengepresst. Galen studierte auch die Folgen von Nervendurchschneidungen und ließ aufgrund seiner Befunde die härteren Bewegungsnerven aus dem Rückenmark entspringen, die weicheren Empfindungsnerven aus dem Gehirn und diejenigen mittlerer Eigenschaften aus der Gegend des Kopfmarkes.

Diese Pneuma- oder Spirituslehre hat in ihren Grundzügen für das abendländische Denken ihre Geltung bis in das 17. Jahrhundert bewahrt. Mit ihr ließen sich eine Reihe bekannter Phänomene erklären, etwa die Empfindungsstörungen und motorischen Lähmungen, die bei der Durchschneidung von Nerven auftreten, oder die Störung der Seelenfunktionen bei Gehirnverletzungen.

Andreas Vesalius (1514–1564), Anatom in Padua, prüfte Galens Angaben erstmals systematisch nach und stellte anatomische Irrtümer sachlich richtig. Vesalius machte schon 1543 kritische Anmerkungen über die Existenz von Kanälen in den Nerven, zumal im Sehnerv; er blieb aber bei der Auffassung, dass das Gehirn den *Spiritus animalis* zur Sinneswahrnehmung und Bewegung durch die Nerven wie über dünne Seile *(Funicula)* kontinuierlich verteilt. So finden sich Galens Lehren vom Nervensystem im ersten Lehrbuch der Physiologie *Universa medica* (1581) von Jean Fernel

(1497–1558) noch in besonders systematischer Weise und nur mit geringen Abweichungen dargestellt: Der *Spiritus animalis* strömt unablässig langsam in feinen Kanälen durch die Nerven und kräftigt Muskeln und Nerven ständig. Der Wille aber veranlasst über den *Spiritus* die plötzlichen Bewegungen der Muskeln. Erste mechanistische Vorstellung der Regulierung des Spiritusstromes im Gehirn werden von Fernel geäußert. Wenn sich das Gehirn zusammenzieht, drückt es den *Spiritus* in die hinteren Gehirnhöhlen, in die Nerven und die Sinnesorgane hinein. Wenn es sich erweitert, zieht es den *Spiritus* und Luft über das Nasendach heran, die Zirbeldrüse gleitet herab und verschließt den Rückweg von der vierten Kleinhirnkammer in die dritte Kammer.

Diese mechanistische neuzeitliche Denkweise wird nun von René Descartes (1596–1650) in konsequenter Weise auf physiologische Probleme angewandt. Descartes war davon überzeugt, dass in der Mathematik der Schlüssel zu einer Universaltheorie der gesamten Wissenschaft läge. Daraus folgte für ihn, dass der Körper eine Maschine ist, die von einem Kontrollzentrum gesteuert wird. Im Gehirn mit seinem bilateralen Bau stellte für Descartes die einfach vorhandene Zirbeldrüse dieses Kontrollzentrum dar. Hier wird der Sitz der Seele angenommen. Er sieht jedoch noch in einer ätherisch-luftigen Materie, eben dem *Spiritus*, den Vermittler zwischen Körper und Seele. Als bewegendes Prinzip für die Entstehung und Verteilung des *Spiritus* wird die Wärme des menschlichen Körpers von ihm angenommen (Abb. 1).

Auch in seinen mechanistischen Vorstellungen lässt er sich von den Ansichten Galens leiten. Der *Spiritus animalis* fließt seiner Ansicht nach aus dem Gehirn über die Nerven in die Muskeln, dehnt sie aus und lässt so den Gliedern Bewegung zukommen. Sinneseindrücke werden ebenfalls durch den

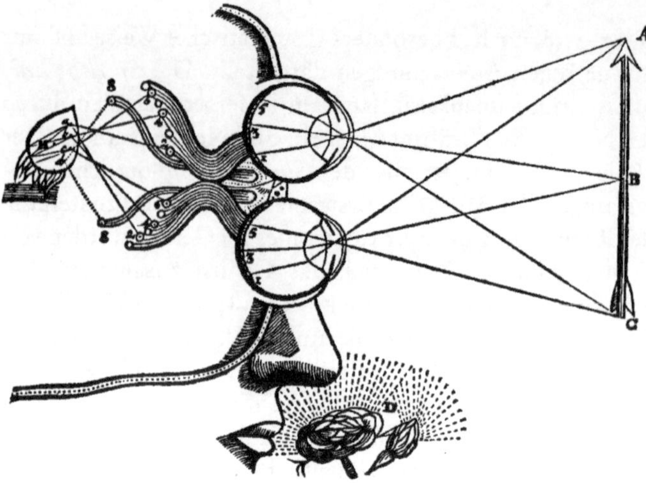

Abbildung 1: Die Koordinierung der Sinne ist nach Descartes' Ansicht ein mechanischer und neurologischer Prozess. In der Abbildung aus L'Homme (Descartes 1664) geht der visuelle Reiz vom Pfeil aus zur koordinierenden Zirbeldrüse (H), die Sitz der Seele ist, hin und verhindert so, dass sich die Aufmerksamkeit dem Duft der Blume zuwendet (nach Crombie 1971).

Spiritus animalis über die Nerven zur Seele getragen. Um dieser doppelten Funktion der Nerven gerecht zu werden, nimmt er eine bestimmte Struktur an. So findet sich in seinem Werk *Tractatus de homine* (1662) die erste graphische Darstellung der Nervenstruktur (Abb. 2).

Der Bau der Nervenstränge wird so dargestellt, dass viele kleine Röhren, die mit dem Gehirn einzeln in Verbindung stehen, von einer Haut umgeben sind. Die feinen Röhren enthalten einen Markfaden aus Gehirnsubstanz; er dient der Sinneswahrnehmung. Zur Übermittlung der motorischen Wirkung dient der Spaltraum zwischen den

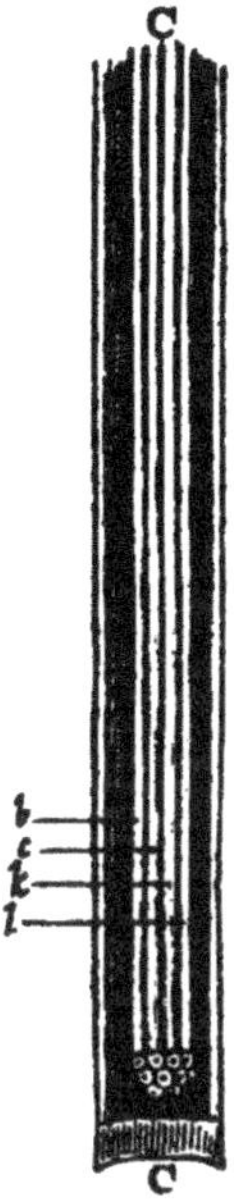

Abbildung 2: Die erste graphische Darstellung der Nervenstruktur im Werk von René Descartes: Tractatus de homine. Figures et latinitate donatus a Florentino Schnyl, Leiden 1662; S. 19; Fig. VI; b, c, k, l sind Nervenröhrchen, die einen Markfaden enthalten (nach Rotschuh 1969, S. 116).

Markfäden und der Röhrchenwandung; hier liegt das Gangsystem, in welchem der *Spiritus animalis* vom Gehirn zu den Muskeln fließen kann. Damit der Zustrom in richtiger Weise vonstatten gehen kann, nimmt Descartes ein Klappensystem an, wodurch Agonisten und Antagonisten alternierend aufgebläht werden können.

Popularisiert im breiten Ausmaße wurde die Zweinerventheorie durch den *Orbis Pictus* des Johann Amos Comenius, nach dem selbst Goethe noch das Lesen lernte (Abb. 3).

Im frühen 17. Jahrhundert werden in der Suche nach den Ursachen der Phänomene des Lebens in Holland und England die chemischen, in Italien und Frankreich die mathematischen und physikalischen Grundlagen betont.

In England war zu Beginn des 17. Jahrhunderts das Er-

(84)

XL.

Canales & Ossa.	Das Geäder und Gebeine.

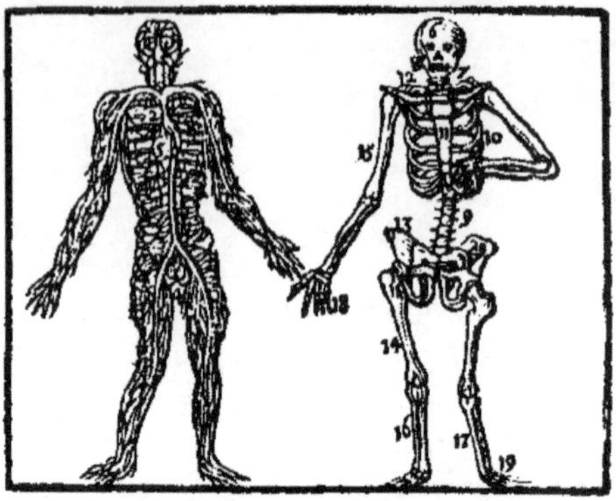

Canales Corporis sunt:	Geröhre des Leibs/ sind:
Venæ, Sanguinem,	die Adern/ so das Geblüt
ex Hepate;	aus der Leber; (me
Arteriæ, calorem	die Pulsadern/ so die wär-
& Vitam, è Corde;	und dz Lebē aus dem Hertzē;
Nervi,	die Nerven (Señ Adern)
Sensum & Motum	welche die Siñlichkeit und
à Cerebro,	aus dē Gehirn/ (Bewegūg
per Corpus deferentes.	durch den Leib leiten.
Hæc tria, 1	Diese dreye 1
ubiq; sociata invenies.	findst du überall beysamen.
Porrò, ab ore	Ferner / vom Mund
	in

Abbildung 3: Der Adern- und der Knochenmensch im Orbis sensualium pictus des Johann Amos Comenius, Nürnberg 1658. Die Nerven werden als die «Geröhre» bezeichnet, «welche die Sinnlichkeit und Bewegung aus dem Gehirn durch den Leib leiten.»

scheinen von William Gilberts Buch *De Magnete* (1600) ein bedeutendes Ereignis für die gesamte Wissenschaft. Gilbert war Arzt von Elisabeth I. und Zeitgenosse von Shakespeare und Bacon. Er forderte die Anwendung empirischer Methoden und die experimentelle Überprüfung alter Theorien und Lehrmeinungen in einer Zeit, in der die wissenschaftliche Welt sich großenteils mit Klassifizierung aufgrund qualitativer Unterschiede befasste. Francis Bacon brachte die wissenschaftliche Methode einen Schritt in der Richtung weiter, dass er die Beobachtung als Grundlage der Induktion, den Eingriff in Bestehendes über das Experiment und die Verifikation von Behauptungen (Hypothesen) forderte (Bacon 1620). Harvey wandte als erster Bacons Methode bei der Untersuchung des Blutkreislaufs an. In Bezug auf das Nervensystem hingegen konnten nicht so rasch Fortschritte erzielt werden.

Zweifel an der Existenz und Wirkungsweise jenes *Spiritus* sind im Schrifttum der Jahre 1650 bis 1700 überall spürbar (Rothschuh 1969). Unter den ersten war Thomas Willis, Professor in Cambridge. Er beschrieb erstmals vollständig die prinzipiellen anatomischen Elemente des Gehörs richtig (Willis 1672). Den *Spiritus* der Nerven fasste er teils als lichtartige Materie (inspiriert vom «Leuchten» der Tieraugen im Dunkeln), teils als flüssige Partikel auf. Hinsichtlich der Muskelkontraktion schlug er eine chemische Abwandlung der Aufblähungstheorie vor, die wenig später durch Versuche von Francis Glisson widerlegt wurde (Glisson 1677). Glisson wies experimentell nach, dass das Volumen des Muskels bei der Kontraktion ab- und nicht zunimmt. Trotz der Versuche von Glisson beherrschte noch lange die Aufblähungstheorie die Muskelphysiologie. Muskeln wurden weiterhin als passive Strukturen, die wie Ballone durch Nervenflüssigkeit (den *Succus nervosus*) oder gasartigen

Spiritus aufgeblasen werden, angesehen. Borelli, Befürworter des *Succus nervosus*, schloss eine gasartige Konsistenz des *Spiritus* aus, indem er ein zappelndes Tier in Wasser tauchte und seine Muskeln aufschlitzte, wobei er keine Blasenbildung beobachten konnte, obwohl das Tier weiterhin kräftig zappelte (Borelli 1680). Borelli war Mitglied einer Gruppe experimentell arbeitender Wissenschaftler, die sich in der *Accademia del Cimento* unter dem Patronat der Medici-Brüder in Florenz zusammengefunden hatten. Von dieser kleinen wissenschaftlichen Gesellschaft, die nur eine Dekade lang existierte, gingen wesentliche naturwissenschaftliche Impulse aus. Sie ist typisch für die Gruppen von Wissenschaftlern, die sich unabhängig von den traditionellen Universitäten bildeten.

Die erste mikroskopische Strukturanalyse des Nervensystems führte Malpighi (1628–1694) in Italien durch. Seine Autorität war in damaliger Zeit aufgrund seiner zahlreichen hervorragenden Untersuchungen unbestritten. Wohl auf der Suche nach dem Bildungsort des *Succus nervosus* fiel er einem folgenschweren Irrtum zum Opfer. Er interpretierte die mikroskopisch sichtbaren Strukturen der Gehirnrinde als Drüsengewebe, aus dem die Nerven hervorgehen sollten und in welchem der *Succus nervosus* abgesondert würde (Malpighi 1665).

Die Nervensaft-Hypothese war ein erster Versuch, dem *Spiritus animalis* ein materielles Substrat zu unterlegen. Ihr konsequentester Vertreter war J. G. von Berger (1659–1736), Mediziner in Wittenberg. Er diskutiert die damals bekannten Einwände und kommt zu dem Schluss, «dass überhaupt kein Grund vorhanden ist, weswegen wir die Dinge, wenn es nicht nötig ist, vervielfachen und außer der Nervenlymphe irgendeinen *Spiritus animalis*, einen Ableger des *Spiritus vitalis*, ... zur Erklärung der Sinnestätigkeit und

Muskelbewegung heranziehen sollten». (Berger 1702, S. 285, zitiert nach Rothschuh 1969).

Ein Zeitgenosse von Berger, F. Hoffmann (1660–1742), Kliniker in Halle, sieht in der Nervenflüssigkeit nur ein *primum impulsum*; er vermutet, dass den Fasern selbst die Fähigkeit zur Kontraktion innewohne und die Muskelkraft von der Struktur der Muskelfasern, welche sich selbst verkürzen können, sowie vom Zufluss der Nervenflüssigkeit und des Blutes abhänge. Aber es gab auch andere Auffassungen. Georg Ernst Stahl (1660–1734) warf sämtliche Bemühungen um die Deutung der Nervenverrichtungen über Bord: «Ohne mich durch zu viele Faseleien älterer und neuerer Zeit irre machen zu lassen, bin ich nach allen bisherigen Untersuchungen berechtigt, dasjenige, welches nicht nur mit Bewusstsein anschaut, Begriffe bildet, urteilt und schließt, sondern auch das, was bewusstlos erfolgt, indem es den Körper dem Willen gemäß bewegt, vernünftige Seele zu nennen und ihm das Vermögen beizulegen, die Muskelbewegungen sowohl anzufangen als auch zu lenken. Es ist also unmittelbar die Seele, welche die Bewegung des Körpers hervorbringen, anfangen und verursachen kann. Man braucht also kaum anzunehmen, dass durch die Nervenkanäle irgendetwas Hypothetisches fließt, was zu den Muskeln gelangt und die Bewegung veranlasst» (Stahl 1802, zitiert nach Rothschuh 1969, der sich auf die Ausgabe von Wendelin Ruf, 1802, beruft).

Dieser Ansatz von G. E. Stahl fand bei vielen seiner Zeitgenossen Beifall, er wurde aber von späteren Physiologen nicht wieder aufgegriffen und weiterverfolgt.

3. Die neueren Theorien

Gegen Mitte des 18. Jahrhunderts beginnen sich die experimentellen Arbeiten am Nervensystem in drei Richtungen zu kanalisieren: Man bemühte sich

a) um die Aufklärung der Physiologie der peripheren Nerven und ihre Unterscheidung von den Muskeln;
b) die Funktionen des Rückenmarks zu erkennen und Ideen über seine Reflextätigkeit zu entwickeln;
c) um zunehmendes Wissen über das Gehirn als neurale Struktur, unabhängig vom Dogma vom Gehirn als Sitz der Seele.

Albrecht von Haller (1708–1777) ist es, der das berühmteste Lehrbuch der Physiologie des 18. Jahrhunderts schreibt (*Elementa physiologiae corporis humani*, 8 Bde. 1757–1765). Von ihm geht ein neuer Impuls zur Bearbeitung und Deutung der Nervenfunktionen aus. Er wendet bei seinen Tierexperimenten systematisch mechanische, chemische und elektrische Reize an und untersucht die Reaktion einzelner Organe und Gewebe des lebenden tierischen Körpers, und er experimentiert auch am Menschen. Er fand zweierlei Reizantworten, die er als Irritabilität und Sensibilität bezeichnete. Seine Definitionen der Begriffe waren folgende:

Er nennt jene Teile des menschlichen Körpers irritabel, die sich auf Berührung hin verkürzen. Den Begriff der Irritabilität hatte schon Francis Glisson 1677 eingeführt. Dieser gestand die Irritabilität ganz allgemein allen Fasern des Körpers zu. Irritabilität – wörtlich Reizbarkeit – ist das Vermögen, Reize zu empfangen und zu beantworten; in diesem allgemeinen Sinn wurde der Begriff von ihm in die Physiologie eingeführt.

Haller nennt jene Teile des Körpers sensibel, welche auf

Reizung hin den Eindruck an die Seele weiter vermitteln, oder bei Tieren, wo die Existenz der Seele unklar war, diejenigen Körperteile sensibel, bei deren Reizung das Tier mit Schmerzäußerung oder Unruhe reagiert (Haller 1752).

Man hat anfänglich behauptet, alle weißen Gewebe wären empfindlich (sensibel), und zählte hierzu die Aponeurosen, Sehnen, fibrösen Gebilde, Nerven usw. Haller und seine Schule haben durch Beobachtung und Ausschluss zeigen können, dass die Empfindlichkeit allein auf die Nerven beschränkt ist. Haller wandte seine Dichotomie der Irritabilität und Sensibilität auf verschiedene Nerventypen an und bemerkte, dass nach seiner Definition nicht alle Nerven irritabel sind; er nähert sich so der Unterscheidung von motorischen und sensorischen Nerven.

Bei der Irritabilität legte Haller das Gewicht einseitig auf die Fähigkeit, mit einer Kontraktion auf einen Reiz zu antworten; dadurch wird die Reizbarkeit mit der Kontraktilität unentwirrbar vermischt. Mit dem Begriff der Sensibilität hatte Haller die Empfindlichkeit des psychischen Erlebens und die physiologische Erregbarkeit der Nervenfaser gleichartig bezeichnet.

Die Ergebnisse Hallers waren für seine Zeitgenossen eine große Anregung für die Auffassung vom Lebendigen. Er glaubte, spezifische Eigenschaften, «Kräfte» oder «Vermögen» lebendiger Organismen entdeckt zu haben, und man ging nun auf die Suche nach neuen vitalen Grundkräften. An Haller knüpfen mindestens drei verschiedene Forschungsrichtungen, eine physiologische, eine vitalistische und eine klinische an (Rothschuh 1969, S. 164 ff). Gemeinsam ist allen, dass man von den mechanischen Interpretationen in Maschinenanalogien abkam und die vitalen Kräfte des Organismus nun zu erforschen versuchte.

Mit der Analyse, was Irritabilität und Sensibilität im

Einzelnen bedeutet, befasste sich die physiologische Forschungsrichtung in der zweiten Hälfte des 18. Jahrhunderts. Für die begriffliche Klärung kommt besonders Johann August Unzer (1725–1813) eine entscheidende Bedeutung zu. Er hat gegenüber Haller klar zum Ausdruck gebracht, dass die Nerven selbst eine eigene Reizbarkeit besitzen, die nicht mit der Irritabilität, d.h. der Kontraktilität, die nur den Muskeln zukommt, identisch ist. Sie ist aber auch nicht mit der Sensibilität identisch, die Haller jenen Teilen zuschreibt, deren Reizung eine Empfindung hervorruft. Die Nervensensibilität ist von der Empfindung als einem Seelenvermögen zu trennen. Jeder Nerv ist danach reizempfindlich, und was wir heute mit Nervenerregbarkeit bezeichnen, wird von Unzer als «Nervenkraft» bezeichnet. Die tierischen Bewegungen der Muskeln werden immer von den Nerven bedingt, sei es nun mit oder ohne Beteiligung von Gehirn und Vorstellungskraft (Unzer 1771). Einige Jahre später führt Christoph Ludwig Hoffmann die Begriffsklärung weiter (Hoffmann 1779) und trennt die Empfindbarkeit der Sinnesorgane von der Agilität oder Mobilität der Muskeln. Reizbar sind beide, aber beim Sinnesorgan ist die Reaktion eine Empfindung, beim Muskel eine Bewegung.

Christoph Heinrich Pfaff (1773–1852) unterscheidet endlich 1795 die Irritabilität (die Reizempfindlichkeit von Nerv und Muskel) von der Kontraktilität oder dem Verkürzungsvermögen des Muskels. Mit dem Bau verbesserter Mikroskope wurde erneut die noch immer offene Frage nach dem hohlen oder soliden Bau der Nervenfasern angegangen. In Ermangelung geeigneter Fixations- und Färbeverfahren waren die Ergebnisse zunächst nicht eindeutig, bis es schließlich Felice Montana 1787 gelang, den Bau der Nervenfasern bei 700facher Vergrößerung richtig als durchsichtige homogene und einfache Zylinder zu beschreiben.

So war die Situation am Anfang des 19. Jahrhunderts, als Galvani gerade seine Entdeckung der tierischen Elektrizität verkündet hatte (Galvani 1791). Mechanik und Hydromechanik waren in der Nervenlehre unfruchtbar geblieben. Schon um die Mitte des 18. Jahrhunderts glaubte man, dass Zusammenhänge zwischen elektrischen Erscheinungen und gewissen Lebensprozessen bestünden, doch erst gegen Ende des Jahrhunderts wurde dies zur Gewissheit. Galvani schildert 1791 seine Versuche mit der damals schon üblichen elektrischen Reizung von Geweben. Er glaubte, an Froschschenkeln bei Berührung mit Metallen tierische Elektrizität entdeckt zu haben. Alessandro Volta (1745–1827) wies jedoch nach, dass hier eine besondere Art anorganischer Elektrizität entsteht (Volta 1800). Aus der Kontroverse zwischen Volta und Galvani, die großes wissenschaftliches Interesse erweckte, entwickelten sich zwei bedeutende Wissensgebiete. Das eine war die Aufhellung der elektrischen Eigenschaften von Muskel und Nerv, welche zur Entdeckung des Aktionspotentials der Nerven durch Du Bois-Reymond führte, das andere war die Entwicklung der elektrischen Batterie noch durch Volta selbst.

Im Anschluss an Galvani und Volta folgte die Zeit des Galvanismus, in der weitgehende Spekulationen über den Galvanismus als Grundlage aller organischen Erscheinungen angestellt wurden, sodass Magendie in seiner Vorlesung über die physikalischen Erscheinungen des Lebens sagte: «Zuerst hat man nun die Elektrizität herangezogen, um alle organischen Erscheinungen zu erklären» (Magendie 1837, Bd. 2, S. 37).

Nach der begrifflichen Klärung galt nun das Hauptinteresse der neurologischen Forschung zu Beginn des 19. Jahrhunderts der Lokalisation der cerebralen Funktionen und der speziellen Funktionen der cranialen und spinalen Nerven. Man suchte nach dem Sitz motorischer und sensorischer Funktionen in den verschiedenen Teilen des Gehirns. Als Methode stand die operative Entfernung einzelner Gehirnteile bei Tieren zur Verfügung. Als berühmtester Vertreter gilt wohl Pierre Flourens (1794–1867), dem es gelang, an Vögeln und Säugern das Cerebellum zu entfernen. Sein Ruhm als Experimentator gründet auf seiner Beobachtung, dass die Exstirpation des Cerebellums den Verlust der koordinierten Bewegung bewirkt. Er erkannte drei funktionelle Regionen des Gehirns, die Cerebralhemisphären, die Medulla und das Cerebellum, denen er global die Funktionen sensorisch, vital, beziehungsweise motorisch zuordnete. Was die Cerebralhemisphären betrifft, sagte er, dass die Tiere, die deren künstliche Entfernung überleben, «Wahrnehmung, Urteilsvermögen, Gedächtnis und Willen» verlieren (Flourens 1824). François Magendie stimmte nicht mit ihm überein, sondern war der Meinung, das Kleinhirn habe die Funktion, das Gleichgewicht aufrechtzuerhalten.

4. Das Bell-Magendiesche Gesetz und seine Relativierung

Um die Funktionen einzelner Nerven zu ergründen und ihren Lauf zu verfolgen, standen als einzige Methoden die Sektion der Nerven, ihre Durchtrennung und Reizung der Stümpfe und schließlich die Beobachtung der Ausfallerscheinungen zur Verfügung.

Mit dem Wissen, dass die Empfindbarkeit allein auf die Nerven beschränkt ist – wie durch Hallers Versuch nachgewiesen –, geht Magendie an seine Versuche über die Innervation heran. Er befasst sich mit der Natur der Gehirnnerven und beobachtet die Ausfallerscheinungen bei Durchtrennung der Wurzeln der vom Rückenmark (Spina) abgehenden Spinalnerven.

Aus anatomischen Untersuchungen war bekannt, dass die Nervenfasern das Rückenmark auf beiden Seiten in zwei Faserbündeln verlassen. Entsprechend ihrer Position wurden sie als vordere (ventrale) und hintere (dorsale) Wurzeln bezeichnet (siehe Abb. 4). Die Spinalganglien liegen auf den dorsalen Wurzeln, und die Vereinigung mit den ventralen Wurzeln erfolgt peripher zu diesen Anschwellungen.

Was die Wurzeln der Spinalnerven betrifft, so berichtet Magendie 1822 vor der Akademie der Wissenschaften in Paris über seine neuesten Entdeckungen Folgendes: Wenn er die hinteren (dorsalen) Wurzeln der Spinalnerven durchschneidet, verschwindet nur die Empfindlichkeit jener Nerven; wenn er die ventralen Wurzeln durchschneidet, fallen die Bewegungen, die die Nerven verursachen, aus. Die Versuche, die Magendie an jungen Hunden durchgeführt hatte, ließen ihn zur Überzeugung kommen, dass die vorderen und hinteren Wurzeln der Spinalnerven verschiedene Funktionen haben, dass nämlich die hinteren Wurzeln besonders für die Sensibilität verantwortlich sind, während die vorderen besonders für die Bewegung bestimmt zu sein scheinen (Magendie 1822).

Was die Nerven als solche betrifft, so unterscheidet Magendie zwei Gattungen. In seinen Vorlesungen über die physikalischen Erscheinungen des Lebens können wir lesen: «Wir bewiesen durch unumstößliche Versuche, dass der Augen- und Gehörnerv am lebenden Tiere zerschnitten, zerrissen, zerquetscht werden kann, ohne dass dieses den geringsten Schmerz verrät.» Bei Kataraktoperationen am Menschen kann die Nadel bis in den Grund des Auges

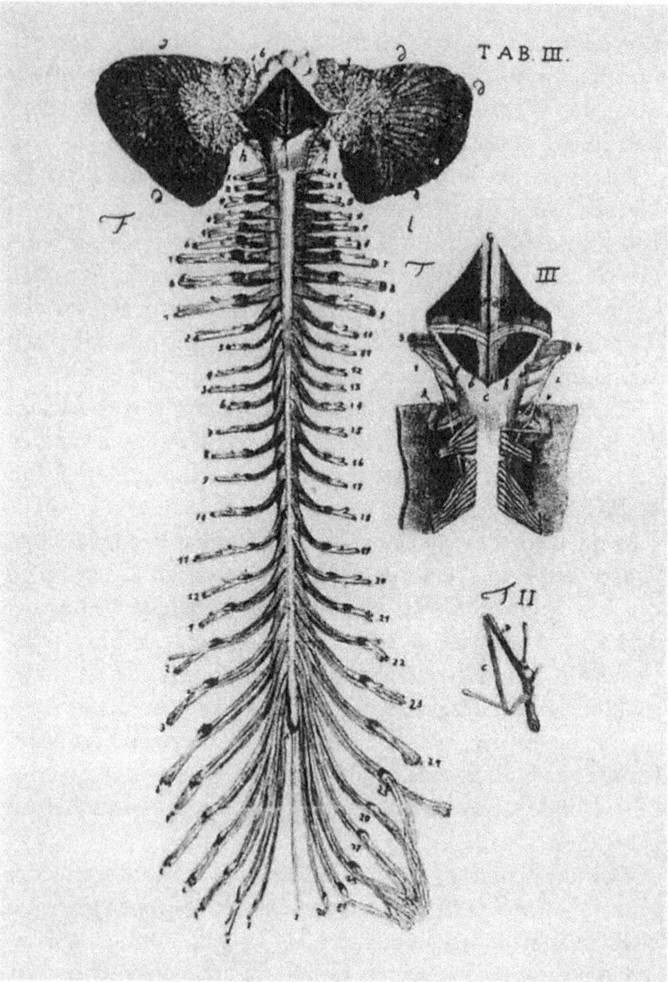

Abbildung 4: Illustration der Spinalwurzeln und ihrer Ganglien aus M. Prochaska: De Structura Nervosum, Prag 1780–1784 (nach Brazier 1959).

auf die Netzhaut geführt werden, ohne dass Schmerzen verspürt werden. Verletzt man jedoch einen Zweig des fünften Gehirnnervs *(Nervus trigeminus)*, zeigt das Tier sofort Schmerzäußerungen. «Diese Tatsachen, welche die Versuche allein entdecken konnten, führten uns zu dem wichtigen Schlusse, dass es zwei Gattungen von Nerven gibt, die einen empfindlich, die anderen unempfindlich» (Magendie 1837, Bd. 2, S. 32-34).

Das Vorhandensein von Ganglien führte bei verschiedenen Forschern zur Vermutung, dass die Nerven, auf denen sie gefunden wurden, spezielle Funktionen ausüben. So war z.B. Bichat (1801) soweit gegangen, alle Ganglien mit derjenigen Nerventätigkeit zu assoziieren, die mit nicht-willentlichen, unbewussten, «organischen» Prozessen zu tun hat. Ebenso legte die Gruppierung der Nervenfasern im Rückenmark zu Säulen oder Bündeln unterschiedliche Funktion nahe.

In einer kleinen Schrift für seine Freunde legte Charles Bell schon 1811 seine Ansichten dar, dass nämlich die Nerven ihre unterschiedlichen Eigenschaften von daher erhalten, dass sie mit verschiedenen Teilen des Gehirns in Verbindung stehen. Und er fragte sich, ob in einem Strang Nerven verschiedener «Begabung» seien («whether nerves of different endowments were in the same cord, and held together by the same sheath»). Um diese Idee experimentell zu prüfen, schnitt er das hintere Nervenbündel, «the posterior fasciculus», durch und beobachtete, dass keine Verkrampfung der Rückenmuskulatur folgte. Jedoch bei Berührung des vorderen Bündels, «anterior fasciculus», mit einer Messerspitze verkrampften sich die Muskeln des Rückens sofort. Aus diesen Beobachtungen schloss er zu dieser Zeit: «The spinal nerves being double, one having their roots in the spinal marrow, of which a portion comes from the cerebrum and a portion from the cerebellum, they convey the attributes of both grand divisions of the brain to every part, and therefore the distribution of such nerves is simple, one nerve supplying its distinct part.» («Indem die Spinalnerven doppelt sind und jeder seine Wurzeln im Rückenmark hat, wobei ein Teil vom Großhirn und ein Teil vom Kleinhirn kommt, geleiten sie die Attribute beider großen Gehirnbereiche zu jedem Körperteil, und deshalb ist die Verteilung solcher Nerven einfach, indem ein einzelner Nerv seinen bestimmten Anteil liefert.»)

Bell hielt das Cerebrum «as the grand organ by which the mind is united with the body. Into it all the nerves from the external organs of the senses enter; and from it all nerves which are agents of the will pass out.» («... als das große Organ, durch welches der Geist mit dem Körper vereint ist. Hierin endigen alle Nerven aus den externen Sinnesorganen, und von hier aus gehen alle Nerven, die Vermittler des Willens sind, hinaus.») Die unbewussten und nicht willentlichen Nervenfunktionen gingen seiner Ansicht nach vom Cerebellum aus. In dieser kurzen Schrift Bells findet sich nicht der Vorschlag, dass die hinteren Rückenmarksbündel oder Wurzeln sensorische Funktionen haben, ebenso nicht in seinen klassischen Arbeiten über die 5. und 7. Cranialnerven. Dennoch beanspruchte Bell für das Gesetz über die unterschiedlichen Funktionen der Spinal-Nervenwurzeln die Priorität. Von motorischen Nerven spricht Bell in seinen Vorlesungen im Royal College of Physicians: «... as we have proved the anterior column to be the origin of the motor nerves, we may infer the posterior roots are those which render the entire nerve a nerve of sensations.» («...wie wir bewiesen haben, dass die vordere Säule der Ursprung der motorischen Nerven ist, mögen wir schließen, dass die hinteren Wurzeln jene sind, die den Gesamtnerven zu einem Nerven der Sinneswahrnehmungen machen.») (Bell 1832).

Aber auch die Notwendigkeit eines Sinnesapparates für den Muskel wurde von Bell erkannt, um dem Gehirn eine Zustandsmeldung des entsprechenden Muskels übermitteln zu können, und er forderte für jeden Muskel zwei Nerven mit verschiedener Funktion (Bell 1826). Endigungen sensorischer Nerven im Muskel wurden jedoch erst Ende des 19. Jahrhunderts entdeckt, als neue Färbetechniken und Degenerationstechniken zur Verfügung standen, auf die später näher eingegangen werden soll.

Johannes Müller in Berlin bestätigte das Bell-Magendiesche Gesetz am Frosch und ging in seinem *Handbuch der Physiologie des Menschen* (1844), das zum physiologischen Standardwerk des 19. Jahrhunderts werden sollte, ausführlich auf die Versuche von Bell und Magendie ein. Johannes Müller teilt in diesem Werk die Nerven in drei Gruppen ein: die Empfindungsnerven, die Bewegungsnerven und die organischen Nerven, deren Eigenschaften und deren «Mechanik des Nervenprinzips» er beschreibt.

Die verschiedene Natur der Wurzeln der Rückenmarksnerven demonstriert Johannes Müller anhand seiner Versuche an Fröschen, die er bei Vorlesungen und Vorträgen schon häufig vorgeführt hatte. «Man wird sich bei jedem Versuch dieser Art überzeugen, dass auf die mechanische Reizung der hinteren Wurzeln niemals auch nur die entfernteste Spur einer Zuckung in den hinteren Extremitäten erfolgt» (Müller 1844, S. 560). «Die Reizung der abgeschnittenen vorderen Wurzeln durch den Galvanismus bewirkt sogleich die heftigsten Zuckungen, die galvanische Reizung der hinteren Wurzeln bewirkt niemals eine Spur von Zuckung» (S. 561).

Nach der Vereinigung der Primitivfasern der hinteren und vorderen Wurzeln sind die Nerven als solche gemischter Natur, wobei die sensiblen und motorischen Fasern eines Nervs keine Verbindung eingehen und getrennt zu ihren respektiven Teilen verlaufen und selbst keine direkte Wechselwirkung zeigen.

Zur «Mechanik der motorischen Nerven» schreibt Müller: «Die motorische Kraft wirkt in den Nervenfasern nur in der Richtung der zu den Muskeln hingehenden Primitivfasern, oder in der Richtung der Verzweigung der Nerven und niemals rückwärts» (S. 593). Nach Beschreibung aller möglichen Beispiele und weiterer Charakterisierung der Reizung der Primitivfasern fasst er zusammen: «Die Theorie aller dieser Erscheinungen ist offenbar, da die Primitivfasern aller willkürlichen Nerven in den Centraltheilen zuletzt samt und sonders expliciert werden, um dem Einfluss des Willens unterworfen zu werden, so kann man sich die Anfänge aller Nervenfasern willkürlicher Nerven gleichsam wie die Tasten eines Claviers vorstellen, welche der Gedanke spielt oder anschlägt, indem er die Strömung oder Schwingung des Nervenprinzips in einer gewissen Anzahl Primitivfasern, und dadurch Bewegung veranlasst» (S. 589). In späteren Kapiteln beschreibt Müller das oberste Halsmark, die *Medulla oblongata*, als Sitz des Willenseinflusses und Sitz aller Gefühlsempfindungen. Die «Centralapparate» des Gesichtssinns und Geruchssinns hingegen liegen in den Hemisphären des Großhirns (S. 721).

Neben der willkürlichen Bewegung geht J. Müller auch ausführlich auf die «reflektierten» Bewegungen ein und stellt die Versuche von Marschall Hall zur Klärung der Reflexe dar. Ich möchte hier nicht näher auf die Geschichte der Reflexe eingehen – sie ist bei Brazier (1959) ausführlich dargestellt –, jedoch möchte ich noch ein letztes Zitat von J. Müller anführen, in dem deutlich wird, dass er unter Empfindungsnerven und Bewegungsnerven eigentlich die zentripetal leitenden (afferenten) sensorischen Nervenfa-

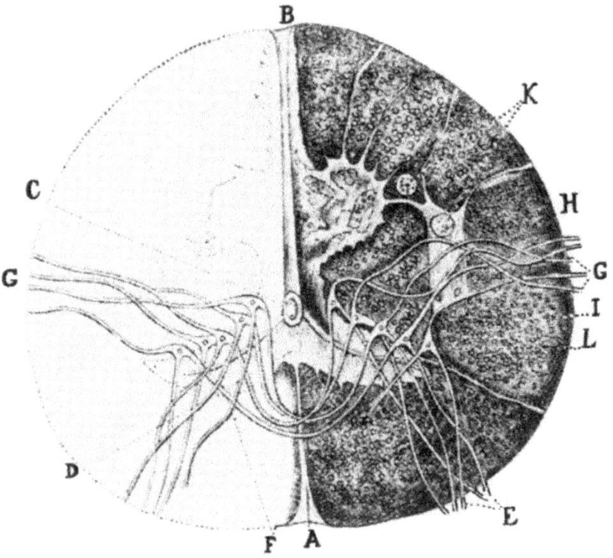

Abbildung 5: Querschnitt durch das Rückenmark. Schema der Verbindungen zwischen vorderen und hinteren Wurzeln der Spinalnerven, wie sie zur Zeit der Reticulartheorie gelehrt wurden (aus C. Bernard, Leçons sur la Physiologie et la Pathologie du Système Nerveux, Paris 1858, nach Brazier 1959).

sern und die zentrifugal leitenden (efferenten) motorischen Nervenfasern versteht. Er äußert sich zu den Reflexen folgendermaßen: «Wenn Empfindungen, welche durch äußere Reize auf Empfindungsnerven hervorgebracht werden, Bewegungen in anderen Theilen hervorbringen, so geschieht dies niemals durch eine Wechselwirkung der sensiblen und motorischen Fasern eines Nerven selbst, sondern indem er die sensorielle Erregung auf das Gehirn und Rückenmark und von diesen zurück auf motorische Fasern bewirkt» (Müller 1844, S. 610).

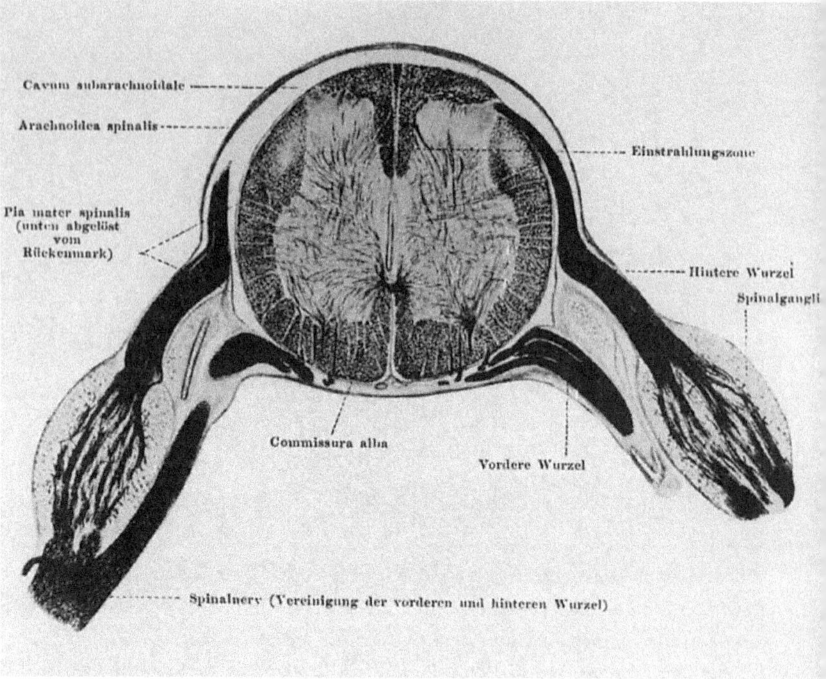

Abbildung 6: Querschnitt durch das Rückenmark, vordere und hintere Wurzeln, Spinalganglien; Sacralmark Hund, Weigerts Mark-Scheidenfärbung (aus Elze 1932, S. 32).

Um Johannes Müller gerecht zu werden, sollte man sich vor Augen halten, dass zum Zeitpunkt des Erscheinens seines Handbuchs alle speziellen Nervenendigungen und Sinnesorgane, die der Wahrnehmung der Bewegung und des Muskelzustandes dienen, noch nicht entdeckt waren und die Art der Wechselwirkung der Nerven und Muskeln bei der Kontraktion noch ganz im Dunkeln lag.

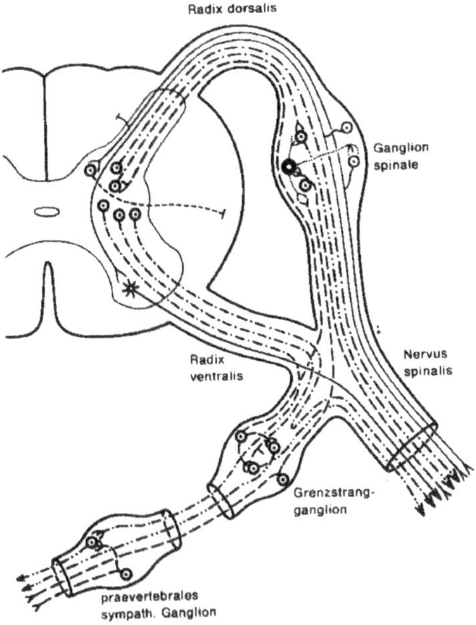

Abbildung 7: Schema der Verzweigung und des neuronalen Aufbaus der Spinalnerven und ihrer Äste beim Menschen. Die Pfeilrichtung zeigt die Leitungsrichtung der Neurone. Ausgezogene Bahn: somatosensible und somatomotorische Neurone. Gestrichelt: viscerosensibles Neuron. Strich-punktiert: präganglionäres visceroefferentes Neuron. Strich-doppelpunktiert: postganglionäres, visceroefferentes Neuron (aus Stark 1982, S. 300).

Durch Johannes Müllers Autorität gestützt, ist in den folgenden Jahrzehnten das Bell-Magendiesche Gesetz zum Dogma erhoben worden. Frühe Versuche, es zu berichtigen, konnten sich nicht durchsetzen (Arnold 1844). C. Elze geht in seiner Kritik des Bell-Magendieschen Gesetzes auf die wichtigsten Versuche ein, die im Laufe des 19. Jahrhunderts und zu Beginn des 20. Jahrhunderts durchgeführt wurden, um die Spezifität von Nerven verschiedener Funktionen zu untersuchen und die Frage zu klären, ob es überhaupt rein motorische und rein sensorische Nerven gibt (Elze 1921). Boeke war es gelungen, funktionell verschiedene Zungennerven des Igels zu verheilen. Es kommt dabei zu einer anatomischen Verheilung, und es werden entsprechend dem Zielorgan motorische Endplatten oder Geschmacksbecher ausgebildet, aber wegen der gegensätzlichen Verbindung im Zentralorgan kommt es niemals zu einer funktionellen Heilung (Boeke 1913, 1916).

Ein Querschnitt durch das Rückenmark und die vorderen und hinteren Wurzeln mit den Spinalganglien ist in Abbildung 6 wiedergegeben (aus Elze 1932). Zu dieser Zeit sind außer den typischen Spinalganglienzellen mit T-förmig verzweigtem Neurit, dessen Teiläste zum Rückenmark bzw. zur Peripherie ziehen, auch verschiedene andere Zellen in den Spinalganglien bekannt, die zum großen Teil dem sympathischen Nervensystem angehören. Elze vermutet, dass manche der Zellen Schaltzellen sind, welche innerhalb des Spinalganglions Leitungsbögen für Gefäßreflexe schließen. In den letzten Jahren konnten auch in den vorderen Wurzeln, die zum großen Teil aus efferenten Fasern der Motorneurone des Vorderhorns bestehen, afferente Fasern nachgewiesen werden, die vor allem Sinneseindrücke der Haut vermitteln (A. G. Brown 1981). Wie man sich heute den Aufbau und die Verzweigung der Spinalnerven und ihrer Äste vorstellt, zeigt das Schema in Abbildung 7 (aus Starck 1982): Sowohl vordere als auch hintere Spinalnervenwurzeln enthalten afferente wie auch efferente Nervenfasern, sodass das Bell-Magendiesche Gesetz in seiner Gültigkeit relativiert wurde. Es besagt ja, dass die hinteren Wurzeln die sensorischen, die vorderen Wurzeln die motorischen Fasern enthalten.

5. Nervenfusion und Regeneration

Langley und Anderson (1904) führten eine der größten Untersuchungen zur Spezifität der Nervenregeneration aus und gaben einen Überblick über nahezu 100-jährige Versuchsliteratur. Sie verknüpften an Katzen sensorische, somatomotorische und autonome prä- und postganglionäre Nervenfasern in verschiedenen Kombinationen. Heute ist man der Auffassung, dass bei allen Nervenfusionen die Reinnervation durch regenerierende Nervenfasern erfolgt, die als Bahnen die Myelinscheide der degenerierenden Fasern benutzen. Im Allgemeinen waren Verknüpfungen von cholinergen Nerven, d.h. Zellen mit Acetylcholin als Neurotransmitter, mit Zellen erfolgreich, die zuvor auch durch cholinerge Fasern innerviert waren; andere Verbindungen waren es nicht. An unseren willkürlichen Bewegungen beteiligte, sogenannte somatomotorische Nerven konnten fremde Skelettmuskeln innervieren, präganglionäre autonome Nerven konnten Skelettmuskeln innervieren, und somatomotorische Nerven konnten autonome Ganglien steuern. Aber sensorische Innervation von Muskelfasern oder sympathischen Ganglien funktionierte nicht (Grinnell 1977). Auch die Arbeiten von Paul Weiss zur Bewegungssteuerung an Salamandern (Durchtrennung der Spinalnervenwurzeln, Eingliederung zusätzlich implantierter Gliedmaßen in den Bewegungsablauf, Weiss 1950) werden heute zum Teil in anderem Licht gesehen. Mit stimulierenden Mikroelektroden konnte an verschiedenen Punkten im Ventralhorn des Rückenmarks von Ambystoma so viel Überlappung der Motorneuronenpools verschiedener Muskeln festgestellt werden, dass jede der Spinalwurzeln einige Motoraxone von allen Muskeln einer Extremität enthalten muss (Szekely und Czeh 1967). Wenn Nervenfasern selektiv ihren Weg zu jenen Muskeln fänden, die sie normalerweise innervieren, würde man koordinierte Bewegungen erwarten. Paul Weiss' Beobachtungen, dass Nerven fast zufallsverteilt in eine Extremität einwachsen, dass aber doch eine koordinierte Bewegung resultiert, findet in Marks Hypothese der spezifischen Regeneration eine Erklärung. Es wurde beobachtet, dass an regenerierenden Nervenfasern Synapsen gebildet und ernährt wurden, die aber nicht funktionstüchtig waren. Mark vermutet, dass sie an der neuromuskulären Verbindungsstelle irgendwie abgeschaltet werden und die Funktion allein von den passenden Nervenfasern, die ihren Weg zum passenden Muskel gefunden haben, übernommen wird (Mark 1974). Allerdings können bei Säugetieren noch keine weitreichenden Generalisierungen über synaptische Repression gemacht werden. – Doch kehren wir ins 19. Jahrhundert zurück.

6. Elektrophysiologie im 19. Jahrhundert

Nach Rothschuh (1969) endet die Zeit des Galvanismus 1842, als Matteucci am Froschschenkel die primäre und sekundäre Zuckung als elektrische Phänomene beschreibt. In der Folgezeit macht die instrumentelle physikalische Analyse der Nervenfunktion gute Fortschritte. 1850 gelingt es Hermann von Helmholtz, die Leitungsgeschwindigkeit im Nerv genau zu bestimmen; Johannes Müller hatte dies nur wenige Jahre zuvor noch als unmöglich angesehen.

Nobili und Matteucci konnten in Nerven von Froschpräparaten galvanometrisch einen elektrischen Strom von den Füßen zum Kopf messen. Emil Du Bois-Reymond (1818–1896) war 22 Jahre alt, als ihm Johannes Müller die

Aufgabe stellte, nach den Quellen von Nobilis Froschstrom zu suchen. Als er 34 Jahre später seine gesammelten Abhandlungen zur Muskel- und Nervenphysik veröffentlichte, war er immer noch auf der Suche. Trotzdem, nachdem er Methoden und physikalische Messbedingungen zur Ableitung des Muskel- und Nervenstroms entwickelt hatte, war durch seine Untersuchungen über die tierische Elektrizität die Basis der modernen Elektrophysiologie geschaffen (Du Bois-Reymond 1875, Bd. 1). Er konnte zeigen, dass die Oberfläche des Nerven sich elektrisch relativ positiv, seine verletzte Querschnittsfläche sich relativ negativ verhält; weiterhin beschrieb er den monophasischen Nervenaktionsstrom nach elektrischer Vielfachreizung.

Neben seiner wissenschaftlichen Tätigkeit trat Du Bois-Reymond auch häufig als öffentlicher Redner hervor. In einer Rede «Über die thierische Bewegung» 1851 in Berlin wird deutlich, dass auch für ihn das Gehirn der Sitz des Willens und der Empfindung ist, von dem Elementarfäden (Empfindungsfäden und Bewegungsfäden) ausgehen: «Diese Elementarfäden nun gehen, ohne sich zu verzweigen oder untereinander in Verbindung zu treten, in gleicher Dicke vom Gehirn bis zu dem Punkte des Körpers hin, wo sie enden sollen, und die Verzweigung der Nerven beruht also nur darauf, dass mehrere solche Elementarfäden sich zu einem Bündel, mehrere Bündel sich zu einem Strange sammeln und so fort, bis endlich die erwähnten zuckerschnurdicken Stämme zustande kommen» (Du Bois-Reymond 1851, S. 21). Hierin wird deutlich, dass Du Bois-Reymond zu den Anhängern der Reticulartheorie zu rechnen ist (s. S. 73). Zur Verdeutlichung der Funktion des Nervensystems greift er zu dem Bild der elektrischen Telegraphie, die zu seiner Zeit als Wunder bestaunt wurde. «Denn wie die Centralstation der elektrischen Telegraphen im Postgebäude in der Königstraße durch das riesenhafte Spinngewebe ihrer Kupferdrähte mit den äußersten Grenzen der Monarchie in Verkehr steht, so empfängt auch die Seele in ihrem Bureau, dem Gehirn, durch ihre Telegraphendrähte, die Nerven, unaufhörlich Depeschen von allen Grenzen ihres Reiches des Körpers und theilt nach allen Richtungen Befehle an ihre Beamten, die Muskeln aus» (Du Bois-Reymond 1851, S. 29).

Die Tatsache, dass die Nervenfasern im Körper den Nervenimpuls nur in einer Richtung leiten, aber potentiell ein Leitungsvermögen in beide Richtungen besitzen, ist von Willy Kühne in seinem sogenannten Zweizipfelversuch am *Musculus sartorius* des Frosches bewiesen (Kühne 1859) und durch die Versuche von Langley und Anderson (1906) ergänzt worden.

So konnte man am Ende des 19. Jahrhunderts das Nervensignal beobachten, seinen Lauf verfolgen, seine Geschwindigkeit messen und seine Auswirkungen studieren. (Auf die verschiedenen Theorien der Erregungserzeugung soll hier nicht näher eingegangen werden; Geschichtliches findet sich bei Rothschuh 1969 und Brazier 1959.) Die Fragen nach der Elektrizitätserzeugung im Neuron und der Erregungsübertragung vom Nerven auf den Muskel oder auf ein zweites Neuron zu beantworten, blieb dem 20. Jahrhundert vorbehalten.

Was die Frage nach der Beteiligung des Willens betrifft, so ist gegen Ende des 19. Jahrhunderts zu bemerken, dass man in den Erklärungsversuchen der Bewegungsvorgänge den Willen für das Zustandekommen der Bewegung nicht mehr als wesentlich erachtet. Dies ist wohl in Zusammenhang mit dem Ausbau der Reflextheorien zu sehen. Theodor Ziehen verzichtete ganz auf das Eingreifen des Willens beim Zustandekommen der Bewegung (Ziehen 1891).

In dieser Zeit objektivierender Erforschung der elektrophysiologischen Phänomene der Nervenleitung in Deutschland und Italien gab es weitere Schwerpunkte in der Erforschung des Nervensystems. Man begann die Funktionen und die mikroskopischen Strukturen der verschiedenen Einheiten des Gesamtnervensystems näher zu analysieren.

7. Anatomie und Physiologie der Neuronen

Die Beziehungen zwischen Rückenmark und peripheren Nerven zum übrigen Zentralnervensystem konnten erst verstanden werden, als die Struktur des Neurons bekannt wurde. Die Zeit der Entdeckungen der Zellstrukturen begann im 19. Jahrhundert aufgrund der Verbesserungen der Lichtmikroskope. Die erste Beschreibung der Nervenzellen lieferte Ehrenberg (1833) für die Spinalganglien des Frosches. Das Sichtbarwerden der Axonzylinder und der Zellkörper half den Physiologen allerdings wenig, die Verbindungen zwischen den Nerven zu verstehen. Erst Purkinje (1837) erkannte, dass die Zelltheorie, die in der Botanik schon lange bekannt war, auch auf die Zoologie angewandt werden könne. Zwei Jahre später legte Theodor Schwann seine mikroskopischen Untersuchungen vor und stellte die allgemeine Zelltheorie in seiner klassischen Monographie für Botanik und Zoologie dar (Schwann 1839). Zur selben Zeit wurden neben markscheidenhaltigen (medullierten) und markscheidenlosen (nicht medullierten) Nervenfasern auch Dendriten und Gliazellen beschrieben.

Ein nächster wichtiger Befund gelang Waller durch die Beobachtungen, dass Axone degenerieren, wenn sie vom Zellkörper getrennt werden (Waller 1850). Die Entdeckung der Osmiumfärbung für degenerierende Myelinscheiden erschloss den Physiologen eine neue Technik, Nervenfasern zu verfolgen (Marchi und Algeri 1885).

Eine morphologische Unterscheidung von Dendriten und Axonen aufgrund ihrer Verzweigungsmuster gab Deiters; über ihre Funktion bestand jedoch noch weitgehende Unklarheit. Deiters konnte ebenfalls zeigen, dass die motorischen Spinalnervenfasern den Vorderhornganglien des Rückenmarks entstammen (Deiters 1865).

In diese Zeit fallen auch die ersten, für unser Thema wichtigen Beschreibungen der Sinnesorgane in Muskeln, Bändern und Gelenkkörpern, die der bewussten und unbewussten Wahrnehmung der Bewegung dienen (Kölliker 1862, Kühne 1863). Das meiste Interesse wurde dabei bis heute den Muskelspindeln entgegengebracht. Diese enthalten sowohl Nerven- als auch Muskelelemente (Matthews 1972). Sie sind Sinnesorgane für die Bewegungskontrolle, was zuerst von Onanoff (1890) experimentell nachgewiesen und von Sherrington und Ruffini ausführlicher beschrieben wurde. Sherrington (1894) zeigte, dass die Muskelspindeln eine oder mehrere afferente myelinisierte Fasern enthalten. Ruffini (1898) untersuchte die Nervenendigungen innerhalb der Spindel im Detail: Im Inneren jeder Spindel befinden sich eigene (interfugale) quergestreifte Muskelfasern. Deren eigene motorische Endplatten erkannte er aber noch nicht als solche. Die efferente Versorgung der Spindel wurde Ende der 20erJahre endgültig nachgewiesen (Boeke 1927), aber es blieb die Frage offen, ob die motorischen Fasern außerhalb und innerhalb der Spindel in irgendeiner Verbindung zueinander stehen. In den 60er Jahren wurden zwei Arten intrafusaler Muskelfasern entdeckt, die sich in ihrer Feinstruktur unterscheiden. Eine schematische Darstellung der Muskelspindel und ihrer komplizierten Innervierung zeigt Abbildung 8 (aus Stein 1974). Hier wird deutlich, wie

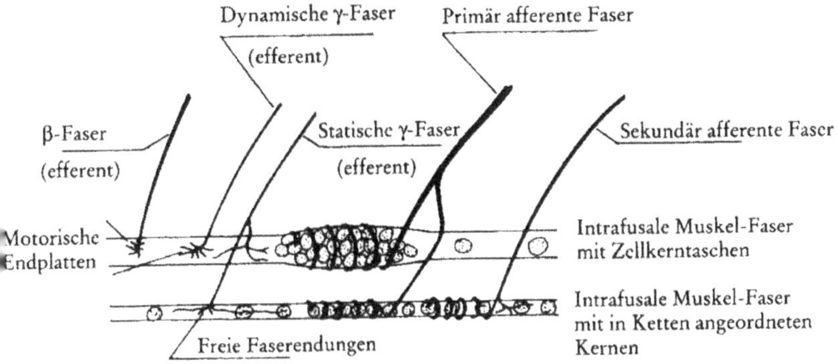

Abbildung 8: Schematische Zeichnung einer Muskelspindel. Gezeigt sind beide Arten der Muskelfasern der Spindel und ihre komplizierte efferente und afferente Innervierung.

eng efferente und afferente Erregungsleitung für die Bewegungskontrolle aufeinander zu organisiert sind.

Im Einzelnen ist aber die Rolle der Muskelzug-Rezeptoren für das Zustandekommen der *bewussten* Wahrnehmung der Stellung der Gliedmaßen noch weitgehend unklar. So verschwindet die subjektive Wahrnehmung der Gelenkstellung, wenn die afferenten Fasern zur nahegelegenen Haut und die Nerven zu den Gelenken lokal paralysiert werden, obwohl die betroffenen Muskeln mit ihren Propriorezeptoren vollständig intakt bleiben (Matthews 1972).

Beim Studium willentlicher Bewegungen wurden in den letzten 100 Jahren drei Faktoren häufig gesondert untersucht: die Bewegungskraft, die Bewegungsgeschwindigkeit und die momentane Stellung der bewegten Gliedmaßen relativ zum Ziel der Bewegung. Für die Erkennung der zugrunde liegenden neurophysiologischen Systeme spielte die Entwicklung von Mikroelektroden seit Beginn der 50er Jahre eine bedeutende Rolle: Diese Elektroden bieten die Möglichkeit, die Aktivität einzelner Neurone des Zentralnervensystems und einzelner efferenter bzw. afferenter Nervenfasern zu messen und sie elektrisch zu charakterisieren (Brock, Coombs und Eccles 1952). Mit der Entwicklung der Elektromyographie, durch die die Muskeltätigkeit erfasst werden kann, begann man 1966 an gesunden und kranken Menschen den «Impulsverkehr» in den Nerven willentlich bewegter Gliedmaßen bei intaktem Sensorium und Willen zu untersuchen, um somatosensorische und proprioceptive Mechanismen aufzuklären (Vallbo et al. 1979). Durch Experimente an Affen wurde es möglich, die elektrische Erregungsleitung im Gehirn während willentlicher Bewegung durch Dressur von stereotypen Bewegungsmustern zu erforschen (Bava et al. 1983).

Alle Theorien über die Bewegungskontrolle betonen den Informationsfluss über den momentanen Bewegungszustand von der Peripherie sowohl zum Cerebellum (Kleinhirn) und von da zum Cerebrum (Großhirn) als auch vom Cerebrum zum Cerebellum. Wenn der Wille mit in Betracht gezogen wird, so wird jedoch immer noch davon ausgegangen, dass er im Gehirn insbesondere in der Großhirnrinde einwirke. Eccles schreibt: «The outstanding problem in the voluntary control of movement is of course the action across the interface between the selfconscious mind on the one hand and the modules of the cerebral cortex on the other.» («Das herausragende Problem der willentlichen Bewegungskontrolle sind natürlich die Vorgänge an der Schnittstelle zwischen dem selbstbewussten Geist einerseits und den Moduln der Großhirnrinde andererseits.») (Popper and Eccles 1977, S. 276).

Doch kehren wir ein letztes Mal ins 19. Jahrhundert

zurück: Weit verbreitet war damals die Ansicht, das Nervensystem sei ein kontinuierliches Reticulum, worin die Zellleiber (Perikarien) der Nervenzellen nur Knoten in der Netzstruktur darstellen (Reticulartheorie, Gerlach 1871). Die Nervenfasern haben in den Knoten ihren Ursprung, verzweigen sich stark und bilden mit anderen Fasern Anastomosen (Verbindungsstücke). Im gleichen Sinne wird auch das Fasernetzwerk, das für die graue Substanz des Gehirns charakteristisch ist, interpretiert (Golgi 1880). Entgegen dieser Vorstellung formulierte Ramon y Cajal gegen Ende des Jahrhunderts die Neuronenlehre: Das Nervensystem besteht aus unabhängigen Zellen, den Neuronen, und es sind keine Anastomosen der Fasern vorhanden; jedes Neuron besitzt eine eigene Zellgrenze (Plasmalemma) und einen Kern; es kommuniziert mit seinen Nachbarzellen durch engen Kontakt. Ramon y Cajal konnte mit Golgis Technik die Nervenzellen durch Silberfärbung sichtbar machen und so nachweisen, dass sowohl Dendriten als auch Axone freie Endigungen besitzen. Golgi und Ramon y Cajal erhielten 1906 den Nobelpreis. Bei seiner Ansprache griff Golgi die Neuronentheorie seines Mitpreisträgers an, was die Heftigkeit der Kontroverse zwischen den Anhängern der Reticulartheorie und der Neuronentheorie charakterisieren mag.

Die endgültige Entscheidung zugunsten der Neuronenlehre fiel durch den elektronenmikroskopischen Nachweis von prä- und postsynaptischer Membran und synaptischem Spalt (Palay 1956). Für die Stelle, an der ein Nervenimpuls von einem Neuron auf das andere übertragen wird, führte Sherrington den Begriff der Synapse ein (Foster und Sherrington 1897). Später folgende physiologische und biochemische Untersuchungen haben gezeigt, dass fast überall im Nervensytem die Verbindung zwischen den unabhängigen Neuronen durch chemische Überträgersubstanzen, die sogenannten Transmitter, hergestellt wird; diese werden in enger Abhängigkeit von der Aktivität des Neurons von ihm in den synaptischen Spalt entlassen, durchqueren den Spaltraum und lösen in der Nachbarzelle eine entsprechende Reaktion aus. Der erste Nachweis einer Transmittersekretion gelang Dale, Feldberg und Vogt (1936) an der Nerv-Muskel-Verbindungsstelle sowie Brown und Feldberg (1936) an Synapsen von Sympathikus-Ganglien. In beiden Arbeiten wurde als Transmitter Acetylcholin nachgewiesen. Heute sind auch verschiedene andere Transmittersubstanzen bekannt, die zum Teil die enge Beziehung zwischen dem Hormonsystem und dem Nervensystem verdeutlichen; so ist z.B. Adrenalin sowohl Hormon als auch Neurotransmitter. Eine Übersicht über die wichtigsten heute bekannten Neurotransmitter gibt Hucho (1983).

Die Funktionen der einzelnen Teile des Neurons waren lange Zeit unklar. Es wurde relativ früh erkannt, dass das Axon die Neuralströme vom Zellkörper wegleitet, die Rolle der Dentriten hingegen war lange ungeklärt; ihre Funktion schien nicht spezifisch. Golgi war eine Zeitlang der Meinung, sie dienten der Ernährung der Nervenzellen. Ramon y Cajal erkannte aufgrund seiner zahlreichen Untersuchungen aller Teile des Nervensystems, dass das Neuron funktionell polarisiert sein müsse. Dendriten empfangen demnach afferente Impulse, die sie zum Zellkörper leiten; von dort werden die Impulse durch das Axon efferent vom Zellkörper weggeleitet und auf die Dendriten der Nachbarzelle übertragen. Kurz darauf schließt er auch den Zellkörper als Empfangsapparat mit ein. Von Ramon y Cajal wurde das Prinzip der dynamischen Polarisation zum Gesetz erhoben. Er hatte bereits eine Vorstellung von Konvergenz, Summation und Integration am Neuron, wie wir sie in dem gegenwärtig gültigen Konzept von synaptischen Potentialen und

Aktionspotentialen weiterentwickelt und ausformuliert wiederfinden (Eccles 1964 und 1969).

In der neueren Literatur zeigt es sich, dass das Gesetz der dynamischen Polarisation nicht auf alle nervösen Interaktionen anwendbar ist. Es mehren sich die Beispiele von Nervenzellen, in deren verschiedenen morphologischen Teilen sich empfangende, leitende und übertragende Funktionen mischen (Übersicht bei Palay und Chan-Palay 1977). So gibt es Dendriten, die Aktionspotentiale erzeugen können, was nach dem Gesetz der dynamischen Polarisation nur am Axonhügel geschieht. Zudem wurden neue Varietäten der synaptischen Verbindungen zwischen einzelnen Neuronen entdeckt. Es konnten Synapsen zwischen Dendriten eines Neurons und Dendriten eines benachbarten Neurons (dendrodendritische Synapsen) und auch Synapsen zwischen den Axonen benachbarter Neurone beobachtet werden (axon-axonale Synapsen). Dies führte dazu, dass die Neuronenlehre und das Gesetz der dynamischen Polarisation in den letzten Jahren in eine flexiblere Form gebracht und neu formuliert wurden (Shepherd 1972).

Zum Abschluss möchte ich noch einmal auf Rudolf Steiners Hauptangriffspunkte der gängigen Lehrmeinung seiner Zeit zurückkommen und versuchen, den heutigen neurologischen Standpunkt zu umreißen. Was die Annahme einer Lokalisation des Willens im Gehirn betrifft, hat sich wohl kaum etwas in den vergangenen Jahrzehnten geändert. Wenn der Wille für das Zustandekommen von willentlichen Bewegungen mit in Betracht gezogen wird, so geschieht dies in traditioneller Weise, indem das Gehirn als Eingriffsort des Willens angenommen wird.

Was die Unterteilung in sensorische und motorische Nerven betrifft, so hat man wohl gelernt, insgesamt weitaus stärker zu differenzieren, zumal verschiedene Nervenfasern eines Nervs in efferenter oder afferenter Richtung zugleich nebeneinander charakteristische Erregungsmuster leiten und der Nerv auch häufig noch Fasern des vegetativen Nervensystems enthält, die sich elektrophysiologisch wiederum anders verhalten.

Zudem sind die Kenntnisse der subjektiven Wahrnehmung der Bewegung durch Sinnesorgane der Haut, der Gelenke, der Sehnen und der Muskulatur selbst reich angewachsen. Das äußerst enge Zusammenspiel efferenter und afferenter Erregungsleitung im Muskel ist erkannt worden.

Auf physiologischem Gebiet wurden verschiedene Neurotransmittersubstanzen entdeckt, die die Erregungsleitung an den Synapsen – den Unterbrechungen im Nervenleitungssystem – übernehmen. An dieser Stelle aktiven Stoffwechsels, wo die Reticulartheorie eines «verlöteten» Netzwerkes als Bild des Nervensystems durchbrochen ist, wäre es denkbar, dass die höheren Wesensglieder des Menschen eingreifen können. Eben dies deutete Steiner sogar schon 1919 an (GA 293: 40).

Literatur

Arnold, F. (1844): *Über die Verrichtung der Wurzeln der Rückenmarksnerven,* Heidelberg.

Bacon, F. (1620): *Novum organum,* English translation by Kitalien, Oxford 1855.

Bava, A., R. J. Grimm und D. S. Rushmer (1983): Fostigial unit activity during voluntary movements in primates, in: *Brain Research* 288: 371-373.

Bell, C. (1811): *Idea of a new Anatomy of the brain submitted for the observation of his friends.* Privat gedruckt.

– (1826): On the nervous circle which connects the voluntary muscles with the brain, in: *Philosophical Transactions* 2: 172.

– (1832): Lectures on the physiology of the brain and nervous system, reported in: *Ryans med. Surg. Journal* 1: 682 und 752.

– (1832): *The nervous system of the human body,* London 1830, 3. Aufl. Edinburgh 1844, deutsch Romberg, Berlin.

Berger, J. G. von (1702): *Physiologia medica sivede natura humana liber bipartitus,* Wittenberg.

Bernard, C. (1858): *Leçon sur la Physiologie et la Pathologie du Système Nerveux,* Paris.

Bichat, M. F. X. (1802): *Anatomie générale, appliquée à la physiologie et à la médicine,* Paris.

Boeke, J. (1913): Die Regenerationserscheinungen bei der Verheilung von motorischen und rezeptorischen Nervenfasern, in: *Pflügers Archiv für die gesamte Physiologie des Menschen und der Tiere* 151: 57-64.

– (1916): Studien zur Nervenregeneration I, in: *Verhandlung Kön. Akad. van Wetensch. te Amsterdam,* 2. Section Deel XVIII, 1916. II. ebenda, Deel XIX, 1917.

– (1927): Die morphologischen Grundlagen der sympathischen Innervation der quergestreiften Muskelfasern, in: *Zeitschrift für Mikroskopisch-Anatomische Forschung* 8: 561-639.

Borelli, G. A. (1680/81): *De motu animalum,* Rom.

Brazier, M. A. B. (1959): The historical development of neurophy-

siology, in: *Handbook of Physiology*. Neurophysiology edited by H. W. Magoun, Washington (Sect. 1, Vol. 1: 1-58).
Brock, L. G., J. S. Coombs und J. C. Eccles (1952): The recording of potentials from motoneurons with an intracellular electrode, in: *Journal of Physiology* 117: 431-460, London.
Brooks, V. B. und S. D. Stoney (1971): Motor mechanism: the role of the pyramid system in motor control, in: *Annual Reviews of Physiology* 33: 337-392.
Brown, A. G. (1981): *Organization in the spinal cord. The anatomy and physiology of identified neurons*. Berlin.
Brown, G. L. und W. Feldberg (1936): The acetylcholine metabolism of a sympathetic ganglion, in: *Journal of Physiology* 89: 265-283.
Crombie, A. C. (1971): Early concepts of the senses and the mind, in: *Perception: mechanism and models*, Recordings from Scientific american, Richard Held and Whitman Richards (Hrsg.); San Francisco: p. 8-16.
Dale, H. H., W. Feldberg und M. Vogt (1936): Release of acetycholine at voluntary motor nerve buildings, in: *Journal of Physiology* 86: 353-380, London.
Deiters, O. (1865): *Untersuchungen über Gehirn und Rückenmark*, Braunschweig.
Descartes, R. (1662): *Tractatus de homine et de formatione foetus*. Mit Anmerkungen von Lud. de la Forge. Amsterdam. Eine französische Ausgabe erschien 1664 unter dem Titel *L'Homme*.
Du Bois-Reymond, E (1851): *Über thierische Bewegung*, Berlin.
– (1875–1877): *Gesammelte Abhandlungen zur allgemeinen Muskel- und Nervenphysik*, 2 Bde. Leipzig.
Eccles, J. C. (1964): *The Physiology of synapses*, Berlin-Heidelberg-New York.
– (1969): The inhibitory pathways of the central nervous system, *Sherrington Lectures* 9, Liverpool.
Ehrenberg, C. E. (1833): Notwendigkeit einer feineren mechanischen Zerlegung des Gehirns und der Nerven, in: *Annalen für Physik und Chemie* 104: 449.
Elze, C. (1921): Betrachtungen über Boekes «Studien zur Nerven-

regeneration». Zugleich eine Kritik des Bell-Magendieschen Gesetzes, in: *Die Naturwissenschaften* 9: 487-492.

– (1932): Centrales Nervensystem, in: H. Braus (Hrsg.): *Anatomie des Menschen*, Bd. 3, Berlin.

Fernel, Jean (1581): *Universa medicina*, Edit. IV. Frankfurt.

Flourens, P. (1824): *Recherches experimentales sur les propriétés et les functions du système nerveux dans les animaux vertébrés.* Paris.

Fontana, F. G. F. (1787): *Über das Viperngift*, Berlin.

Foster, M. und C. S. Sherrington (1897): *A textbook of Physiology*, Part III, The central nervous system (7th ed.), London.

Fournier, E., R. Katz und E. Pierrot-Deseilligny (1983): Descending control of reflex pathways in the production of voluntary isolated movements in man, in: *Brain Research* 288: 375-377.

Galen (1538): *Opera Omnia*, Basel.

Galvani, A. (1791): *Abhandlungen über die Kräfte der Elektrizität bei Muskelbewegung*, Bologna.

Gerlach, J. V. (1872): The spinal cord, in: S. Stricker, *A manual of Histology* (Englische Übersetzung), London.

Gilbert, W. (1600): *De Magnete,* Magnetisque corporibus et de magno magnete tellure; Physiologica nova plurismis et argumentis et experimentis demonstrata, London.

Glisson, F. (1677): *Tractatus de ventricula et intestinis ani praemittitur de naturae liusque tribus facultatibus*, London.

Golgi, C. (1880): Sui nervi die tendini dell'uomo e di altri vertebrati e di un nouvo organo nervoso terminale musculotendineo, Nachdruck in: *Opera Omnia*, Vol. 1: 171-198, Mailand 1903.

Grinnell, A. O. (1977): Specifity of neurons and their interconnections, in: *Handbook of Physiology*, Section I: The Nervous System Vol.: 803-853. Bethesda.

Haller, A. v. (1753): *De partibus corporis humani sensibilibus et irritabilibus*, Vortrag vor der Königlichen Gesellschaft in Göttingen 1752, gedruckt Göttingen 1753.

– (1757–1765): *Elementa physiologiae corporis humani*, Lausanne.

Helmholtz, H. v. (1850): Messungen über den zeitlichen Verlauf der Zuckung animalischer Muskeln und die Fortpflanzungsgeschwindigkeit der Reizung in den Nerven, in: *Archiv für Anatomische Physiologie:* S. 277.

Hoffmann, F. (1746): *Fundamenta Physiologiae*, Halle.

Hoffmann, C. L. (1779): *Von der Empfindlichkeit und Reizbarkeit der Theile*, Münster.

Hucho, F. (1983): Neuroreceptoren, in: *Biologie in unserer Zeit* 13: 1-10.

Kölliker, A. (1862): Untersuchungen über die letzten Endigungen der Nerven, in: *Zeitschrift für wissenschaftliche Zoologie* 12: 149-164.

Kühne, W. (1859): Untersuchungen über die Bewegungen und Veränderungen der contractilen Substanz, in: *Archiv für Anatomie und Physiologie:* S. 564ff.

– (1862): *Über die peripheren Endorgane der motorischen Nerven*, Leipzig.

Langley, J. N. und H. K. Anderson (1904): The union of different kinds of nerve fibres, in: *Journal of Physiology* 31: 365-391.

Magendie, F. (1822): Experiences sur les fonctions des racines des nervcs rachidiens, in: *Journal de physiologie expérimentale et de pathologie générale* 2: 276, Paris.

– (1837): *Vorlesungen über die physikalischen Erscheinungen des Lebens*, Übersetzung von Baswitz. Köln.

Malpighi, M. (1665): *De Cerebri Structura*, Dissertatio, Genf.

Marchi, V. und C. Algeri (1885): Sulle degenerazioni discendenti consecutive a lessioni della corteccia cerebrale, in: *Rivista sperimentale di freniatria e medicina legale delle alienazioni mentali*, Reggio-Emilia 2: 492.

Mark, R. F. (1974): *Memory and Nerve Cell connections*, Oxford.

Matteucci, C. (1844): *Traité des phénomènes electro-physiologiques des animaux*, Paris.

Matthews, P. B. C. (1972): *Mammalian muscle receptors and their central actions*, London.

Müller, J. (1837–1844): *Handbuch der Physiologie des Menschen*, Bd. 1 ^{4}(1841–1844), Bd. 2. ^{1}(1837–1840). Koblenz.

Onanoff, J. (1890): Sur la nature des faisceux neuromusculaires, in: *Comptes rendues sur la Séance de la Société Bibliographique* 42: 432-433.

Palay, S. C. (1956): Synapses in the central nervous system, in: *Journal of Biophysical and Biochemical Cytology* 2: Suppl. 193-202.
Palay, S. and V. Chan-Palay (1977): General morphology of neurons and neuroglia, in: *Handbook of Physiology* Section I: The Nervous System Vol. 1: 5-37, Bethesda.
Pfaff, C. H. (1795): *Über thierische Elektrizität und Reizbarkeit*, Leipzig.
Popper, K. R., J. C. Eccles (1977): *The self and its brain*, (Springer international) Berlin-Heidelberg-London-New York.
Prochaska, G. (1779): *De Structura Nervosum. Tractatus anatomicus.* Wien.
Prochaska, J. (1780–1784): *De Structura Nervosum.* Prag.
Purkinje, J. E. (1837): Über die gangliöse Natur bestimmter Hirnteile, in: *Berichte der Versammlung deutscher Naturforscher und Ärzte:* S. 175. Prag.
Ramon y Cajal, J. (1891): Groonian Lecture. La fine structure des centres nerveux, in: *Proceedings of the Royal Society* 55: 444-468. London.
Rothschuh, K. E. (1952): *Entwicklungsgeschichte physiologischer Probleme in Tabellenform*, München-Berlin.
– (1953): *Geschichte der Physiologie*, Berlin-Heidelberg.
– (1969): *Physiologie im Werden*, Stuttgart.
Ruffini, A. (1893): Sur la terminaison nerveux dans les faisceux musculaires et leur signification physiologique, in: *Archives italiennes de biologie* 18: 106-114, Pisa.
– (1898): On the minute anatomy of the neuromusculare spindles of the cat, and on their physiological significance, in: *Journal of Physiology* 23: 190-208.
Schwann, Th. (1839): *Mikroskopische Untersuchungen über die Übereinstimmung in der Struktur und dem Wachstum der Thiere und Pflanzen*, Berlin.
Shepherd, G. M. (1972): The neuron doctrine: a revision of functional concepts, in: *Yale Journal of Biology and Medicine* 45: 584-599, New Haven/Conn.
Sherrington, C. S. (1894): On the anatomical constitution of nerves of skeletal muscles, with remarks on recurrent fibres

in the ventral spinal nerve root, in: *Journal of Physiology* 17: 211-258.
Starck, D. (1982): *Vergleichende Anatomie der Wirbeltiere*, Bd. 3. Organe des aktiven Bewegungsapparates, der Koordination, der Umweltbeziehung des Stoffwechsels und der Fortpflanzung, Heidelberg-Berlin-New York.
Stein, R. B. (1974): Peripheral control of movement, in: *Physiological Reviews* 54: 215-243.
Steiner, R. (1919): *Allgemeine Menschenkunde als Grundlage der Pädagogik*. 2. Vortrag vom 22.8.1919. GA 293. Dornach 1992.
Szekely, G. und G. Czeh (1967): Localization of motoneurons in the limb moving spinal and segments of Amblystoma, in: *Acta Physiologica Academia de Scientia Hungarica* 32: 3-18.
Unzer, J. A. (1771): *Erste Gründe einer Physiologie der eigentlichen thierischen Natur thierischer Körper*, Leipzig.
Vallbo, Å. B., Hagbarth, K. E., Torebjörk, H. E. and Wallin, B. G. (1979): Somatosensory proprioceptive and sympathetic activity in human peripheral nerves, in: *Physiological Reviews* 59: 919-957.
Vesal, A. (1543): *De humani corporis fabrica*, Basel.
Volta, A. (1800): On electricity excited by the mere contract of conducting substances of different kinds, in: *Philosophical Transactions* 90: 403.
Waller, A. V. (1850): Experiments on the section of the glossopharyngeal and hypoglossal nerves of the frog, and observations of the alterations produced thereby in the structure of their primitive fibres, in: *Philosophical Transactions* 140: 432.
Weiss, P. (1950): Experimental analysis of coordination by the disarrangement of central-peripheral relations, in: *Symposium of the Society of Experimental Biology* 4: 92-111.
Willis, T. (1664): *Cerebri anatome: cui accessit nervosum descriptio et usus. (De systemate nervoso in genere)*, London.
– (1672): *De anima brutorum de Scientia seu cognitione brutorum*, London.
Ziehen, T. (1891): *Leitfaden der physiologischen Psychologie*, Jena.

Zum Rätsel des Ich

Aus einem Vortrag Rudolf Steiners vom 16. 7. 1921 (GA 205)

«Nun müssen wir in einer andern, ich möchte sagen, viel bewussteren Weise wiederum auf diese Dinge zurückkommen. Wir müssen uns zum Beispiel klarwerden, dass wir Menschen mit unserem Ich uns von allen Tieren unterscheiden. Unser Ich ist ja für die weitaus meisten Menschen heute noch ein sehr schlafendes Organ. Wenn man glaubt, das Ich wache sehr stark, so irrt man sich eigentlich. Denn in dem Willen – das habe ich Ihnen schon auseinandergesetzt – schläft der Mensch eigentlich ja auch, und indem das Ich sich willentlich betätigt, haben wir es zu tun nicht mit etwas, was als Ich vor uns steht, sondern vielmehr mit etwas, was so vor uns steht, wie eigentlich die Nacht vor uns steht. Wir rechnen, obwohl die Nacht dunkel ist, ja auch mit der Nacht in unserem Leben. Wenn Sie wirklich zurückschauen auf Ihr Leben, dann besteht es nicht nur aus demjenigen, was taghell war, sondern es besteht auch aus den Nächten. Aber sie sind gewissermaßen immer ausgestrichen aus dem Zeitenverlaufe. Ähnlich ist es mit unserem Ich. Unser Ich ist für das gewöhnliche Bewusstsein eigentlich dadurch bemerkbar, dass es für das Bewusstsein nicht da ist; es ist schon da, aber für das Bewusstsein ist es nicht da. Es fehlt einem etwas an der Stelle, und daher sieht man das Ich. Es ist wirklich so, wie wenn man eine weiße Wand hat und eine Stelle nicht mit Weiß bestrichen hat; dann sieht man das Schwarze. Und so sieht man als das Ausgelöschte eigentlich unser Ich im gewöhnlichen Bewusstsein. Und so ist es auch während des Wachens: Das Ich ist eigentlich zunächst immer schlafend; aber es scheint durch als Schlafendes durch die Gedanken, die Vorstellungen und durch die Gefühle, und daher wird das Ich auch im gewöhnlichen Bewusstsein wahrgenommen, das heißt, es wird vermeint, dass es wahrgenommen werde. Wir können also sagen: Unser Ich wird eigentlich zunächst nicht unmittelbar wahrgenommen.

Nun glaubt eine vorurteilsvolle Psychologie, Seelenlehre, dass dieses Ich eigentlich im Menschen drinnensitzt; da, wo seine Muskeln sind, sein Fleisch ist, seine Knochen sind und so weiter, da sei auch das Ich drinnen. Wenn man das Leben nur ein wenig überschauen würde, so würde man sehr bald wahrnehmen, dass es nicht so ist. Aber es ist schwer, eine solche Überlegung heute vor die Menschen hinzubringen. Ich habe es im Jahre 1911 schon versucht in meinem Vortrage auf dem Philosophenkongress in Bologna. Aber diesen Vortrag hat ja bis heute keiner noch verstanden. Ich habe da versucht zu zeigen, wie es eigentlich mit dem Ich ist. Dieses Ich liegt eigentlich in jeder Wahrnehmung, das liegt eigentlich in alldem, was Eindruck auf uns macht. Nicht da drinnen in meinem Fleische und in meinen Knochen liegt das Ich, sondern in demjenigen, was ich durch meine Augen wahrnehmen kann. Wenn Sie irgendwo eine rote Blume sehen: in Ihrem Ich, in Ihrem ganzen Erleben, das Sie ja haben, indem Sie an das Rot hingegeben sind, können Sie ja das Rot von der Blume nicht trennen. Mit alldem haben Sie ja zugleich das Ich gegeben, das Ich ist ja verbunden mit Ihrem Seeleninhalt. Aber Ihr Seeleninhalt, der ist doch nicht in Ihren Knochen! Ihren Seeleninhalt, den breiten Sie doch aus im ganzen Raume. Also dieses Ich, das ist noch weniger als die Luft in Ihnen, die Sie eben einatmen, noch weniger als die Luft, die vorher in Ihnen war. Dieses Ich ist ja verbunden mit jeder Wahrnehmung und mit alldem, was eigentlich im Grunde genommen außer Ihnen ist. Es betätigt sich nur im Inneren, weil es aus dem Wahrnehmen die Kräfte hineinschickt. Und ferner ist das Ich noch verbunden mit etwas anderem: Sie brauchen nur zu gehen, das heißt, Ihren Willen zu entwickeln. Da allerdings geht Ihr Ich mit, beziehungsweise das Ich nimmt an der Bewegung teil, und ob Sie langsam schleichen, ob Sie laufen, ob Sie im Kiebitzschritt sich bewegen oder irgendwie sich drehen und dergleichen, ob Sie tanzen oder springen, das Ich macht alles das mit. Alles was an Betätigung von Ihnen ausgeht, macht das Ich mit. Aber das ist ja auch nicht in Ihnen. Denken Sie, es nimmt Sie doch mit. Wenn Sie einen Reigen tanzen – glauben Sie, der Reigen ist in Ihnen? Der hätte ja gar nicht Platz in Ihnen! Wie hätte der Platz? Aber das Ich ist dabei, das Ich macht den Reigen mit. Also in Ihren Wahrnehmungen und in Ihrer Betätigung, da sitzt das Ich. Aber das ist eigentlich gar nie in Ihnen im vollen Sinne des Wortes, etwa so, wie Ihr Magen in Ihnen ist, sondern das ist eigentlich immer etwas, dieses Ich, was im Grunde außerhalb Ihrer ist. Es ist ebenso außerhalb des Kopfes, wie es außerhalb der Beine ist, nur dass es im Gehen sich sehr stark beteiligt an den Bewegungen, welche die Beine machen. Das Ich ist wirklich sehr stark beteiligt an der Bewegung, welche die Beine machen. Der Kopf aber, der ist an dem Ich weniger beteiligt.»

Otto Wolff

Nerv und Muskel. Biochemische Grundlagen zum Verständnis ihrer Funktion

Es gehört zum Prinzip der Spezialisierung, dass von einem gewissen Maß des Erreichten und einer gewissen Zeit an die Grundfragen nicht mehr diskutiert werden, sondern diese in der gängigen Interpretation als «allgemein anerkannt» vorausgesetzt werden. Ein Beispiel hierfür ist die Nervenfunktion.

Rudolf Steiner schrieb 1917, dass «Anatomie und Physiologie zu der Erkenntnis kommen müssen, dass sie die Nerventätigkeit nur durch eine *Methode der Ausschließung* finden können» und «dass die wahrhaftige Nerventätigkeit überhaupt nicht Gegenstand der physiologischen Sinnesbeobachtung sein kann.» Dies war schon damals ketzerisch; umso mehr muss dies heute so erscheinen, da eine kaum noch übersehbare Fülle von experimentellen Befunden das Gegenteil zu beweisen scheint. Aufgabe dieses Beitrages ist es nicht, zu zeigen, inwieweit die Experimente anders gedeutet werden können, sondern an die Grundfragen der Nervenfunktion unbefangen und neu heranzugehen und gerade die einfachen Grundphänomene neu zu betrachten. Ein erweitertes Verständnis der Grundlagen und der Experimente wird sich daraus ergeben.

1. Die Funktionen der grauen und weißen Nervensubstanz

Die Hauptmasse der Nervensubstanz ist beim Menschen im Kopfbereich als Gehirn lokalisiert. Dort befinden sich auch im Wesentlichen die Fern-Sinnesorgane. Diese funktionelle Einheit kann man als Nerven-Sinnes-System bezeichnen. Hierbei dient das Auge dem Sehen, das Ohr dem Hören usw. Bis in die Substanz hinein muss das Sinnesorgan spezifisch für die entsprechende Funktion gebaut sein. Beim Auge ist dies offensichtlich, weshalb dieses als Beispiel dargestellt sei, um daran das Bauprinzip des Nerven-Sinnes-Systems zu verdeutlichen.

Das brechende Medium muss transparent für das Licht sein. Dies wird dadurch erreicht, dass die vorderen Anteile des Auges – Glaskörper, Linse und Hornhaut – eine fast kristalline Struktur annehmen. Das heißt aber zugleich, dass das Leben sich aus ihnen zurückzieht. Leben findet im Organismus aber seinen deutlichsten Ausdruck im Blut. Deshalb darf dieses gerade nicht in den transparenten Organteilen auftreten. Die vitalen Zentren jedes Lebewesens sind nicht transparent. Dies hängt mit folgender Tatsache zusammen:

1. Licht kann in eine Substanz eintreten, von ihr aufgenommen und festgehalten werden und somit *in* der Substanz wirken, z.B. als das sich im Wachstum entfaltende Leben. Dann wird *Licht zu Leben transformiert* und in spezifische Substanzen eingebettet (Kohlenhydrate, Eiweiß, Fett), wirkt also in diesem *Leben* weiter. Dieser Vorgang ist an einen lebendigen Organismus, wie ihn die Pflanze darstellt, gebunden (Chlorophyll, Fotosynthese). Werden diese Sub-

stanzen verbrannt, so kann das Licht in der Flamme als solches wieder in Erscheinung treten.

2. Eine zweite Möglichkeit, auf Licht zu reagieren, ist die Umwandlung in *Wärme*, ein Vorgang, der in allen toten Stoffen erfolgt, im idealen Sinne durch einen schwarzen Körper, der das Licht nahezu vollständig aufnimmt und in Wärme umwandelt.

3. Eine dritte Möglichkeit ist das Abweisen des Lichtes durch eine spezielle Substanz, die *Reflexion* durch einen Spiegel.

4. Eine vierte Möglichkeit, mit Licht umzugehen, ist die *Transparenz*. In diesem Falle ist die Substanz durch das Licht so gestaltet, dass sie ihm keinen Widerstand bietet, durchlässig ist. Dies ist nur dadurch möglich, dass eine innere Verwandtschaft, ja Gleichsinnigkeit besteht zwischen dieser Substanz und der betreffenden Kraft. Die transparente Substanz bricht das Licht, d.h. lenkt oder handhabt es – ohne es wesentlich zu verändern. Dies ist das gegenteilige Verhalten zu der lebendigen Substanz, die das Licht «schluckt», festhält und verändert, d.h. in Leben umwandelt.

In früheren Zeiten nannte man diejenigen Substanzen, die die unwägbaren Qualitäten, die Imponderabilien, wie das Licht oder auch das Leben, festhalten und bewahren, «sulfurisch», dagegen Substanzen, die durchlässig sind für Imponderabilien, «salinisch». Denn im Schwefel bzw. Salz hatte man Prototypen polarer Substanzen in ihrem Verhalten gegenüber einwirkenden Kräften erkannt. Nur eine sulfurische Substanz kann Träger des Lebens sein, während eine salinische als solche tot ist, z.B. Salz, Quarzkristalle, «reines» Wasser u.a. In diesem Sinne wäre die lebendige Substanz sulfurischer Natur, dagegen die transparente Substanz salinischer Natur.

Das brechende Medium des Auges ist tatsächlich nahezu, wenn auch nicht vollständig, kristallin-«tot» mit einem entsprechenden minimalen Stoffwechsel. Dem steht unvermittelt im Hintergrund des Auges eine Blutfülle mit hohem Stoffwechsel entgegen (Aderhaut, Zellenanteil der Netzhaut). Dieser verhindert einerseits das vollständige Absterben des vorderen Augenanteiles, andererseits wird durch ihn der aktive Prozess der Wahrnehmung erst ermöglicht. Dies geschieht dadurch, dass durch die Lebensvorgänge des Blutstromes Geist und Seele so im Auge rege werden, dass der optische Sinneseindruck aktiv ergriffen werden kann. Dadurch wird das passive Glotzen, Stieren, Starren, wie der Sprachgebrauch die Differenzierung klar erfasst, zum Schauen, Blicken, Betrachten, die ohne einen aktiven seelischen Prozess nicht möglich sind.

Dasselbe gilt für Ohr und Gehirn: Die Intentionalität ermöglicht erst die Wirklichkeit der Sinneswahrnehmung. Dieses Bauprinzip findet sich in allen bewussten Sinnesorganen und ist die Grundlage für deren Funktion: Voraussetzung für die eigentliche Sinnestätigkeit ist ein dem Medium angepasster nahezu physikalischer Apparat, der fast abgestorben sein muss, um die Wirkungen der Außenwelt aufnehmen zu können, die sich auf diese Weise in den Organismus fortsetzen. Dies ist für das Licht das brechende Medium des Auges, in dem die Gesetze der Optik herrschen; für den Ton ist es entsprechend das schwingende Medium Luft und das Wasser des Ohres, in dem Akustik wirkt. Substantiell geschieht gerade in diesen Teilen bei der Sinnestätigkeit nichts: weder die Substanz des Glaskörpers noch die Endolymphe des Ohres werden durch den Seh- bzw. Hörvorgang chemisch verändert. Gerade dadurch ermöglichen sie den Eintritt der Sinnesqualitäten in den Organismus. Dieser verarbeitet aktiv die Sinneseindrücke (Lichtbrechung, Schwingung), indem er sie mit dem Blutpol zusammenbringt. Erst durch dieses Zusammenwirken kommt die Wahrnehmung über den Nerv im Gehirn zum Bewusstsein.

Über diesen heute weitgehend erforschten Sachverhalt einer afferenten Vermittlung der Sinneseindrücke wird einer efferenten Tätigkeit innerhalb der Sinnesorgane keine Beachtung geschenkt, obwohl die Phänomene weitgehend bekannt sind: Das oben geschilderte aktive Ergreifen der Sinneseindrücke, das zum Erkennen notwendig ist, was eine Ich-Aktivität erfordert, kann so gesteigert werden, dass Ich und Astralleib aus dem Auge austreten und sich ganz mit dem gesehenen Gegenstand verbinden, ja, diesen merklich berühren. Es gibt durchaus Menschen, die es ohne Blickkontakt wahrnehmen können, wenn sie von jemandem fixiert werden. In der griechischen Zeit bezeichnete das Wort *derkesthai* «durchdringend blicken», auch etwa «Feuer aus den Augen sprühen» und wurde z.B. für den Blick der Schlange benutzt, der lähmend, tötend empfunden wurde. Und bei Plato besteht das Sehen darin, dass eine Art Feuer vom Auge zu den Gegenständen hingeht. In jedem Fall wurde damit eine höchst gesteigerte Aktivität des Wirkens durch den Blick erfasst.

Diese Intentionalität ist auch beim Hörvorgang zu beobachten: Von zwei verschiedenen, gleichlauten Schallquellen kann man sich auf die eine so konzentrieren, dass die andere unterdrückt wird, d.h. es ist von dem Ich des Hörenden abhängig, zu welcher Schallquelle es sich hinbegibt.

Dasselbe polare Bauprinzip der Sinnesorgane liegt auch dem Gehirn zugrunde: Die *weiße* Substanz ist ebenso nahezu leblos wie etwa der Glaskörper. Auch bei der eigentlichen Funktion geschieht substantiell-chemisch kaum etwas. Ionenverschiebungen bei der Depolarisation, auf die unten eingegangen wird, sind in diesem Sinne keine Lebensäußerungen wie etwa die strukturellen Stoffwechselveränderungen oxydativer Prozesse. Dementsprechend ist die weiße Substanz analog dem brechenden Medium des Auges. Was dort mit dem Licht geschieht, geschieht hier mit dem Bewusstsein. *So wie das Auge transparent ist für das Licht, ist die weiße Substanz durchlässig für den Gedanken*, die Äußerung des Geistes. Dem Brechen des Lichts entspricht das «Brechen» der Gedankeninhalte, was eine besondere Art des Denkens ausmacht. Dies ist nur in Verbindung mit einer Substanz möglich, die den Gedanken *frei* walten lässt, aber nicht festhält, wie es im Stoffwechselbereich für die Imponderabilien geschildert wurde. Deshalb kann nur die weiße Substanz Grundlage für eine bestimmte Art des Denkens, nämlich das leibgebundene, logische Denken sein. Die Einzelheiten hierzu sollen im Folgenden dargestellt werden, ebenso das Korrelat für andere Denknotwendigkeiten wie den Willen, ohne den ein wirkliches Denken nicht möglich ist.

Das Gehirn ermöglicht zwar das Bewusstwerden der Gedanken, jedoch erst, nachdem es durch diese für eben diese Aufgabe durchgestaltet worden ist. Insbesondere ist hierbei die sinnhafte Struktur der Sprache wirksam, was der Muttersprache eine besondere Bedeutung gibt. Im Grunde genommen gilt dies für jedes Organ, indem dieses erst aufgebaut werden muss, um dann für die betreffende Funktion reif zu werden. Entscheidend ist, dass es dem Wesen nach dieselben Kräfte sind, die ein Organ erst aufbauen und dann benutzen. Das ist wiederum am deutlichsten beim Auge und liegt dem Ausspruch Goethes zugrunde (Einleitung zum Entwurf einer Farbenlehre):

> Wär nicht das Auge sonnenhaft,
> Wie könnten wir das Licht erblicken?
> Lebt nicht in uns des Gottes eigne Kraft,
> Wie könnt uns Göttliches entzücken?

In anderer Fassung: «Das Auge hat sein Dasein dem Licht zu danken. Aus gleichgültigen tierischen Hilfsorganen ruft sich das Licht ein Organ hervor, das seinesgleichen werde, und so bildet sich das Auge am Lichte fürs Licht, damit das innere Licht dem äußeren entgegentrete» (Didaktischer Teil der Farbenlehre; Einleitung).

Wie historisch nachgewiesen werden konnte, handelt es sich beim Erfassen dieser Bildungsimpulse um ein altes Menschheitswissen, das sich zumindest bis in die Goethezeit lebendig erhalten hat. Schon bei Plotin (205–270 n.Chr.) findet sich der Satz: «Nie hätte das Auge die Sonne gesehen, wenn es nicht sonnenhafter Natur wäre» (vgl. Weniger 1917).

Jedes Organ ist spezifisch aus einem Impuls für eben denselben aufgebaut. So verkümmert mit der Zeit die Augenbildung bei dauernder Dunkelheit, wie dies die Höhlenfische zeigen, bei denen schließlich die Augenhöhlen leer bleiben und die ganze Augenausbildung unterbleibt. Ja selbst im Laufe eines Lebens ist zu beobachten, dass z.B. Kinder mitunter nur ein Auge benützen. In diesem Falle bleibt das andere Auge unterentwickelt (Amblyopie). Auch im Tierversuch konnte gezeigt werden, dass ein Auge, das während der Entwicklungszeit abgedeckt wird, später nicht mehr funktionsfähig wird. In Abwandlung des Goethe'schen Ausspruches könnte man sagen:

Wär nicht das Hirn gedankenhaft,
Wie könnten wir Gedanken fassen?

Im Einzelnen heißt dies für das Zentral-Nervensystem, dass bald nach der Geburt zwar die Anzahl der Nervenzellen erst einmal festliegt, nicht jedoch ihre Ausgestaltung, also Myelinisierung, die beim Menschen durch die ersten Jahre hindurch als Reifung stattfindet.

Es handelt sich dabei also um eine Ausbildung der weißen

Substanz, der substantiellen Einlagerung von Lipiden (Phospholipide, Cerebroside u.a.). Diese sind zwar organische Substanzen, aber in einer solch erstarrten, hochspezialisierten Form, wie sie sonst nicht im Organismus angetroffen wird. So enthalten die Sphingomyeline, die ihren Namen aus dem Vorkommen in den Myelinscheiden, also der weißen Substanz der Nerven haben, besonders häufig die gesättigte C_{24}-Fettsäure Lignocerinsäure sowie die Nervonsäure mit einer Doppelbindung, ebenfalls eine C_{24}-Fettsäure. Der Hauptbestandteil der Fette überhaupt sind die Fettsäuren mit der Kettenlänge C_{18} (Stearinsäure) und C_{16} (Palmitinsäure). Diesen gegenüber besitzen die erstgenannten Fettsäuren des Nervensystems einen höheren Schmelzpunkt, sind reaktionsträger und nähern sich schon den Wachsen, in denen man Fettsäuren der Kettenlängen C_{26} bis C_{32} findet. Diese sind so weit erstarrt, dass sie vom Stoffwechsel von Säugetier und Mensch nicht mehr verarbeitet werden können. Außerdem ist die weiße Substanz wesentlich mineralreicher, d.h. salinischer als die graue.

Eine Analyse der mineralischen Substanzen des menschlichen Gehirns zeigt folgende Unterschiede (aus Polonovski 1951, S. 325; Gramm je 1000g frisches Gewebe):

	graue Substanz	weiße Substanz
Wasser	815	700
Chlor	1,15	1,55
Phosphor	2,50	4,25
Natrium	1,10	2,15
Calcium	0,093	0,140
Magnesium	0,204	0,407
Kalium	2,90	2,75

Gewiss sind solche Befunde mit Abweichungen behaftet, doch besteht kein Zweifel an der stärkeren Mineralisierung der weißen Substanz – mit Ausnahme des Kaliums, dessen Beziehung zum Wasser und zur intrazellulären Flüssigkeit, d.h. zum Ätherleib, offensichtlich ist. Sein Gegenspieler Natrium ist Ausdruck astralischen Wirkens und des Bewusstseins (Husemann/Wolff, Bd. 2 S. 401; Bd. 3 S. 16, 64, 181).

Durch diesen Aufbau wird die weiße Nervensubstanz zu ihrer Aufgabe geeignet, lebendige, fluktuierende Vorstellungen einzuengen, sie abzulähmen und bis zur «Kristallklarheit» von Definitionen «zu Ende zu führen». Dieser physiologische Vorgang liegt der Logik zugrunde, die somit gehirngebunden ist, genauer, auf der weißen Substanz basiert. Auf diese Weise wird der ursprünglich lebendige Vorstellungsinhalt (Steiner 1917, S. 30) abgelähmt, vergleichsweise tot, indem er durch die zwar organische, aber «mineralisch» gewordene Substanz tingiert wird und so zur festen Vorstellung erstarrt. Dadurch erhält die Logik den zwingenden Charakter, wie er der physischen Welt eignet. Es ist das gegenständliche Denken, das kausale Zusammenhänge erfasst, sich aber auch begrenzt und eine gewisse Passivität zeigt. Selbst Attribute wie «geschliffen, scharf, klar» zur Charakterisierung dieses Denkens entstammen dem richtigen Empfinden der Wesensgleichheit mit der mineralisch-kristallinen Welt. Daher ist dieses Denken vornehmlich zum Erfassen der toten Welt in der Physik und ihrer Anwendung in der Technik geeignet und hierfür notwendig. Diese sind Ausdruck der starken Verbindung des Menschen über das Gehirn mit den Gegebenheiten der physischen Erde. Die Überschätzung dieser Denkqualität, gerade durch die Erfolge auf den anorganischen Gebieten, ist kennzeichnend für unsere Zivilisation. Man übersieht dabei andere Denkqualitäten und deren physiologische Grundlagen.

Die *graue* Substanz kann mit ihrem intensiven zellulären Stoffwechsel niemals Grundlage für das logische Denken sein, wie dies zumeist heute angenommen wird. Ihre Aufgabe ist ähnlich der des Augenhintergrundes, nämlich zunächst über den Neuriten die so leicht absterbende weiße Nervensubstanz mit Leben zu versorgen. Dies geschieht durch spezielles Eiweiß, das durch Zellorganellen (Ribosomen, Ergastoplasma, Nissl-Schollen) gebildet wird. Dieser eindeutige Aufbaustoffwechsel der grauen Substanz bildet zwar lebendige Substanz, doch kann sein Leben natürlich nicht dem Nervensystem selbst entstammen, sondern vorzüglich dem Blute bzw. den Stoffwechselorganen, vor allem der Leber. Deshalb muss die graue Substanz außerordentlich stark durchblutet sein. Schon dadurch wird die bewusste Denktätigkeit an diesem Ort ausgeschlossen. Verfolgt man den dort stattfindenden Stoffwechsel, so ist an dem hohen Sauerstoffverbrauch, der mit ca. 20 % des gesamten Sauerstoffverbrauches an der Spitze aller Organe steht, abzulesen, dass dieser oxydativer, also – summarisch gesprochen – abbauender Natur ist. Leben strömt zwar durch das Blut in die graue Substanz des Gehirns, kann sich jedoch nicht als Leben äußern, z.B. in Zellwachstum, Substanzneubildung u.a. Die Nervenzelle ist ja gerade dadurch gekennzeichnet, dass sie meist nicht mehr teilungsfähig ist und schlechteste Regeneration aufweist. Ihr fehlen also alle Kennzeichen eines aktuell wirksamen Lebens. Dieses wird lediglich in Form des erwähnten hochspezifischen Eiweißes über das Axon an die weiße Substanz weitergegeben. Der aufsteigende Lebensstrom, die Ätherkräfte, kommen dort, bzw. beim Übergang in die weiße Substanz, somit in eine Erstarrung, einen Absterbeprozess. Damit ist für sie die Grundlage zu einer Metamorphose gegeben: Die

Lebenskräfte werden in *Bewusstseinskräfte* umgewandelt. Der *Gedanke* ist also dem Wesen nach *metamorphosiertes Leben*. Dieses aber entstammt dem Licht, das im Gedanken in anderer Form in Erscheinung tritt. Licht, Leben und Gedanke sind wesensgleich und werden in der lebendigen Welt metamorphosiert (Husemann/Wolff Bd. 1, Kap. Erkenntnis als Leben im Licht). In moderner geisteswissenschaftlicher Terminologie: Ätherkräfte werden in der weißen Substanz aus der organischen Gebundenheit befreit und stehen dem Astralleib und Ich zur freien Verfügung.

Der Astralleib als Träger des Tagesbewusstseins wirkt im Bereich des Nerven-Sinnes-Systems stets abbauend; ja, Bewusstsein kann sich nur auf Grundlage abbauender Vorgänge entfalten. Auf diesen fundamentalen Zusammenhang hat Rudolf Steiner oft hingewiesen (Steiner/Wegman 1925), ebenso Carl Fortlage, der ihn schon fünfzig Jahre vorher, 1869, erfasst hatte.

Der Abbau des Lebens, der letztlich in der weißen Substanz stattfindet, ist also die Grundlage für das Bewusstsein. Die frei werdenden Ätherkräfte können aber vom Ich aus verschieden benutzt werden, was die Qualität des Denkens ausmacht. Dabei ist das logische Denken notwendigerweise an die mineralisierte Struktur der weißen Substanz gebunden. Wegen der ernährenden Funktion der grauen Substanz ist eine isolierte, etwa experimentelle Funktionsprüfung der weißen Substanz natürlich nicht möglich. Die graue Substanz hat nicht nur die Aufgabe, die weiße am Leben zu erhalten (gerade weil dieses nur gering ist), sondern ermöglicht vor allem geradezu den gegenteiligen Impuls, der auch im Denken lebt: Wirkliches Denken bedarf der Erkraftung durch den Willen, um schöpferisch zu sein, was eine Anstrengung, einen aktiven Prozess erfordert, der über das Gegebene hinausgeht, indem wirklich Neues konzipiert wird – im Gegensatz zu «neuen» computerhaften Kombinationen. Diese Tätigkeit ist reinster Ausdruck des geistigen Impulses des Ich, das seinerseits im Blut lebt. Dies ist ein Willensimpuls, der sich über das Blut auf das Denken erstreckt und als Stoffwechselprozess über die graue Substanz zur Wirksamkeit kommt. Dadurch wird die Logik nicht etwa aufgehoben, sondern ergänzt.

Die mehr passive, zwingende, logische Seite des Denkens benötigt die weiße Hirnsubstanz als Korrelat; die aktive, kreative Seite, in der sich der Wille im Denken äußert, benötigt die mehr auf der «Blutseite» stehende graue Zellensubstanz des Gehirns. Das wirklich umfassende Denken stützt sich auf beide Elemente. Das durch Schulung zu erwerbende leibfreie Denken benötigt aber im Vorlauf und anschließend die nur durch die Gehirnbindung zu erwerbende Fähigkeit der Logik.

2. *Ursprung und Grundlage der Bewegung*

Verfolgt man den skizzierten Gedanken weiter, dass das Auge durchlässig für das Licht, das Ohr für den Ton, das Gehirn für den Gedanken ist, so ergibt sich, dass die Voraussetzung für diese Transparenz der salinische Zustand der Substanz ist. So wie jede Sinnesqualität ein bis in die Substanz hinein adäquat gebildetes Organ aus salinischer Substanz benötigt, ergibt sich für den physiologischen Bewegungsimpuls, dass dieser ebenso ein adäquates Organ nötig hat. Offensichtlich ist dies der *Muskel*, dessen spezifische Aufgabe es ist, Bewegung zu ermöglichen. Bereits ohne nähere Kenntnisse seines Aufbaues kann man deshalb voraussetzen, dass seine Substanz prinzipiell anderer Natur sein muss als die der

Sinnesorgane. Für die letzteren wurde schon ausgeführt, dass die Transparenz für die jeweilige Qualität erst ihre Funktion ermöglicht. Wäre der Muskel auch so gebaut, so würde der Bewegungsimpuls genau so hindurchgehen wie das Licht durch das Auge, und wir würden den Impuls wahrnehmen, ohne dass etwas geschieht, d.h. ohne dass sich der Muskel bewegt. Damit die Kontraktion aber geschieht, muss der Bewegungsimpuls im Muskel selbst zur Wirksamkeit und Umwandlung kommen, darf also gerade nicht unverändert hindurchgehen. Der Bewegungsimpuls wird durch die Muskelsubstanz festgehalten. Diese Art von Substanz wurde oben sulfurisch genannt. Dies lässt sich bis in die Einzelheiten verfolgen, was hier nur in Kürze dargestellt werden kann (ausführlicher bei Husemann/Wolff Bd. 3, S. 130: Die Blutbewegung).

Ein toter Gegenstand kann nur durch eine vis a tergo bewegt werden. Bei Pflanzen gibt es zwar Bewegungen, z.B. Blattbewegungen im Tagesrhythmus oder auch kurzzeitige, doch handelt es sich dabei um Vorgänge der vorherigen Quellung und momentanen Entquellung (Mimose, Venusfliegenfalle), was prinzipiell etwas anderes ist als die Bewegung bei Mensch und Tier. Nur bei diesen gibt es eine aktive Bewegung aus seelischem Impuls. Deren Leibessubstanz ist vornehmlich Eiweiß, die der Pflanze vorwiegend Kohlenhydrate. Kontraktilität ist aber eine allgemeine Eigenschaft des Protoplasmas, d.h. des Eiweißanteiles, denn Eiweiß gehört vorwiegend ebenso wie aktive Beweglichkeit zu Mensch und Tier. Deren gemeinsames Wesensglied, das die lebendige Grundlage zum spezifischen Träger aktiver Bewegung macht, ist der Astralleib, die Grundlage des Seelenlebens. Also kann auch nur ein beseelter Organismus aktiv beweglich sein. Hierzu bedarf es des Eiweißes, das allerdings auch Träger des Lebens ist.

Es war ein uraltes Menschheitswissen, das auf das unmittelbare Erlebnis gegründet war, dass die Grundlage für das biologische Leben das Wasser ist, physische Grundlage für das seelische Leben hingegen Luft. Dieser Zusammenhang, der durch die anthroposophische Geisteswissenschaft bis in alle Einzelheiten durchschaut werden kann, lässt sich kurz so darstellen:

Geist	Ich	Wärme
Seele	Astralleib	Luft
Leben	Ätherleib	Wasser
Tod	Phys. Leib	Erde

Schon äußerlich gesehen, ist die Atmung besonders stark von seelischem Erleben geprägt. Aber auch innerlich ist dieser Zusammenhang zu finden:

Die Luft besteht zu 4/5 aus Stickstoff, der in dieser Form natürlich unlebendig ist. Er kann sich aber mit lebendiger Substanz so verbinden, dass sie dadurch zu Eiweiß wird. Deshalb kann man den Eiweißgehalt anhand des Stickstoffgehaltes durch Multiplikation mit dem Faktor 6,25 bestimmen. Daraus wird auch deutlich: Durch den Stickstoffanteil des Eiweißes wirken astralisch-seelische Impulse. Diese können im aufbauenden Sinne wirken, z.B. über Aminosäuren. Durch reduktive Decarboxylierung werden daraus jedoch die biogenen Amine und Katecholamine, durch die immer abbauende Impulse wirksam werden, die zugleich in verschieden abgestufter Weise mit Bewusstseinsprozessen verbunden sind, denn diese können sich nur in abbauenden Vorgängen manifestieren. Weitere Beispiele hierfür sind an anderer Stelle ausgeführt (Husemann/Wolff Bd. 2, S. 205ff).

Im Übrigen wurde in früherer Zeit unmittelbar empfunden, dass gerade das Fleisch (lat. *caro, carnis*) die Substanz ist, mit der sich das geistig-seelische Wesen des Menschen verbindet, was dem Wort *Inkarnation* zugrunde liegt. Fleisch ist gewiss auch Leber, Herz, Lunge und anderes Eiweiß, in denen Seele und Geist in verschiedener Weise leben.

Der Muskel ist also der spezifische Ort, in dem sich der von der Seele ausgehende Bewegungsimpuls manifestiert. Er selbst ist für diesen ebenso aufnahmefähig wie das Auge für das Licht, das Ohr für den Ton usw. Jedes Organ ist zwar spezifisch für den betreffenden Impuls gebaut, jedoch verhalten sich Sinnesorgane und Muskel zu den Impulsen polar, eben wie Idee und Bewegung.

Zur Aufnahme dieses Bewegungsimpulses ist nur das spezifische Eiweiß des Muskels fähig, nicht aber eine Substanz wie z.B. der Glaskörper des Auges oder die Nervensubstanz. Diese wurden dem Bau nach als transparent, salinisch geschildert und dienen deshalb der selbstlosen Leitung. Die charakteristische Nervensubstanz sind die praktisch stickstoff-freien Lipide, gerade nicht Eiweiß. Aber nur dieses in spezifischer Abwandlung ist zur Aufnahme des Bewegungsimpulses geeignet. Der *adäquate Ort zur Aufnahme des Bewegungsimpulses* und dessen Wirksamkeit ist also der *Muskel, nicht der Nerv!* In diesem Sinne ist der Muskel selbst nicht nur Ausführungsorgan, sondern auch *Aufnahmeorgan* für den Bewegungs- und Willensimpuls. Nach Bau und Substanz können dies weder Gehirn noch Nerv sein.

So wie die salinische Nervensubstanz die physiologische Grundlage für die Vorstellung ist, so bedarf der Wille einer sulfurischen Substanz, denn nur diese ist in der Lage, Imponderabilien in sich wirken zu lassen. Eine Grundlage hierfür ist das Leber-Galle-System (Husemann/Wolff Bd. III, Kap. Leber). Ein spezieller Willens-Stoffwechsel-Impuls liegt der Bewegung zugrunde. Diese darf aber nicht

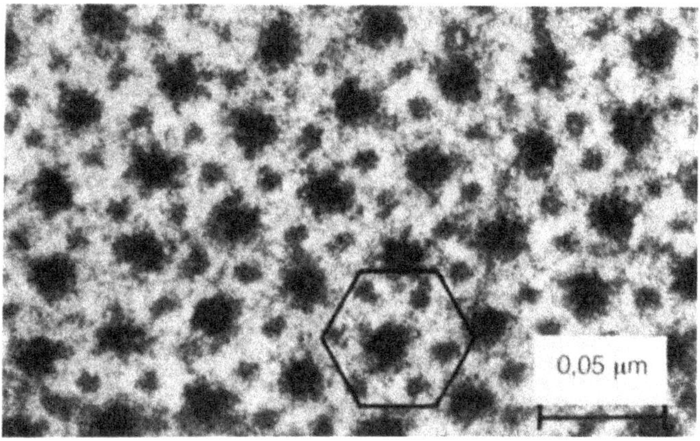

Querschnitt durch eine Myofibrille in Höhe des A-Streifens mit Überlappung der Actin- und Myosinfilamente. Die dickeren Myosinfilamente sind jeweils von sechs Actinfilamenten umgeben (hexagonales Muster, M. gastrocnemius, Ratte). (Aus Forssmann 1980)

planlos, chaotisch erfolgen, sondern bedarf einer Führung, Koordination, mit anderen Worten einer Vorstellung der Bewegungsgestalt, die mit dem Muskel verbunden werden muss, sodass der Willensimpuls Gestalt bekommt. – Gewiss geht der Bewegung eine Vorstellung von ihr voraus, doch kann diese weder Urspung noch Träger des Willensimpulses sein. Auch eine noch so intensive Vorstellung führt noch nicht zur Tat. Dazu bedarf es eines Willensimpulses, und dieser kann nicht am Nerven ansetzen, sondern nur direkt am Stoffwechsel, was durch den geschilderten Aufbau von Nerv und Muskel gegeben ist.

Dies lässt sich bis in die Feinstruktur und Funktion des Muskels zeigen: Es ist sicher kein Zufall, dass an der Stelle der Überlappung von Actin und Myosin (siehe Abbildung), also am Ort der eigentlichen Kontraktion ein deutliches hexagonales Muster auftritt, in dem die dickeren Myosinfilamente jeweils von sechs Actinfilamenten umgeben sind.

Dies ist eine Struktur, die einen Hinweis auf ein Bildungsprinzip gibt, das mit der Sechszahl verbunden ist. Nimmt man die Zahlen als Ausdruck eines wirkenden Realen, wie dies Bindel (1958) dargestellt hat, so zeigt die Sechszahl das Wirken von Lichtkräften an (Schneeflocke, Bienenwabe). Die Wirkung geht über die Fläche, in der sich z.B. die Sechsecke anordnen lassen im Gegensatz zu Fünfecken. Eine besondere Form der Flächenvergrößerung ist die feinste Auffaserung in der Spitzenbildung, Haarbildung, die eine immense Vergrößerung der Oberfläche darstellen. Fläche bzw. Oberfläche dienen der Aufnahme ätherischer bzw. imponderabler Qualitäten.

So finden sich diese Prinzipien in den Sinnesorganen: Im Auge sind die Linsenfasern sechsseitig-prismatisch strukturiert als Ausdruck wirkender Lichtkräfte. Im Cortischen Organ des Ohres sind die eigentlichen Rezeptorzellen Haarzellen, die also eine riesige Oberfläche bilden. Das Gleiche ist bei den Riechhärchen der Nasenschleimhaut der Fall.

Die substantielle Grundlage für diese Sechszahl bildet in der organischen Substanz der Kohlenstoff, im anorganischen Bereich der Kiesel, dessen Bedeutung als Bildungs- und Formprinzip erst in letzter Zeit gefunden wurde (Voronkov et al. 1975).

Die genannte Feinstruktur bildet die Grundlage zur Aufnahme der Sinnesqualitäten, somit der Sinnesorgane, und ermöglicht die Wahrnehmung. Dies ist nicht nur in den ganz bewussten Sinnesorganen wie Auge und Ohr der Fall, sondern auch hier im Muskel, der in diesem Sinne ein *Wahrnehmungsorgan für den Bewegungsimpuls* ist. Die Grundlage für diesen Wahrnehmungsvorgang ist die hexagonale

Anordnung der Actinsubstanz. Hier, am eigentlichen Ort der Kontraktion, ist also die *direkte Eintrittstelle des Bewegungsimpulses*, der sich über das T- und L-System in das Zellinnere fortsetzt. Innerhalb des sarkoplasmatischen Reticulums befindet sich um die einzelnen Myofibrillen ein longitudinales oder L-System und ein transversales T-System, das aus schlauchförmigen Einstülpungen des inneren Sarkolemm besteht. Dadurch werden am L-System die dort gespeicherten Calcium-Ionen freigesetzt. Diese aktivieren die Myosin-ATP-ase (siehe S. 109), wodurch die chemische Energie zur Bildung des Actin-Myosinkomplexes, also dem Aneinander-Vorbeigleiten von Actin- und Myosinfäden frei wird, was die Kontraktion ausmacht.

Notwendigerweise ist hier *Calcium* beteiligt, das Träger astralischer Impulse im Stoffwechsel ist, was an anderer Stelle ausführlich dargestellt ist (Husemann/Wolff Bd. 2, S. 395 u. Bd. 3, S. 181). Es sei hier nur erwähnt, dass Calcium die Phagocytose der Leukocyten steigert und die Bewegung der Tentakeln der Meerestiere, z.B. der Medusen, verstärkt. Das Gleiche gilt für die Wirkung von Calcium am isolierten Herzen. Diese Wirkungen geschehen ohne Vermittlung des Nervensystems. Es besteht vielmehr ein direkter Zusammenhang von Kontraktilität und tierhafter Bewegung, wobei das Calcium den astralischen Bewegungsimpuls vermittelt, aber nicht ausführt; dies ist Sache spezifischer stickstoffhaltiger Substanzen. Im Übrigen ist Calcium der Antagonist zu Magnesium, das später noch erwähnt wird. Letzteres gehört dem Wesen nach zur Pflanzenwelt (Chlorophyll) und ist Vermittler der Licht- und Ätherkräfte. Deshalb ist es bei höheren Organismen in der aufbauenden Seite zu finden. Dort bildet es die Vorgabe zum Wirken des Calciums, das schon mengenmäßig zu Tier und Mensch gehört. Dieses ist Träger astralischen Wirkens im Stoffwechsel. Magnesium und Calcium haben als Erdkalimetalle keine enge Beziehung zum Wasser, ja sind den Verhältnissen dort übergeordnet, was sich an ihrer Bedeutung an den Zellmembranen zeigt. Im Wasser wirken, wie schon erwähnt, Kalium als Vermittler des Ätherleibes und Natrium als Träger astralischer und Bewusstseinsimpulse.

Bei der Nervenfunktion spielen Überträgerstoffe an den Synapsen eine notwendige Rolle. Diese sind je nach Lokalisation verschieden: In den afferenten Nervenaxonen findet man einen besonders hohen Gehalt an *Acetylcholin*. Dieses wirkt auch als Überträgersubstanz an den Nervenendigungen des parasympathischen (cholinergen) Nervensystems. Auf die neuromuskulären Endplatten wirkt es noch in Mengen von 10^{-13} erregend. Diese Reaktion *löst* die *Depolarisationswelle aus*, also die Änderung der Natrium- und Kaliumkonzentration an der Nervenmembran: Im erregten Abschnitt einer Nervenfaser kommt es zu einem kurzfristigen Einstrom von Natriumionen in die Nervenzelle und einem entsprechenden Austritt von Kalium. Dabei kehrt sich das elektrische Potential kurzfristig um. Innerhalb von 0,1 msec wird das Acetylcholin jedoch durch die Acetylcholinesterase abgebaut und inaktiviert. Danach wird das ursprüngliche K/Na-Verhältnis aktiv wieder hergestellt.

Dieses Verhältnis ist Ausdruck der am Bewegungsvorgang beteiligten Wesensglieder. Kalium ist ja ein Instrument und Wirkungsort des Ätherleibes, Natrium des Astralleibes. Die physiologische Bewegung geht beim Menschen vom Ich aus, dessen physisches Instrument der Phosphor ist; sie geht über den Astralleib, der substantiell im Stickstoff wirkt und zur Wirkung im Stoffwechsel das Calcium benötigt. Auch Natrium ist ein Träger astralischer Impulse, hat jedoch bereits mit dem Bewusstsein zu tun, was den Menschen früherer Zeiten unmittelbares Erlebnis war (*Sal* lat. heißt nicht nur Salz, sondern auch scharfer Verstand, «Witz»). Natrium gehört zur bewussten Wahrnehmungs- und Vorstellungsseite, während die unbewusste Stoffwechsel- und Willensseite des Astralleibes Calcium benötigt. Dieser vom Ich (Phosphor) über den Astralleib (Stickstoff, Calcium, Natrium) gehende Impuls wirkt im Muskel auf den Ätherleib, dessen Träger im mineralischen Bereich Kalium und Magnesium sind. Diese sind deshalb auf der aufbauenden (K) bzw. relaxierenden (Mg) Seite zu finden.

Früher nahm man an, dass der Nervenimpuls direkt den Muskel reizt. Das ist jedoch nicht der Fall. Der Aktionsstrom kommt vielmehr in der motorischen Endplatte zu Ende und ist nicht die unmittelbare Ursache der Kontraktion. Vielmehr wird hier Acetylcholin freigesetzt. Wird z.B. eine geringe Menge davon in den Muskel injiziert, so kommt es zu einer Kontraktion und Aktionspotentialen. Und zwar entspricht diese Kontraktion viel mehr der physiologischen Bewegung als eine Zuckung durch elektrischen Strom. Es handelt sich um einen kurzen sogenannten asynchronen Tetanus, wie man ihn sonst nur nach wiederholten bestimmten elektrischen Reizungen des motorischen Nerven erreichen kann.* An solchen Stellen wie der motorischen Endplatte findet die Berührung eines immateriellen Impulses mit Substanzen statt, einer Vorstellung (Nerven-Sinnes-System) mit dem Stoffwechselsystem (Wille). Entsprechendes liegt in jeder endokrinen Drüse vor. Beispielsweise bildet der Astralleib in einem seiner Organe, der Schilddrüse, «sein» Hormon Thyroxin, um in den Stoffwechsel substantiell eingreifen zu können. Dazu bedarf es einer spezifischen Substanz, eines Botenstoffes, wie früher die Hormone genannt wurden. Das

* Nicht zu verwechseln mit dem glatten Tetanus durch wiederholte, schnell aufeinander folgende Reize.

Gleiche gilt für alle Organe, auch für den Muskel. Nur dieser ist der Ort mit den spezifischen Substanzen, die vom Ätherleib aufgebaut werden: Glykogen als ätherische Reserve und die dem Ich (Phosphor) und Astralleib (Stickstoff) zugänglichen Substanzen wie Kreatin, Adenin u.a. Erst durch diese kann die Willensäußerung physisch werden.

Acetylcholin zeigt durch seinen Aufbau seine Eignung als Überträgersubstanz. Es handelt sich um eine Verbindung zwischen der sehr starken Base Cholin und der Essigsäure. Alkalische Reaktion deutet immer auf ätherisches Wirken, saure auf astralisches. So zeigt der Muskel in Ruhe eher eine alkalische Reaktion, die durch Tätigkeit ins Saure verschoben wird (Milchsäurebildung). Hier liegt also ein organisches Ineinanderüberführen dieser Wesensglieder vor, was ermöglicht wird durch den Stickstoffanteil (Astralleib) im basischen Bereich (Ätherleib).

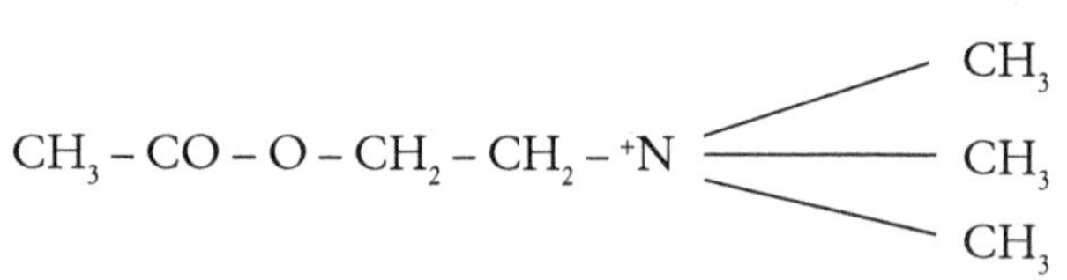

Acetylcholin

Im Zentralnervensystem spielen andere Überträgerstoffe eine Rolle wie Dopamin, Serotonin, Histamin und γ-Aminobuttersäure. Es handelt sich dabei ausnahmslos um biogene Amine (siehe oben), die Träger spezifischer astralischer Impulse sind und deshalb eine erregend-abbauende Wirkung haben. Ihre Spezifität lässt sich bis in Einzelheiten verfolgen, was jedoch unser Thema überschreitet (siehe Husemann/Wolff Bd. 2 und Wolff 2013).

Eine *spezifische Muskelerregbarkeit* ist seit den Untersuchungen von A. v. Haller (1753) zwar bekannt, doch wird ihr wenig Beachtung geschenkt. Dabei handelt es sich nicht etwa um einen direkt am Muskel ansetzenden elektrischen Reiz, sondern um chemische Einwirkung. Wird der Muskel einer Ammoniak-, Calciumsalz- oder Karbolsäure-Lösung ausgesetzt, so reagiert er mit Kontraktion. Dieselben Substanzen bewirken, an den motorischen Nerven herangebracht, keine Kontraktion des Muskels. – Dieser Befund wird aus der Natur dieser Substanzen verständlich, wenn man in ihnen Instrumente des Astralleibes sieht, welchem ja die Kontraktion obliegt. Ammoniak ist sozusagen die einfachste noch halborganische Stickstoffverbindung (NH_3) und damit Träger astralischer Impulse (siehe das oben über Stickstoff und Acetylcholin Gesagte). Die Rolle des Calciums bei der Kontraktion ist allgemein bekannt. Wie oben dargestellt, vermittelt es astralische Impulse innerhalb des Stoffwechsels. Beim Muskel ist der Gegenspieler des Calcium das Kalium, was man an einem einfachen Versuch am Herzmuskel zeigen kann: Taucht man diesen in eine Kalium-Lösung, so bleibt das Herz in Diastole stehen, d.h. die Kontraktion unterbleibt; in Calcium-Lösung bleibt es in Systole stehen. Magnesium ist zwar für den Kontraktionsvorgang auch nötig; ein genaueres Studium zeigt jedoch, dass seine eigentliche Wirkung nicht auf Seiten der Kontraktions*auslösung* liegt, sondern im Zur-Verfügung-Stellen der Grundlage für die ATP-Wirksamkeit als der Energiezugabe. Wenn auch z.B. Actin durch Calcium und Magnesium aktivierbar ist, Myosin aber durch Magnesium gehemmt wird, so ist doch die summarische Wirkung von Magnesium relaxierend; es ist ein Instrument des aufbauenden Ätherleibes, wirkt aber eine Stufe «höher» als Kalium, diesem übergeordnet. Karbolsäure schließlich, obwohl nicht unbedingt eine Säure, zeigt allein schon durch die Ringbildung den astralischen Charakter; auch seine starke antibakterielle Wirkung deutet darauf hin. – Diese kurzen Andeutungen sind nicht als «Beweis» gemeint, sondern als Hilfen, dem Wesen der Sache näher zu kommen.

Alle bei der Kontraktion direkt beteiligten Substanzen sind nicht nur stickstoffhaltig, sondern geradezu Konzentrate von Stickstoff. Ihre Besonderheit ist der *relative Mangel an Sauerstoff.* In den Aminosäuren liegen die vier konstituierenden Eiweißelemente C, O, H, N in Harmonie vor. Nimmt der Sauerstoff relativ ab, so besteht zumindest die Tendenz, dass Kohlenstoff und Stickstoff – bildhaft gesprochen – zu nahe zusammenrücken, wodurch eine Bildung zum Cyan (H-CN, Cyan-Wasserstoffsäure, Blausäure) hin erfolgt. Dieses wäre natürlich ein tödliches Gift, dessen Entstehung verhindert wird. Dennoch besteht die *Tendenz* der Giftbildung, die eine physiologische Notwendigkeit ist im Sinne einer Zerstörung, eines Abbaus, und zwar für die Bewegung, wie dies geschildert wurde.

«In diesem Moment zwischen dem Entstehen und dem sogleich Aufgelöstwerden der Cyansäureverbindungen ergreift der Wille das Muskelsystem. Im Paralysieren dieses Prozesses liegt die Möglichkeit für den Willen einzugreifen, sodass der Mensch sich bewegen kann» (Steiner 1923). Das «Aufgelöstwerden der Cyansäureverbindungen», ihr «Paralysieren», geschieht im Organismus durch den Eisenprozess, der zugleich im Galle-Impuls wirkt, womit die Grundlage der Aktivität verbunden ist. Diese greift über den Eisen-Cyan-Prozess direkt in den Stoffwechsel des Muskels ein, was Rudolf Steiner als eine magische Wirkung bezeichnete (lc.). Bis in die Chemie lässt sich verfolgen, dass Eisen geradezu spezifisch das Cyan entgiftet, also die leicht «vergiftende» Wirkung, die zur Kontraktionsauslösung nötig ist, wieder aufhebt. «Die gesunde Bewegung ist eine angefangene Lähmung, die sogleich in ihrem Anfange wieder aufgehoben wird» (Steiner/Wegman 1925, 2. Kap.). Grundlage hierfür können nur Substanzen sein, die gleichsam präformiert Cyan enthalten, vor allem Kreatin, aber auch Adenin und andere.

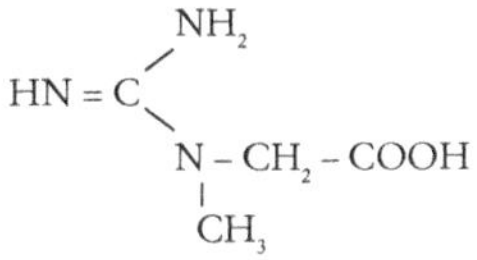

Kreatin

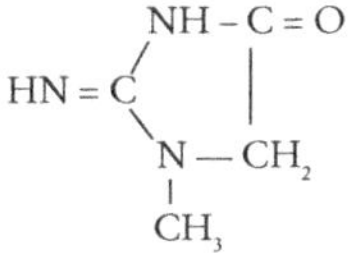

Kreatinin

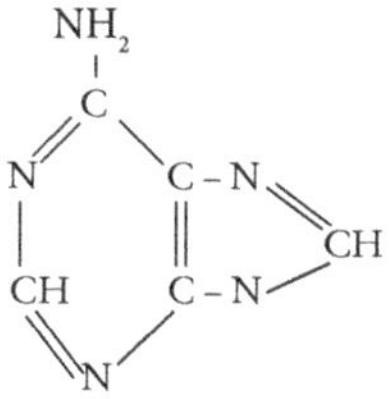

Adenin

Kreatin kann man geradezu als Prototyp präformierten Cyans ansprechen, indem sämtliche Liganden des zentralen C-Atoms mit N verbunden sind. Im Muskel liegt es als Kreatinphosphat vor, das in spontaner Reaktion, also nicht enzymatisch vermittelt, zu Kreatinin abgebaut wird, das über die Niere ausgeschieden wird, wobei charakteristisch ist, dass bei dem Abbau ein H_2O verloren geht. Kreatin ist aufs Engste mit dem Phosphorstoffwechsel, der Bildung von ATP, verbunden und damit dem Energiehaushalt, also der Bildung eines rasch verfügbaren Potentials, das erst die Bewegung ermöglicht. – Es besteht kein Zweifel, dass bei der Muskelkontraktion *Phosphor* eine entscheidende Rolle spielt, indem ATP die eigentliche Aktionssubstanz ist. Diese wird dabei zu ADP und anorganischem Phosphat gespalten, wobei Magnesium und Calcium benötigt werden. Wesentlich zum Verständnis dieser Befunde ist die Einsicht, dass Phosphor Träger des Ich-Impulses ist. Mit anderen Worten, das Ich des Menschen greift über den Phosphor *direkt* in den Stoffwechsel ein (nicht über den Nerv) und ist so im Willen

(Leber-Galle-System) und der Bewegung (Muskel) tätig.

Adenin kann über die Bindung mit Ribose drei Anteile Phosphorsäure aufnehmen und wird dadurch zum universalen «Energiespeicher» ATP (Adenosin-Tri-Phosphorsäure).

Die zur Bewegung benötigten Substanzen müssen zwar die präformierte Cyan-Struktur besitzen, aber nicht jede Substanz mit diesem Kennzeichen dient der Bewegung. Wohl aber ist diese Grundstruktur immer mit dem Wirken des Astralleibes verbunden, das vielfältig modifiziert ist, z.B. in der Harnsäure oder in milderer Form in den biogenen Aminen, die deutlich den Abbau und die damit zusammenhängenden Bewusstseinsvorgänge zeigen (Husemann/Wolff Bd. 2, Kap. Biochemie).

Dagegen zeigt *Carnosin*, das sich in der quergestreiften Muskulatur der Säugetiere findet (Name!), schon durch seinen Dipeptid-Charakter, dass es eher eine typische Muskelaminosäure ist und auf der *Aufbauseite*, der Grundlagenbildung steht.

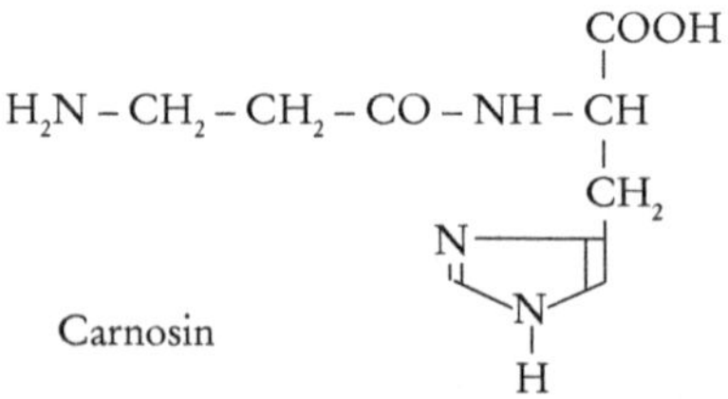

Carnosin

Die Ausführung der vorgestellten Tat erfordert als Grundlage ein Stoffwechselgeschehen, wie dies als Grundlage im Leber-Galle-System vorliegt. Sowohl die *Aufnahme wie die Ausführung des Bewegungsimpulses geschieht im Muskel.* Für Muskel und Nerv gilt: In Ruhe besteht ein hohes Potential, das sich beim Nerv in einem Ionen-Ungleichgewicht von K^+/Na^+ äußert. Beim Muskel findet sich ein hoher ATP-Spiegel und ein hoher Kreatin-Phosphatgehalt. Dieses Potential, die Konzentration von Kräften, ist Ausdruck der aufbauenden Tätigkeit des Ätherleibes. Daher das Glykogen sowie der intrazelluläre Kalium-Reichtum und die alkalische Reaktion. Greift der Astralleib als Bewegungsimpuls hier ein, so sinken das Potential und der pH-Wert ab als Ausdruck der abbauenden Tätigkeit des Astralleibes. Der ruhende Muskel zeigt ein pH von 7,3, der ermüdete von etwa 6,5. Als Vermittler werden hierbei Acetylcholin benötigt und, um im Stoffwechsel wirksam werden zu können, Calcium. ATP wird zu ADP abgebaut, wodurch die nötige Energie frei wird. Diese entstammt dem vorhandenen Potential, d.h. dem Ätherleib. Astralleib und Ich haben «nur» auslösende Funktion. Deshalb ist der Wille immer auf ein vorhandenes Substrat, die Muskelkraft angewiesen. Vergleichsweise entspricht der Muskel in Ruhe einer gespannten Feder, die durch einen Auslöser in Funktion tritt. Die Auslösung beim Muskel geschieht auf die geschilderte Weise, durch Ich und Astralleib, indem über den Nervenimpuls die Bewegungsgestalt vorgestellt wird. Diese wird durch den Muskel wahrgenommen und in ihm direkt der Willensimpuls realisiert.

Der Wille kann nicht aus dem Nervensystem hervorgehen und somit auch nicht über den Nerv den Muskel erreichen, was sich aus dem geschilderten Bauprinzip der beiden Organe ergibt. Der Wille als solcher ist eine undifferenzierte Kraft, zunächst ziellos, ungelenkt, ja unbewusst, ein «dunkler Drang» (Goethe, *Faust*). Das Ziel wird ihm gegeben durch die Klarheit des Bewusstseins, die Vorstellung. Rudolf Steiner (1911) weist auf diese Zusammenhänge hin: «Dass der Wille nicht eigentlich wachsam ist, davon kann sich jeder überzeugen, der acht gibt, wie ein Willensimpuls zustande kommt. Man muss erst einen Gedanken, eine Vorstellung haben, dann erst dringt der Wille aus der Tiefe der Seele herauf. Der Gedanke ruft Willensimpulse auf. Wenn der Mensch wacht, so wacht er nicht im Willen; er wacht im Gedanken.»

Die Regeneration (Repolarisierung, Aufbau der ATP) obliegt dem Ätherleib. Diese Vorgänge werden heute völlig mechanisiert z.B. als «Ionenpumpe» beschrieben, wobei der Sachverhalt gewiss stimmt. Es ist jedoch grotesk und der materialistischen Denkweise zuzuschreiben, dass man annimmt, die beteiligten Substanzen würden dies alles «von allein» tun. Substanzen sind stets differenzierte Instrumente der Wesensglieder, die sich jener bedienen, um physisch wirksam werden zu können.

Die Kontraktion beruht also auf einem Absinken des Potentials, d.h. einem Umwandeln gespeicherter ätherischer Kräfte im Muskel, die nun mechanisch wirksam werden. Löst sich der Ätherleib vollständig aus dem Physischen heraus, so tritt der Tod ein mit der nachfolgenden letzten Kontraktion, der Totenstarre; dabei sinkt das Potential endgültig und irreversibel ab.

3. Nervenreiz und Kontraktion

Den Darstellungen scheint zu widersprechen, dass jede Reizung (elektrisch, mechanisch, thermisch) eines «motorischen» Nerven eine muskuläre Kontraktion bewirkt, was mehr oder weniger der Ausgangspunkt der Theorie der Verursachung der Bewegung vom Gehirn aus ist. Dass auf diesem Wege eine Kontraktion ausgelöst werden kann, ist eine Tatsache. Aus ihr ergibt sich jedoch keineswegs, dass dies auch der Weg ist, auf dem der Wille eingreift, und so die physiologische Bewegung zustande kommt. Welches der physiologische Ursprungsort und damit Angriffspunkt des Bewegungsimpulses ist, kann sich nur aus Bau und Funktion der betreffenden Organe ergeben. Nerv und Muskel sind in Bezug auf ihren Bau und ihre Funktion polar. Nach den obigen Darstellungen kommt als Grundlage für das Vorstellen nur der Nerv, genauer, die weiße Substanz als Aufnahmeorgan in Frage – für den Bewegungs- und Willensimpuls nur der Muskel. Dieser selbst ist der Ansatzpunkt der willkürlichen Bewegung.

Dennoch ist es unter bestimmten Bedingungen auch möglich, dass vom Gehirn aus eine Muskelkontraktion veranlasst wird. Dieser *Ausnahmezustand* ist zur *Grundlage der experimentellen Nervenphysiologie* geworden. Man muss bei den Versuchen mit Nerv-Muskel-Präparaten berücksichtigen, dass man damit wohl Einzelheiten studieren kann, dass man damit aber immer nur «Zuckungen» erreichen kann. Bewegung ist aber keine einfache Summation von Zuckungen! Nicht nur kontrahiert sich ein Muskel niemals allein, sondern immer ein Areal von Muskeln, eine funktionelle Gruppe, die zur Bewegungsgestalt nötig ist, und innerhalb des Muskels finden auch zugleich wechselnd Kontraktionen und Regenerationen einzelner Muskelfasern statt. Allerdings können Reizimpulse z.B. einen epileptischen Anfall auslösen. Dies sind in jedem Falle pathologische, zumindest aber unphysiologische Erscheinungen. Beim epileptischen Anfall geht tatsächlich eine Entladung vom Gehirn aus (Krampfpotentiale). Ein genaues Studium des Krankheitsprozesses zeigt jedoch, dass ihm pathologische Stoffwechselvorgänge zugrunde liegen, bzw. im Sinne einer Stauung vorangehen, die vom Gehirn nicht bewältigt werden und von dort als Reizung die unkoordinierte und damit pathologische Bewegung, den generalisierten Krampf, auslösen, der mit dem Willensimpuls der willkürlichen Bewegung nichts zu tun hat. Schließlich ist bei jedem Menschen durch geeignete Stromstöße (Elektroschock) ein epileptischer Anfall auslösbar, doch sind diese pathologischen bzw. künstlichen Vorgänge ungeeignet, etwas über die Natur und den Ursprung der physiologischen Bewegung auszusagen.

Ein Krampf, ja jede Zuckung ist immer eine pathologische Erscheinung, bei der zu konstatieren ist, dass die Dynamik vom Nervensystem ausgeht; denn die Tendenz, die dem Nerven-Sinnes-System zugrunde liegt, ist Zusammenziehung, deren Steigerung der Krampf ist. Auch bei natürlichen oder künstlichen Senkungen des Calcium-Spiegels kommt es zu tetanischen, d.h. krampfartigen Zuständen. Dem Astralleib fehlt sein Instrument im Stoffwechsel, das Calcium, deshalb versucht er über das Nervensystem einzugreifen, was zwar möglich ist, aber zur pathologischen Bewegung führt, zum Krampf. Der Zustand kann auch vom Nervensystem ausgehen bei «nervöser Übererregbarkeit». Dann kommt es z.B. zum Zittern und Zucken, also ebenfalls unkoordinierten, pathologischen Bewegungen. Die physiologische, willkürliche Kontraktion des Muskels ist aber kein mäßiger, schwächerer Krampf, sondern prinzipiell etwas völlig anderes, was versucht wurde darzustellen.

Zur koordinierten Bewegung gehört aber auch deren Vorstellung, Wahrnehmung und Beherrschung. Diese sind vom *Bewusstsein* abhängig. Nicht jeder Bewegungsimpuls kommt voll zum Bewusstsein. Beim Lernen ist dies noch nötig. Später jedoch läuft dieselbe Bewegung «gekonnt» ab, «automatisch», wie man der mechanistischen Denkweise entsprechend sagt. Die gekonnte Bewegung ist in tiefere Schichten des Bewusstseins abgesunken, ist *Fähigkeit* geworden, genauer, sie geschieht zwischen Ätherleib und Astralleib. Das Ich hat sich zurückgezogen und benutzt den gebahnten Vorgang, um Höheres auszudrücken. Erst dadurch, dass z.B. der Pianist *nicht* mehr an den Fingersatz denkt, wird das Spielen eines schnellen Laufes auf seinem Instrument überhaupt möglich. Ja selbst beim schnellen Treppenlaufen ist dies der Fall. Alle diese Bewegungen werden durch das eingreifende Bewusstsein gerade gehemmt. Dieses ist nun zu anderer Tätigkeit frei geworden. – Auf diesem Wege ist der tiefste Punkt, der dem Bewusstsein sogar fast gänzlich entzogen ist, der *Reflex*. Der Bewegungsvorgang muss also durchaus nicht immer bis zum hellen, durch das Gehirn vermittelten Bewusstsein vordringen.

Das Nerv-Muskel-Präparat, das ausersehen wurde, das Zustandekommen der Bewegung zu «erklären», aber eigentlich einen pathologischen Vorgang darstellt, hatte Auswirkungen bis in die Psychologie: Es war naheliegend, in dem Reiz eines Nerven die Ursache einer Wirkung (Bewegung) zu sehen. Das Ergebnis wäre ein automatenhaftes Handeln, ausgelöst durch einen Nervenreiz, z.B. Sinneseindruck. Tatsächlich liegt dieses Reflexdenken dem Behaviorismus zugrunde. Diese Denkart schließt eine Eigeninitiative, d.h. den Menschen als subjektiv handelnde Persönlichkeit aus. Es ist deshalb von größter Wichtigkeit zu sehen, dass der Ausgangspunkt für diese Entwicklung ein pathologischer Prozess ist. Tatsächlich kann dieser auch eintreten – auf niedrigster Ebene als Reflex, auf höherer Ebene als unkontrollierte Handlung, ausgelöst durch unverarbeitete Sinneseindrücke (z.B. Reklame) – doch ist die bewusste, ich-hafte Handlung kein irgendwie gearteter Reflex, vom Nervensystem ausgehend, der als Ursache wirkt, sondern geschieht auf den geschilderten anderen Wegen.

An dieser Stelle ist es nötig zu erkennen, dass die Muskelbewegung selbst als Willensimpuls ein Instrument ist; es dient beim Tier natürlich der Bewegung, aber auch der seelischen Äußerung von Freude und Schmerz etwa im Schrei oder Schnurren usw. All dies findet sich beim Menschen auch, jedoch ist die menschliche Bewegungsgestalt Ausdruck des Ich und dem astralischen Geschehen übergeordnet.

4. Zusammenfassung

Die eigentliche Gehirnfunktion, das leibgebundene *Denken*, geschieht in der *weißen* Substanz des Gehirns, die dem gegenständlichen, logischen Denken dient, das durch die Berührung mit dieser Substanz seine Eigenart erhält. – Der *Wille* bedarf zu seiner Wirksamkeit bestimmter Stoffwechselvorgänge. Im Bewusstsein der Grenzen und Mängel eines Schemas seien die Substanzbezüge in ihrer Polarität zusammengefasst:

Gedanke	*Wille*
Nervensystem	Stoffwechselsystem
Sal-Prozess	Sulfur-Prozess
Außenwelt	Innenwelt
Begreifen, Vorstellen	Bewegung
CO_2; O_2	CN
Si	Ca

Der Schlüssel zum Verständnis des Anfanges der Bewegung liegt im Muskel, nicht im Nerv. Durch Bau und Funktion ist nur der Muskel für die direkte Aufnahme des Bewegungsimpulses eingerichtet, der sich auf das Stoffwechselgeschehen im Muskel stützt. Bau und Funktion der Nerven und des Gehirns schließen ihre Rolle als Ausgangspunkt des Willensimpulses beim Zustandekommen der Bewegung aus; sie dienen der Vorstellung der Bewegungsgestalt, die vom Muskelsystem wahrgenommen wird.

Die «sensiblen» Nerven der Sinnesorgane (am Beispiel von Auge und Ohr dargestellt) leiten zwar afferent Sinnesimpulse vom Sinnesorgan zum Gehirn; jedoch verlaufen über sie auch efferente Impulse der Intentionalität. Im selben Sinne verlaufen über die «motorischen» Nerven efferente Vorstellungsimpulse – nicht jedoch Willensimpulse –, die vom Muskelsystem wahrgenommen werden. Jedoch gibt es auch afferente Willensimpulse, die zum Nervensystem geleitet werden und mehr oder weniger zum Bewusstsein kommen. Insofern sind beide Nerventypen «wesensgleich».

Die vom gereizten Nerven ausgelöste Kontraktion ist pathologischer Natur und entspricht nicht dem Zustandekommen der koordinierten Bewegung. Dieses Modell ist daher ungeeignet, Erkenntnis über das Zustandekommen der physiologischen Bewegung zu erbringen.

Literatur

Bindel, E. (1958): *Die geistigen Grundlagen der Zahlen*, Stuttgart ^{4}1977.

Forssmann, W. G. (1980): Muskelgewebe, in: A. Benninghoff und K. Goerttler: *Lehrbuch der Anatomie des Menschen*, Bd. 1, S. 188, München/Wien.

Fortlage, C. (1869): *Acht psychologische Vorträge*, Jena.

Haller, A. (1753): *De partibus corporis humani sensibilibus et irritabilibus*, Göttingen.

Husemann, Fr. und O. Wolff (1986): *Das Bild des Menschen als Grundlage der Heilkunst*, Bd. 1 (^{10}1991), Bd. 2 (^{3}1991), Bd. 3 (^{3}1986), Stuttgart.

Polonovski, M. (1951): *Medizinische Biochemie*, Berlin/Saulgau.

Steiner, R. (1917): *Von Seelenrätseln*, GA 21, Dornach 1983.

Steiner, R. (1923): Vortrag vom 16.10.1923, in: *Anregungen zur innerlichen Durchdringung des Lehr- und Erzieherberufes*, GA 302a, Dornach 1983.

Steiner, R. (1911): Vortrag vom 5.11.1911, in: *Das esoterische Christentum*, GA 130, Dornach 1977, S. 128.

Steiner, R. und I. Wegman (1925): *Grundlegendes für eine Erweiterung der Heilkunst*, GA 27, Dornach 1984.

Voronkov, M. G., G. J. Zelchan und E. Lukewitz (1975): *Silicium und das Leben*. Berlin.

Weniger, L. (1917): Wär nicht das Auge sonnenhaft, in: *Neue Jahrbücher für das klassische Altertum, Geschichte und Deutsche Literatur* 20: 238-253.

Wolff, O. (1998^{1}, 2013^{2}): *Grundlagen einer geisteswissenschaftlich erweiterten Biochemie*. Stuttgart.

Leendert F. C. Mees

Das Problem der motorischen Nerven und des sozialen Bewusstseins

1. Einführung

Wer heutzutage die Zeitung liest,* wird seine Sorge darüber aussprechen, dass die ganze Welt voller schmerzerregender Erscheinungen ist. Im Großen und Ganzen sind dabei zwei prinzipielle Probleme zu unterscheiden: dasjenige, was sich hauptsächlich im «Osten» abspielt – wobei dieser Osten schon in Europa anfängt –, und dasjenige, was sich in erster Stelle im Westen vorfindet, namentlich in Amerika. Das östliche Phänomen möchte ich beschreiben als das Problem der Ideologie. Wir haben es unter anderem zu tun mit all dem, was wir als Gegensätze im Mittleren Osten kennen, z.B. zwischen Muslimen, Christen und Juden, mit Problemen zwischen Muslimen untereinander (Schiiten und Sunniten), mit dem Problem der Sikhs in Indien, mit den Problemen des Marxismus in Russland usw. Im Westen dreht sich alles um die Probleme der Ökonomie: Dollarwert, Aktien- und Zinsprobleme, aber auch um alles, was mit

* Der Beitrag wurde vor dem Umbruch 1989/90 im Osten Europas geschrieben; eine erweiterte Fassung ist 1989 unter dem Titel *Wie sich der Mensch bewegt* im Verlag Die Pforte, Basel, erschienen.

Preisen, Gehältern und Arbeitslosigkeit zusammenhängt. Es ist bemerkenswert, dass in den «östlichen» Gebieten sich in hohem Maße die Neigung zur Intoleranz entwickelt hat, während im Westen die Menschheit, könnte man sagen, unter dem Druck der Konkurrenz seufzt. Eine nächste Folge dieser beiden Tendenzen ist, dass man im Osten der Diktatur begegnet, während man im Westen es mit einer maßlosen Verstärkung des Egoismus zu tun hat.

Selbstverständlich sind Osten und Westen hier nur als prinzipielle Gegensätze erwähnt. Man findet auch bei uns noch vielfältige Schwierigkeiten zwischen religiösen Strömungen, während es ebenso klar ist, dass der ganze Osten von den monetären Problemen des Westens nicht unberührt bleibt. Trotzdem meine ich, dass man diese Gegensätze als typisch betrachten kann.

Man fühlt zu gleicher Zeit, dass etwas fehlt, was ungeheuer nottut: eine Mitte, etwas, wo Ost und West nicht zusammenprallen, sondern einander begegnen. Dasjenige, was dabei an den Tag kommen könnte, wäre ein soziales Bewusstsein. Natürlich wird jedermann sagen, dass er ein solches anstrebt, aber gerade die obige Charakterisierung der großen Gegensätze, die ohne «Mitte» aneinandergrenzen, macht deutlich, dass sie dafür keinen Raum schaffen, weder in der Welt noch in der menschlichen Seele.

Im Westen möchte man ganz sicherlich ebenfalls zu sozialen Verhältnissen kommen, doch die finanziellen Probleme sind derart vordringlich und zwingend geworden, dass sich das Soziale sozusagen verflüchtigt. Im Osten dagegen findet das Umgekehrte statt. Keiner der russischen Führer hat je zugegeben, dass es in Russland eine Diktatur gibt. Er ist überzeugt vom Wert einer sozialistischen Gemeinschaft, vergisst aber, dass man diese nicht vorschreiben kann. Sie muss entstehen können.

Rudolf Steiner hat diese Probleme sehr oft besprochen und von vielen Seiten aus betrachtet. Ebenso oft aber hat er sie in Verbindung gebracht mit einem Problemgebiet, auf das wohl keiner von selbst so bald gekommen wäre. Er hat das Entstehen einer sozialen Gemeinschaft abhängig gemacht von der Überwindung der Theorie der sensiblen und motorischen Nerven. Im Folgenden wollen wir uns mit diesem Problemfeld beschäftigen.

2. Das Rätsel der menschlichen Bewegung. Die allgemeine Auffassung

Manch einer wird einigermaßen überrascht sein zu hören, dass hier von einem Rätsel gesprochen wird. Man wird sagen, dass es natürlich unsere Muskeln sind, die unseren Leib bewegen. Muskeln können sich zusammenziehen, und sie sind mit unserem Skelett verbunden. Dasselbe ist tatsächlich fast ganz von Muskeln umgeben. Dadurch können wir, wenn wir unsere Muskeln anspannen, die Lage der Skelettteile zueinander verändern, d.h. wir können uns bewegen.

Die Frage, die daraus folgt, ist: Wie kommt dieses Zusammenziehen zustande? Schon vor vielen hundert Jahren hat man davon gesprochen, dass es sensible und motorische Nerven gebe. Die sensiblen verbinden unsere Sinnesorgane mit dem Gehirn (und dem Rückenmark). Sie heißen «afferent», d.h. «zum Gehirn hin». Durch die sogenannten motorischen Nerven werden, so sagt man, «Impulse» von Gehirn und Rückenmark zum Muskel geschickt. Wenn sie gereizt werden, verursachen sie die Zusammenziehung des Muskels. Da für komplizierte Bewegungen unzählbar viele Muskelfasern andauernd einen stärkeren oder schwächeren Impuls zum Zusammenziehen empfangen müssen, muss die Art und Zahl dieser Impulse unvorstellbar groß und variabel sein. Wenn ein Mensch eine Bewegung machen will, schickt er, nach dieser Theorie, vom Gehirn Impulse über die Nerven zu den Muskeln. Sie gehen vom Zentrum zur Peripherie, sind also «efferent».

Man hat immer nach Beispielen gesucht, um derartige Hypothesen durch Experimente zu prüfen. Es war nicht schwer, solche glaubhaft zu machen. Es genügte der Versuch mit einem aufgehängten Froschmuskel, der auf der anderen Seite mit einem beweglichen Hebel verbunden war. Wenn man den efferenten Nerv dieses Muskels auf die eine oder andere Weise reizte, sei es elektrisch, mittels Kneifen, durch Hitze oder andere Eingriffe, trat ein Muskelschock auf, und der Hebel wurde nach oben gezogen.

Hiermit versuchte man in ganz einfacher Art zu zeigen, wie Bewegungen entstehen. Das Sich-Heben des Hebels nannte man eine «elementare Bewegung». Man lernt bei den sogenannten Reflexuntersuchungen eine ähnliche Erscheinung kennen. Der «Kniereflex» ist jedem bekannt: Wenn jemand seine Beine übereinanderschlägt, so dass das obere Bein lose baumelt, und man dann auf dessen Kniesehne (unterhalb der Kniescheibe) einen leichten Schlag gibt, «schießt» der Unterschenkel nach vorn.

Das Hinaufschnellen des Hebels, mit dem der Froschmuskel verbunden ist, wie auch das Nach-vorne-Schnellen des Unterschenkels bei dem Kniereflex werden also als solche elementare Bewegungen betrachtet. Alle Eigenbewegungen im normalen Leben von Mensch und Tier sollen auf diesem Prinzip beruhen, wenn auch zumeist ungemein komplizierter. Als Schlussfolgerung lässt sich aussprechen: Unsere Bewegungen werden demnach vom Gehirn dirigiert.

Der Mensch erscheint als eine «Marionette» seines Gehirns oder, wenn man will, seines Kopfes. Mehrere Physiologen, die ich fragte, ob sie mit dieser Auffassung einverstanden seien, haben dies ohne weiteres bejaht. – Ein anderes starkes Argument für diese «Theorie» ist, dass, wenn der «motorische» Nerv durchgeschnitten ist, der Muskel sich nicht mehr zusammenziehen kann. Dadurch ist dann keine Bewegung mehr möglich: Wir haben es mit einer Lähmung zu tun.

Zur Beschreibung der Wahrnehmung, die über die sensiblen Nerven geht, muss noch die Frage hinzugefügt werden: Wie werden die Eindrücke, die durch die Nerven zu unserem Gehirn geleitet werden, dort zum Inhalt unseres Seelenlebens? Hierauf konnte die Naturwissenschaft bis jetzt keine Antwort geben. Auch wenn man fragt, wo die Verbindung liegt zwischen unserem Seelenleben und den Impulsen, die vom Gehirn aus zu den Muskeln gehen, wenn wir uns bewegen, bleibt die Naturwissenschaft die Antwort schuldig. In frühen Modellen vom Menschen, wo sie einst den Menschen als Industriepalast zu veranschaulichen versuchten, sah man dann auch im Gehirn eine Anzahl Personen, vor Schreibmaschinen sitzend, die Tastatur bespielen, wodurch die unterschiedlichsten Bewegungsimpulse zu den Muskeln geschickt wurden. Die Personen nahmen in dieser Abbildung die Stelle der menschlichen Seele ein.

3. Die Darstellungen Rudolf Steiners

Am Anfang dieses Jahrhunderts hat Rudolf Steiner dazu drei überraschende Äußerungen vertreten, indem er sagte:

1. dass es keine motorischen Nerven gäbe, sondern dass alle Nerven sensibel seien,

2. dass die Nerven, die zu den Muskeln gehen (also die «motorischen»), es möglich machten, dass der Mensch seinen Bewegungs-Stoffwechsel dumpf wahrnehme.

Was aber vielleicht noch viel mehr Erstaunen hervorruft, ist, dass Rudolf Steiner hinzufügt:

3. dass, ohne eine Korrektur des bisherigen Irrtums, die Menschheit nicht in der Lage sein werde, wirkliche soziale Gemeinschaften zu gründen.

Es wird notwendig sein, diese drei Punkte genauer zu betrachten, auch um zu verstehen, wie man anfangs geneigt war, die Bemerkungen Rudolf Steiners zu interpretieren. Nach der geltenden Auffassung wird durch die motorischen Nerven ein Reiz, ein Impuls zum Muskel geschickt. Nach Rudolf Steiner soll man aber jetzt denken, dass ein Eindruck von dem Muskel zum Gehirn geleitet wird, so wie es ja bei den sensiblen Nerven von den Sinnesorganen her der Fall ist. Man soll sich also vorstellen, dass der «Strom» im efferenten Nerv in umgekehrter Richtung, also auch afferent gedacht werden muss. Ist dem so?

Den zweiten Punkt Rudolf Steiners wird man auf den ersten Blick so deuten müssen, dass der Mensch sich seiner Bewegungen dadurch bewusst ist, dass er erfährt, was sich in seinen Muskeln abspielt. Die Tatsache, dass, nachdem ein «motorischer» Nerv durchgeschnitten ist, der Muskel gelähmt ist, wäre also die Folge davon, dass man dann von seinen Bewegungen kein Bewusstsein mehr haben kann.

Ist das aber wahr? Sind wir uns wirklich unserer Bewegungen dadurch bewusst, dass wir merken, was sich in unseren Muskeln abspielt? Man wird vielleicht als Beispiel nehmen das Gefühl, das man hat, wenn man seine Muskeln beim Heben einer schweren Last anspannt. Man muss dabei aber nicht vergessen, dass diese Muskelspannung entsteht, weil man sich *nicht* frei bewegen kann! Wenn ich eine Mauer wegdrücken will, sind meine Muskeln aufs äußerste gespannt, doch es bewegt sich überhaupt nichts. Bei einer normalen, ungehinderten Bewegung sind wir uns eben gerade *nicht* dessen bewusst, was sich in unseren Muskeln abspielt!

Wodurch wissen wir, dass wir unsere Glieder bewegen? Wir können natürlich zum Beispiel sehen, dass wir uns bewegen. Um jedoch den eigentlichen Sitz dieser Wahrnehmung zu entdecken, muss man mit den Fingern einmal minimale Bewegungen machen. Ich habe dies oft von einem Vortragspublikum machen lassen und gefragt, wo man sich der Bewegung bewusst wird. Meistens dauerte es einige Zeit, bis plötzlich die Antwort kam: in unseren Gelenken. Gerade bei kleinen Fingerbewegungen kann man das sehr gut fühlen. Obgleich das, was sich rund um die Gelenke in den Sehnen, in den Kapseln, in der Haut usw. abspielt, selbstverständlich auch zum Bewusstwerden unserer Bewegungen beiträgt, können wir sagen, dass unsere Gelenke der bevorzugte Sitz sind von dem, was man den Bewegungssinn nennen kann.

Wie ist es nun mit der Behauptung, dass wir gelähmt sein würden, wenn wir uns unserer Bewegungen nicht mehr bewusst sind? Es gibt Rückenmarkskrankheiten, bei denen man diese Eindrücke aus den Gelenken nicht bekommen kann (z.B. Tabes dorsalis). Menschen, die an diesen Krankheiten leiden, spüren ihre Gelenke nicht. Sie können sich aber trotzdem bewegen. Dadurch, dass ihnen jenes Wahrnehmen fehlt, machen sie viel zu große, schlotternde Bewegungen, die sie andauernd mit den Augen, dem Tastsinn usw. kontrollieren müssen. In der Medizin spricht man hier von Ataxie und Dysmetrie. Hieraus folgt, dass wir, auch wenn wir selbst kein Bewusstsein von unseren Bewegungen haben, doch fähig sind, uns zu bewegen, also nicht wirklich gelähmt sind! Die Tatsache, dass wir, wie vorhin schon gesagt wurde, gelähmt sind, wenn der sogenannte motorische Nerv (den ich im Folgenden als Muskelnerv bezeichnen werde) durchgeschnitten ist, wird also nicht befriedigend erklärt dadurch, dass man sagt: Dann können wir unsere Bewegungen nicht mehr wahrnehmen! Es muss aber doch ausdrücklich darauf hingewiesen werden, dass es sich bis jetzt um eine bestimmte Interpretation der Mitteilungen Rudolf Steiners handelte. Man ging davon aus, dass motorische Nerven nur dann als sensibel bezeichnet werden können, wenn sie afferente Nerven in Bezug auf unser *Gehirn* sind.

Steiner fordert uns auf, mit der üblichen Vorstellung zu brechen, die davon ausgeht, dass unsere Muskeln durch sogenannte «motorische» Impulse von Nerven zur Kontraktion gebracht werden.

Seine These, es gäbe keine motorischen Nerven, soll hier der Ausgangspunkt einer neuen Betrachtung der menschlichen Bewegung sein. Es ist unsere Aufgabe, jetzt die Frage zu beantworten, wie die Muskeln dann wohl zur Kontraktion gebracht werden. Auf die eine oder andere Art muss doch eine Verbindung zwischen mir und meinen Muskeln bestehen.

Darüber sind verschiedene Gedanken geäußert worden. Es wurde zum Beispiel gesagt, dass die Verbindung der Seele, des «Ich», von dem letztlich der Bewegungsimpuls doch ausgehen muss, mit den Muskeln nicht über die Nerven, sondern über die Wärme gehe. Doch auch wenn wir davon ausgehen, dass wir unsere Muskeln durch das Medium der Wärme zur Kontraktion brächten, was haben wir dann gewonnen? Wir haben gesagt, dass der Mensch in der alten

Vorstellung eine Marionette seines zentralen Nervensystems sei. In dieser neuen Vorstellung ist er das aber genauso, nur müssen wir nun für Nervensystem das Wort «Wärme» gebrauchen. Ob wir aber dadurch viel weiter gekommen sind, ist die Frage. Wie die Kontraktion des Muskels dabei zustandekommt, ist dadurch noch nicht erklärt.

Man hat auch gesagt, dass die künstliche Reizung eines Nervs, um den Muskel zum Zusammenziehen zu bringen, etwas durchaus Unnatürliches sei, das im normalen Leben nicht vorkomme. Man hat sogar gesagt, dass der Strom sich nach zwei Seiten hin fortsetze, wenn man den Nerv elektrisch reize. Dabei hat man aber nur das Problem zur Seite geschoben. Wenn man nämlich mit noch so viel unnatürlichen Methoden den Nerven reizt, ändert sich nichts an der Frage: Warum zuckt der Muskel zusammen? Und außerdem: Wie weit hängt dies alles zusammen mit der Lösung der zwischenmenschlichen, sozialen Probleme? Wir haben einen neuen Quell zu suchen für die Ursache der Muskelkontraktion, wodurch unsere Bewegungen entstehen sollen.

4. *Bewegung und Empfindung im Tierreich*

Nun will ich versuchen, dieselben Fragestellungen auf neue Art zu betrachten. Wir können uns z.B. fragen: Wenn in einem halbdunklen Raum etwas irgendwo auf dem Boden liegt, wie kann ich wissen, ob es ein Tier ist? Sicherlich durch Berühren. Wenn es sich dann bewegt, schließt man zuerst einmal sogleich daraus, dass es ein Tier ist.

Warum bewegt sich das Tier? Wohl weil es etwas gemerkt hat. Wodurch weiß ich, dass es etwas gemerkt hat? Weil es sich bewegt. Nur das Wahrnehmen und das Bewegen des

Tieres kann ich unmittelbar nachfühlen und feststellen. Was sich aber zwischen dem Wahrnehmen und dem Bewegen des Tieres abspielt, entgeht mir. Oder vielleicht doch nicht ganz?

Wenn ich einem Hund auf seinen Schwanz trete, warum jault er dann auf? Beinahe jeder antwortet spontan: Weil es ihm weh tut. Dies besagt, dass wir uns in das, was ein Tier fühlt, doch bis zu einem gewissen Grade einfühlen können. Wir können aus diesem Einzelfall die allgemeine Erfahrung ableiten: Tierische Bewegungen sind immer mit einem Wahrnehmen, mit einem Spüren verknüpft. Man könnte hier von einem «Urphänomen des Tierischen» sprechen.

Nehmen wir an, dass wir im Garten mit einem Spaten unglücklicherweise einen Regenwurm durchschnitten haben. Beide Teile des Tieres fangen daraufhin an, sich heftig zu ringeln, besonders der hintere Teil. Warum winden sie sich? Wenn man sagen würde, weil der Wurm Schmerzen hat, muss ich darauf hinweisen, dass das Wort «Wurm» im Singular für den hinteren Teil nicht mehr gilt. Dieser ist nur ein Stückchen vom Wurm und noch dazu ohne Kopf. Trotzdem fühlt wohl jeder, dass man nicht sagen kann: Also hat es keine Empfindung. Das Gesetz, dass tierische Bewegungen immer mit Wahrnehmungen, also Empfindungen verbunden sind, gilt auch hier. Dass der Schmerz qualitativ der gleiche sei wie bei einem Hund, ist sicher nicht zu bejahen; doch ist es wohl berechtigt zu sagen, dass in dem abgetrennten Wurmstück «empfunden» wird, was auch für den vorderen Teil gilt.

In meinen Kinderjahren wurde Fisch noch vom Fischhändler auf der Straße verkauft. Auf seinem Wagen lagen immer auch lebendige Aale im Sand. Wir schauten als Kinder oft zu, wenn er von einem Aal nach einem geschickten Schnitt die Haut abzog und ihn dann in Stücke zerteilte. An jedem Stück sah man dann deutlich, wie es «zuckte». Woher dieses Zucken, dieses Zittern? Doch wohl, weil empfunden wurde. Dieses Zittern waren «letzte Zuckungen». Aus der Erfahrung, dass Tierbewegungen immer mit Empfindung verbunden sind, kann man schließen: Wie die Pflanze ein lebendiges Wesen ist und wie auch ein Teil einer Pflanze noch leben kann, so ist nicht nur ein ganzes Tier ein «empfindendes Wesen», sondern auch ein Teil eines Tieres hat, solange es noch nicht tot ist, «Empfindungen».

Die Beispiele Regenwurm und Aal können durch das Beispiel von dem Muskel, der sich zusammenzog, als wir ihn reizten, ergänzt werden. Warum zieht sich jeder Muskel zusammen? Wir haben es hier mit genau demselben Phänomen zu tun wie bei dem durchgeschnittenen Wurm und dem zerteilten Aal: Es wird wahrgenommen, es wird gespürt. Man hat es, wie gesagt, mit «letzten Zuckungen» zu tun! Von dem Augenblick an, wo wir das entdecken, ist die Zusammenziehung des Muskels die Reaktion auf eine Wahrnehmung. Wenn aber der Muskel wahrnimmt, dann ist der Muskelnerv ein sensibler Nerv, und zwar des Muskels, nicht von «uns». Diese Nerven sind tatsächlich afferent, aber in Beziehung zum Muskel! Es ist also überhaupt nicht wahr, dass es notwendig ist, den «Strom» im Nerv, wie ursprünglich gedacht wurde, in umgekehrter Richtung zu suchen. Wir stehen damit vor einer völlig neuen Situation. Wir werden sehen, wohin sie uns führt.

Einerseits bin ich ein Wesen, das mittels seiner sensiblen Nerven Wahrnehmungen hat; andererseits entdecke ich, dass in meinem Körper ein «Muskelmensch» lebt, der auch seine Nerven und Empfindungen hat, zu dem ich mit der bewussten Seite meines Wesens nur keinen Zugang habe! Die Zweiheit «selbstbewusstes Wesen» und «Muskelwesen» weist auf zwei Welten in mir: Ich bin selbst ein wahrnehmendes Wesen und besitze ein Muskelsystem mit gleichfalls eigener Wahrnehmung. Es gibt dann aber auch nur sensible Nerven! Durch die eine Sorte nehme ich wahr, durch die andere nimmt «mein Muskelmensch» wahr.

5. Deplatzieren und Bewegen

Wir müssen jetzt auf einen anderen Teil des beschriebenen Experimentes zurückkommen, wo man durch das Reizen eines Nerven einen Muskel zur Kontraktion brachte, nämlich auf den damit verbundenen Hebel, der emporgehoben wurde. Dieses Emporheben wurde als eine «elementare Bewegung» bezeichnet. Aber dieser Ausdruck beruht auf einer falschen Interpretation des Wahrgenommenen. Es ist nämlich nicht korrekt, wenn man sagt, dass der Hebel durch den Muskel nach oben *bewegt wird*. Er wird nach oben «gezuckt». Es ist irreführend, hier von einer echten menschlichen oder tierischen Bewegung zu sprechen. Es findet keine Bewegung im eigentlichen Sinn statt: Es handelt sich hier um eine *Deplatzierung*. Der Hebel wird durch den Muskel ruckartig, zuckend nach oben gezogen.

Beim Kniereflex wird auch von einer «elementaren Bewegung» gesprochen. Es ist wohl ohne weiteres deutlich, dass auch hier nur ein Deplatzieren stattfindet. Das eigentümliche Gefühl der Machtlosigkeit, das wir dabei erleben, weist gerade darauf hin, dass man nicht von einer geführten Bewegung sprechen kann.

Natürlich muss nun die Frage gestellt werden: Ist Deplatzieren und Bewegen denn nicht dasselbe? Keinesfalls. Etwas *wird* deplatziert, etwas bewegt *sich*. Das *Ergebnis* einer Bewegung kann man natürlich eine Deplatzierung nennen, aber deshalb ist eine Deplatzierung noch keine Bewegung! Was Bewegung dann wohl ist, möchte ich am folgenden Beispiel illustrieren.

Wenn wir auf einen Tisch einen Kreis zeichnen und irgendwo auf diese Kreislinie ein Steinchen legen und dann jemanden bitten, mit einem Hämmerchen dieses Steinchen genau entlang der Linie zu stoßen, wäre das möglich? Natürlich nicht. Durch einen Stoß mit einem Hämmerchen kann das Steinchen immer nur in einer geraden Linie verschoben werden. Macht man die Stöße auch noch so klein, man kann der Linie des Kreises doch nie exakt folgen. Die Verschiebungen bleiben immer geradlinig. Man hat hier im Bild das Gleiche vor sich, wie wenn man sich die menschliche Bewegung aus unendlich vielen Deplatzierungen aufgebaut denkt, die durch ebenso viele Muskelzuckungen verursacht sein sollen.

Wie könnte man das Steinchen wirklich genau der Kreislinie entlang bewegen? Dadurch, dass man es selbst anfasst! Indem wir dies aussprechen, erfassen wir eine völlig neue Dimension. Wir haben es nicht mehr mit Hammer und Verschieben zu tun, sondern mit Hand und Bewegung und können jetzt sagen: *Eine Bewegung ist eine Gebärde, aus der eine Handlung geboren werden kann.* Nicht die Muskelkontraktionen – auch nicht unendlich kleine – bewegen meine Hand. Ich selber bewege sie.

Wenn ich nun einen schwereren Stein nehme, werde ich ihn dann auch noch der Kreislinie entlang bewegen können? Natürlich – solange ich genügend Kraft habe, ihn zu heben. Je schwerer er aber wird, um so mehr Kraft werde ich dafür aufwenden müssen und um so mehr werde ich meine Muskeln benötigen. Hier haben wir es mit einer Eigenschaft der Muskeln zu tun, der bisher wenig Aufmerksamkeit geschenkt wurde. Muskeln haben vor allem mit *Kraft* zu tun!

Zu einer Bewegung, die gegen größeren Widerstand erfolgt, ist mehr Muskelkraft nötig. Was ist Kraft? Wo kommt sie her? Irgendwo aus dem Verborgenen tritt sie auf und kann uns mit staunender Ehrfurcht erfüllen.

Wenn ich nun keinen Stein bewege, sondern nur mit meiner Hand eine Bewegung in der Luft mache, habe ich es genauso mit etwas zu tun, das ich aus der Schwere heben muss. Mein Arm ist ja selbst ein schweres Gebilde. Wenn ich ihn im täglichen Leben bewege, spüre ich jedoch unter normalen Umständen kaum etwas von seinem Gewicht. Deshalb kann ich ihn bewegen, so wie ich den Stein bewegen konnte. Eine «wirkliche Bewegung» des Steins war nicht möglich durch Hammerstöße. Sie war nur möglich, indem ich es anfasste. Eine Bewegung des Armes ist gleichfalls nicht möglich durch Muskelkontraktion. Sie ist nur möglich, wenn ich meinen Arm selbst bewege. Die Muskeln aber schenken mir die Kraft, diese Bewegungen, die zugleich Gebärden sind, ausführen zu können. Sie heben meinen Arm aus der Schwere herauf. Damit ich etwas bewegen kann, müssen meine Muskeln dann aber in jedem Moment meinen Arm mir sozusagen «anbieten». Sie dienen mir.

6. Wie können wir unseren Körper bewegen?

Es sei dazu an ein lebensvolles Beispiel angeknüpft. In meiner Jugend wurde meistens recht anders getanzt als heute. Man tanzte miteinander, man hielt einander fest beim Tanzen eines Foxtrott, eines Tango, vor allem bei einem Walzer. Damals hatte der männliche Partner die Führung, der weibliche folgte. Diejenigen Damen wurden am meisten zum Tanz aufgefordert, die so «leicht» tanzten, dass man sie einfach nicht fühlte. «Sie folgen so gut», sagten die Herren von ihnen.

Worauf beruhte dieses Folgen? Darauf, dass sie auf jede, auch auf die kleinste Richtungsveränderung des Partners reagierten. Man kann sagen: Sie haben die Absicht dem anderen «abgelauscht». Man fühlte sie nicht, im Gegensatz zu denjenigen, die nicht so folgen konnten und wie Blei waren!

Es ist nun noch ein kleiner Schritt nötig, um das Rätsel der menschlichen Bewegung in einem ganz neuen Licht zu sehen. So wie man mit seinem Partner durch den Ballsaal tanzt, so tanzt man tatsächlich fortwährend mit seinem Skelett! Man muss sich dabei das Skelett umgeben von dem ganzen Muskelsystem vorstellen. Warum fühle ich die Schwere meines Skelettes nicht? Weil meine Muskeln es aus der Schwere heraufheben!

Wir können den schon erwähnten Satz, dass meine Muskeln mir meinen Arm anbieten, jetzt verfolgen, indem wir sagen: Meine Muskeln «bieten» mir bei jeder Bewegung mein Skelett (meinen Leib) «an». Wir tanzen mit unserem Skelett durchs Leben. Wenn man das Skelett als Bild des Todes anschaut, könnte man dann den Satz so weiterführen: «Wir tanzen mit dem Tod – bis der Tod mit uns tanzt.» Das Letztere haben die Künstler der Renaissance im «Totentanz» veranschaulicht.

Meine Muskeln können mir mein Skelett aber nur dadurch anbieten, dass sie fortwährend auf mich «hören». Sie müssen also auf die eine oder andere Weise so mit mir verbunden sein, dass sie auf mich hören können. Diese Verbindung stellen die Muskel-Nerven dar, durch die der «Muskelmensch» über Rückenmark und Gehirn mit mir verbunden ist.

In welchem Verhältnis dieses zentrale Nervensystem

zum bewussten Seelenleben steht, ist noch ein Problem für sich. Vorläufig genügt es zu sagen, dass Nerven immer der Wahrnehmung dienen, sei es, dass ich als bewusster Mensch wahrnehme, sei es, dass meine Muskeln wahrnehmen. Wir kommen so zu dem überraschenden Gedanken, dass ich in meinem Wesen über einen zweiten Menschen verfüge, den wir «Muskelmensch» genannt haben, der ein selbstständiges Leben in mir führt, der auf meine Bewegungen hört und der mir, während ich mich bewege, in jedem Moment meinen Leib zur Verfügung stellt. Er dient mir hilfreich.

Die Tatsache, dass der Muskel durch das Durchschneiden des Muskel-Nerven gelähmt wird, ist durch diesen Gedankengang nun auch gut zu begreifen. Meine Muskeln sind dadurch ja nicht mehr in der Lage, «auf mich zu hören». Sie können mir also nicht mehr «dienen». Deshalb sagt man auch, wenn man müde wird nach schwerer Arbeit: Meine Muskeln verweigern ihren Dienst. Dann fange ich aber auch an, meine Muskeln zu spüren! Das ist oben schon angedeutet worden: Sobald man seine Muskeln spürt, wird das Bewegen schwerer. Das heißt, dass das Eigenleben des Muskelmenschen gehemmt wird und die Muskeln anfangen, sich passiv als Teil meines Körpers zu verhalten.

7. Der Zusammenhang mit dem sozialen Leben

Von den zwei Gebieten «ich» und «meine Muskeln», die wir jetzt anfangen kennenzulernen, steht das eine wechselseitig im «Dienst» des anderen. Hier tritt eine Beziehung schon innerhalb der Menschenwesenheit auf, die tatsächlich in Zusammenhang gebracht werden kann mit dem Inbegriff des «sozialen Lebens». In einer wahren Gemeinschaft handelt es sich nämlich nicht darum, dass immer einer nur die Initiative unternimmt und der andere ihm dient, sondern dass für jeden Menschen gilt, dass er über beide Qualitäten verfügen muss, wenn er mit anderen zusammenarbeiten will. Ja, man könnte sogar sagen, dass sich dieses Verhältnis in jedem Gespräch offenbart in Sprechen und Zuhören, d.h. in Führen und Folgen, die sich ja stets abwechseln.

Rudolf Steiner hat am Anfang des 20. Jahrhunderts (1905) schon auf ein bestimmtes Gesetz hingewiesen, das er das «soziale Hauptgesetz» nannte: «Das Heil einer Gesamtheit von zusammenarbeitenden Menschen ist um so größer, je weniger der Einzelne die Erträgnisse seiner Leistungen für sich beansprucht, das heißt, je mehr er von diesen Erträgnissen an seine Mitarbeiter abgibt, und je mehr seine eigenen Bedürfnisse nicht aus seinen Leistungen, sondern aus den Leistungen der anderen befriedigt werden.»

Inwieweit unser Thema in Beziehung zu den Problemen des sozialen Lebens steht, so wie sie sich im Laufe der letzten Jahrhunderte entwickelt haben, kann das Folgende noch verdeutlichen. In seinen *Kernpunkten der sozialen Frage* (1919) spricht Rudolf Steiner den Zusammenhang an zwischen der Dreigliederung des sozialen Organismus – Geistesleben, Rechtsleben und Wirtschaftsleben – und der Dreigliederung des physischen Leibes – Nerven-Sinnes-System, Rhythmisches System und Stoffwechsel-Gliedmaßen-System. Im Allgemeinen neigt man leicht dazu zu denken, dass das Geistesleben mit dem Nerven-Sinnes-System (Denken), das Rechtsleben mit dem Rhythmischen System (Fühlen) und das Wirtschaftsleben mit dem Stoffwechsel-Gliedmaßen-System (Wollen) zusammenhängt. Rudolf Steiner jedoch vergleicht gerade das Wirtschaftsleben mit dem Nerven-Sinnes-System. Er sagt: «Dieses ökonomische Leben muss ein selbstständiges Glied für sich innerhalb des sozialen Organismus sein, so relativ selbstständig, wie das Nerven-Sinnes-System relativ selbstständig ist. Zu tun hat es, dieses Wirtschaftsleben, mit all dem, was Warenproduktion, Warenzirkulation, Warenkonsum ist.» – Das Geistesleben wird dementsprechend in dieser Dreigliederung dem Stoffwechsel-Gliedmaßen-System angegliedert.

Wenn wir die Rolle der Wirtschaft in der gegenwärtigen Gesellschaft mit der des Nerven-Sinnes-Systems in unserem Körper vergleichen und wenn wir, wie allgemein angenommen, davon ausgehen, dass die Muskelnerven den Muskeln Befehle überbringen, dann werden wir allerdings heute zutreffende Parallelen entdecken. Oben ist der Ausdruck gebraucht worden, dass nach der Vorstellung der modernen Physiologie der Leib eine Marionette des Nerven-Sinnes-Systems ist. Wie steht es denn mit der Rolle der Wirtschaft in unserer heutigen Gesellschaft? Auf allen Gebieten, in der Kunst, im Schulwesen, in der Medizin, aber auch im Rechtswesen und in der Politik, kommen wir praktisch immer bei den Problemen der Wirtschaft an. Der Inhalt der einzelnen Gebiete hat natürlich nicht primär mit der Wirtschaft zu tun. Wenn es jedoch auf die physische Verwirklichung derselben ankommt, sind wir für die Ausführung aller Pläne von der Wirtschaft abhängig. Ist es nicht tatsächlich so, dass die heutige Gesellschaft mehr und mehr eine Marionette des Wirtschaftslebens zu werden droht?

Um dem entgegenzuwirken, wird aber nötig sein, dass auf dem Gebiet des sozialen Lebens entschieden andere Gedanken und Gefühle geboren werden. Und das geschieht schon, wenn ein Mensch über den Ursprung seiner Bewegungen so neu denkt, wie es hier beschrieben ist. Er wird dann seiner Gedanken- und Gefühlsrichtung eine ganz andere Wendung geben. Dazu gehört auch der Gedanke, dass der Muskelmensch in uns dem Nerven-Sinnes-Menschen *dient* und umgekehrt. Auch im sozialen Leben werden Wirtschafts- und Geistesleben in einem ähnlichen Verhältnis zueinander stehen müssen.

Im sozialen Leben stehen Wirtschaftsleben und Geistesleben sich gegenüber wie im Körper das Nerven-Sinnesleben und das Muskelleben. Man denkt aber noch immer, dass der Gliedmaßen-Mensch (das Muskel-System) eine Marionette des Kopfes sei. Dieser *Gedanke* ist falsch und muss korrigiert werden. Wir sind keine Marionetten unseres Kopfes. – Das Geistesleben ist noch eine Marionette des Wirtschaftslebens. Das stimmt, aber es sollte nicht so sein. Diese *Tatsache* muss korrigiert werden.

Eine solche Erneuerung unseres Denkens spricht nicht nur den Kopf, sondern ebenso unser Herz an und kann zu einem Quell der Besinnung und der Freude werden. Nun erst können die Bemerkungen Rudolf Steiners im rechten Licht gesehen werden. Zu verstehen, dass der Mensch erst dann fähig wird, ein soziales Leben aufzubauen, wenn er die Vorstellung von den «motorischen Nerven» überwunden haben wird, ist aber nicht eine Selbstverständlichkeit. Deshalb ist es wichtig, vor allem zu erkennen, wie wir durch den beschriebenen Gedankengang eine andere Sicht auf den Menschen als ganzen entwickeln können.

8. Wollen und Handeln

Im Vorangegangenen wurde von einem Gebiet des menschlichen Leibes gesprochen, das voller Aktivität ist, von der wir aber nichts bewusst wahrnehmen. Es bezieht sich auf das, was sich in unseren Muskeln abspielt und was uns ermöglicht, dass wir uns bewegen können. Was ist hier aktiv? Zu welchem Element unseres Seelenlebens steht es in Beziehung? Wo spielt sich in uns etwas ab, von dem wir nichts wissen? Wir werden durch eine leicht nachprüfbare Darlegung Rudolf Steiners auf die Spur gebracht: Im Denken ist der Mensch wach, im Fühlen träumt er, und im Wollen schläft er.

Das Letztere ist allerdings auf den ersten Blick etwas unbegreiflich. Wie oft während des Tages sagen wir: «Ich will» und schlafen doch bestimmt nicht, im Gegenteil. Dieses «Ich will» ist aber noch kein wirkliches Wollen! Wie überraschend es auch klingt: «Ich will» ist zunächst immer eine Vorstellung oder ein Wunsch und als solcher tatsächlich noch ein Teil des Gedanken- oder Gefühlslebens. Auf die Frage, was wirkliches Wollen wäre, gibt es meines Erachtens nur eine Antwort: Wirkliches Wollen zeigt sich erst im «Tun».

Man wird wahrscheinlich einwenden: Aber wie soll man dann verstehen, dass das Wollen schläft? Ich weiß doch, was ich tue. Sicherlich, aber man weiß nicht, *wie* man es tut; d.h. dasjenige, was sich in unseren Muskeln, Nerven usw., während wir tätig sind, abspielt, entgeht uns bewusstseinsmäßig völlig. Es ist schon darauf hingewiesen worden, dass wir dann ein wenig Bewusstsein von diesem Geschehen erhalten, wenn wir in diesem Tun behindert werden. Aber damit wird ja unsere Bewegungsmöglichkeit momentan gerade eingeschränkt!

Die Unkenntnis dessen, was sich in unseren Muskeln abspielt, ist identisch mit der Aussage: Im Wollen schläft der Mensch. Dies kann jedoch nur bedeuten, dass der Mensch sich dieses Wollens nicht bewusst ist. Wir haben es mit einem anderen «Ich» zu tun, als wenn wir die Worte «ich bin» aussprechen. Man könnte den vorher erwähnten Satz von Rudolf Steiner jetzt so formulieren: Der Mensch hat jeweils in seinem Denken, Fühlen und Wollen ein «waches

Ich», ein «träumendes Ich» und ein «schlafendes Ich». Dieses «schlafende Ich» schläft aber nur in Beziehung zum «selbstbewussten Ich». In Bezug auf etwas anderes schläft es bestimmt nicht, nämlich in Bezug auf meine Bewegungen. Während ich mich bewege, ist dieses Ich äußerst aktiv. Es «horcht» ja fortwährend auf meine Vorstellungen, es gehorcht mir und bietet mir mein Skelett (meinen Leib) an.

Wir haben damit wieder den Punkt erreicht, von dem der Aufsatz ausging: Zu zeigen, dass Muskel-Nerven sensible Nerven sind. Es liegt nun auf der Hand zu fragen: Wie bemerken meine Muskeln meinen Wunsch, mich zu bewegen? Soweit wir uns der Eindrücke aus unserem Leib bewusst sind, haben wir es mit dem Teil unseres Nervensystems zu tun, das schon immer das sensible genannt wurde. Genauso müssen wir nun das, was früher das motorische Nerven-System genannt wurde, auch sensibel nennen. Dadurch kann sich unser «Muskelmensch» seiner Bewegungen in seiner Weise bewusst werden. Da dieses Muskel-Bewusstsein unbewusst letztlich auch zu mir gehört – wodurch wir das Recht haben, auch hier von einem «Ich» zu sprechen –, kann daraus geschlossen werden, dass der Satz «Durch die Muskel-Nerven haben wir Bewusstsein von unseren Bewegungen» vollkommen korrekt ist.

Man fragt sich, warum Rudolf Steiner dies nicht deutlicher gesagt hat. Die angestellte Betrachtung über das Rätsel der menschlichen Bewegung beantwortet diese Frage. Rudolf Steiner hat uns ja sehr oft auf ähnliche Art vor Rätsel gestellt. Es ging ihm nicht darum, uns ohne weiteres Tatsachen mitzuteilen, die wir als solche einfach in unsere Gedankenwelt neben all den anderen Erfahrungen des täglichen Lebens aufnehmen sollten. Es ging ihm um die eigene Anstrengung in der Bewusstseinsschulung.

Schon der Ausdruck «*Ich* bewege meinen Leib» – der

den anderen Gedanken, dass «meine Gehirnimpulse über Muskelzuckungen meinen Leib bewegen» ersetzt – erzeugt eine andere Einstellung zu dem Bewegungsphänomen. Die Auffassung der Bewegung als einer bloßen Funktion der Muskeln, der motorischen Nerven usw. ist rein materialistisch. Man glaubte nur, die Bewegung dadurch «verständlicher» zu machen, dass man von dem genannten Muskel-Nerven-Präparat vom Frosch ausging.

Als oben von dieser Theorie die Rede war, ist dazu gesagt worden, dass die landläufigen Wissenschaften keine Antwort auf die Frage haben, wie die Vorstellung einer Handlung mit den Impulsen zusammenhängt, die vom Gehirn aus zu den Muskeln gehen sollen. Es wurde auch schon gesagt, dass dies genauso für die Frage gilt, wie die Sinneseindrücke durch die Nerven und das Gehirn letzten Endes zum Inhalte meines Seelenlebens werden. Das stellt mich vor ein ganz neues Rätsel: Wie kann ich als geistiges Wesen, dessen Realität von mir ohne weiteres erfahren wird, einen materiellen Leib bewegen?

Ausgehend von der Realität des geistigen Wesens «Mensch» findet man in der beschriebenen Art vielleicht einen Zugang zu einer Lösung und außerdem zu dem Wert der sparsamen Bemerkungen Rudolf Steiners. Wer sich in seinem Leben sagt: «Nicht meine Muskeln, sondern ich selbst bewege meinen Leib»; «ich kann diesen Leib nur bewegen, wenn er der bloßen Schwere enthoben ist»; «mein Muskelmensch hört fortwährend auf meine *Bewegungen*»; «nur weil er von diesen Bewegungen weiß, kann er mir dienen» – dem ist es möglich, ein wirklichkeitsgemäßes Erlebnis zu entwickeln für die Tatsache der menschlichen Bewegung.

Es gehört zu den tiefen, von der Anthroposophie aufgehellten Geheimnissen, dass mit dem so unbewussten Bereich der Herkunft menschlicher Bewegung die Wirksamkeit des individuellen biographischen Schicksalsverlaufes zusammenhängt. Meine Muskeln hören nämlich nicht nur auf die Bewegungsimpulse, die von meinem «bewussten Ich» ausgehen, sondern auch auf diejenigen, die aus einer ganz anderen Welt heraus mein Handeln in eine bestimmte Richtung lenken wollen. Da, wo wir merken, dass wir irgendwie zu Schicksalsbegegnungen geführt werden, die nur zu bestimmten Orten und Zeiten möglich waren, fragen wir uns, wie dies geschieht. Was ist es, das mich hinführt zu einer Stelle, wo ich jemandem schicksalshaft begegne oder mir Glück oder Unglück zustößt? Was ist es, das uns dann und wann ausrufen lässt: «Ausgerechnet hier und jetzt»? Wie oft sagen wir, wenn wir entdecken, dass ein anderer unerwartet denselben Menschen kennt, den wir kennen: «Ist die Welt doch klein!» Die Welt ist nicht klein, aber die Gruppe von Menschen, die zusammengehört und zusammengeführt wird, ist relativ klein! Viele Menschen haben eine Ahnung von der Realität karmischer, schicksalshafter Zusammenhänge. Also muss es eine Führung geben, von der wir oft nur hinterher etwas ahnen können, von der wir im alltäglichen Leben meist kein Bewusstsein haben. Etwas führt uns, aber dazu muss zwischen jenem Führenden und meinem Muskelmenschen eine, wenn auch geheimnisvolle, Verbindung bestehen, denn dieser bringt mich faktisch konkret im entscheidenden Moment, oft wie «schlafwandlerisch» oder «tagträumend», an den realen Ort, wo Schicksal geschieht. So wie mein Muskelmensch auf meine Bewegungsimpulse hört, so hört er auch auf die führenden Impulse meines Schicksals, meines Karmas.

In dem Vortragszyklus Rudolf Steiners des Jahres 1914 *Inneres Wesen des Menschen und Leben zwischen Tod und neuer Geburt* findet man den Satz, «dass der Mensch ... in seinem Muskelsystem sein kristallisiertes Karma trägt».

Das ist sicher ein ungebräuchlicher Ausdruck, doch gerade daran kann man empfinden, wie schwer es ist, für die Realität der geistigen Welt adäquate Ausdrücke in der materiellen Welt zu finden, die einigermaßen dasjenige wiedergeben können, was gemeint ist.

Dieses Neue ist das Entdecken eines zweiten Menschen in uns. Was tun wir bei der Bewegung? Wir stellen vor, wir bilden, wir formen. Unsere Muskeln dienen, hören, helfen. Formen hängt mit unserem Haupt zusammen, helfen mit unseren Muskeln. In der Hilfe steckt der Wille. Im Haupt steckt unser Bewusstsein. Der Wille schenkt die Kraft der Begeisterung.

Damit kommen wir zurück auf unser sozialpolitisches Problem vom Anfang: Amerika und mit ihm der «Westen» sind der Quell des Formenden im sozialen Leben der heutigen Menschheit. Der «Osten» ist der Quell des Wollens, der Wärme, des Feuers.

In jedem menschlichen Leib haben wir es gleicherweise mit den zwei verschiedenen, gegensätzlichen Welten zu tun. Indem wir uns von ihnen durchdringen lassen, begegnen sie sich in der Mitte, im menschlichen «Gemüt». In ähnlicher Art würde eine Mitte geschaffen werden können in der Welt. Die Vermittlung der Gegensätze führt zu der Dreiheit: Formen, helfen und dankbar sein. Soziales Bewusstsein ist unzertrennlich verbunden mit Dankbarkeit. Um dieses zu entwickeln, muss sich aber zuerst etwas ändern in unserer Vorstellung von der Nervenorganisation des Menschen selber. Und andererseits gilt: Das hier Beschriebene ist wertlos, wenn wir nicht einen Ruck bekommen in dem Moment, wo wir uns bewusst werden eines sonst unbewussten Teiles unseres Wesens, das uns dient. Beim Bewegen hat man es immer zu tun mit einem Formenden und mit einem Helfenden, deren Gemeinsamkeit wir als Bewegungsfreude dankbar erleben.

Literatur

Mees, L.F.C. (1975): Über das Problem der sensiblen und motorischen Nerven, in: *Beiträge zu einer Erweiterung der Heilkunst*, Jg. 28, H.3, S. 89-98. Stuttgart.
– (1989): *Wie sich der Mensch bewegt*, Basel.
Steiner, R. (1905): Geisteswissenschaft und soziale Frage, in: *Luzifer-Gnosis, grundlegende Aufsätze zur Anthroposophie*, GA 34, Dornach 1960.
– (1914): *Inneres Wesen der Menschen und Leben zwischen Tod und neuer Geburt* (Vortrag vom 9.4.1914), GA 153, Dornach 1978.
– (1919): *Die Kernpunkte der sozialen Frage in den Lebensnotwendigkeiten der Gegenwart und Zukunft*, GA 23, Dornach 1976.

Georg von Arnim

Die Bedeutung der Bewegung in der Heilpädagogik

I.

1. Die Bewegung als Bild des kindlichen Seelenlebens

Bewegungsübungen und Bewegungsschulung machen einen wesentlichen und grundlegenden Teil der heilpädagogischen Arbeit aus. In dem Bewegungsablauf eines Seelenpflege-bedürftigen Kindes haben wir denjenigen Bereich vor uns, der die meisten Möglichkeiten des therapeutischen Eingreifens in sich trägt. Insofern sich die Motorik eines behinderten Kindes wandelt, hat es einen wirklichen Fortschritt in seiner Entwicklung gemacht.

Karl König hat einmal (1971) bemerkt, dass es nicht schwerfallen würde, ein «Lehrbuch der Heilpädagogik ganz allein vom Gesichtspunkt der motorischen Störungen her zu schreiben». Man würde in den meisten Fällen dem Kern des abwegigen Verhaltens damit sehr nahekommen. Nach Königs Auffassung gibt es kaum eine Entwicklungs- und Inkarnationsstörung, die sich nicht auch in Abwegigkeiten der Motorik äußert. Aus der heilpädagogischen Erfahrung heraus kann man dieser Meinung nur zustimmen.

In der Bewegung und ihren Entwicklungsstufen haben wir ein unvergleichliches Bild des kindlichen Seelenlebens vor uns. Es offenbart sich darin die den Leib allmählich ergreifende präexistente Individualität. Neben den Reifungsstufen der kindlichen Gestalt ist es gerade die Entwicklung der Bewegung, von der man sagen kann: Sie bringt eigentlich die Tatsache der Vorgeburtlichkeit des Menschen und den Prozess der Verleiblichung des aus dem Vorgeburtlichen sich hereinlebenden Seelen-Geist-Wesens, die Inkarnation, zur unmittelbaren Anschauung. Woher, wenn nicht aus präexistenten Zuständen und im Zusammenhang mit der Reinkarnation des Menschen sollten sonst die Kräfte stammen, die zur Entwicklung der unverwechselbaren Individualmotorik jedes Menschen führen? Denn darauf zielt ja alle Bewegung in ihren verschiedenen Entwicklungsstufen hin: dass sich in ihr das Ich-Wesen des Menschen zur Erscheinung bringen wird.

In diesem Prozess spiegeln sich aber auch alle Hemmnisse und Einseitigkeiten, alle seelischen und leiblichen Störungen, die heilpädagogische Hilfe für ein Kind erforderlich machen. Die Begriffe *Bewegungsstörung* und *Inkarnationsstörung* kann man synonym gebrauchen.

Allerdings ist es erforderlich, den Begriff der Bewegungsstörung weit genug zu fassen. Im Sinne einer heilpädagogischen Betrachtungsweise kann es sich dabei nicht nur um Körperbehinderungen wie Lähmungen (Paresen), spastische Zustände, Verkrampfungen und Ähnliches handeln. Vielmehr muss man sagen, dass jegliche Form der Verhaltensstörung mit einer Bewegungsstörung im hier gemeinten Sinne verbunden ist. Der Gesichtspunkt, auf den es ankommt, liegt darin, ob die Motorik einen genügenden Grad der Individualisierung und die nötige Plastizität erreicht, um das sich in den Leib hereinlebende seelisch-geistige Wesen des Kindes voll zur Erscheinung zu bringen. Oft ist es deutlich, dass die Verhältnisse des Leibes eine harmonische Motorik nicht zulassen. Ebenso häufig sind es aber auch bei intaktem motorischem System Abwegigkeiten des Verhaltens, die sich in der Bewegung ausdrücken. Seelisch-leibliche Zustände sind in dieser Beziehung unauflösbar ineinander verwoben. Immer handelt es sich aber darum, dass die Individualität, das «Ich», die Bewegung nicht so gestalten kann, wie es eigentlich seinem Wesen entspräche.

Angesichts dieser Gegebenheit ist es für den heilpädagogischen Prozess von großer Bedeutung, eine Empfindung davon zu haben, wie Bewegung entsteht, welchem Antrieb sie überhaupt entspringt. Wie bilden sich die einzelnen Formen der Bewegung aus? Was erlebt das Kind an seiner Bewegung; wie wirkt sie auf das Seelenleben zurück? Können wir bei immer wieder erneuter Beobachtung der einzelnen Bewegungsabläufe Rudolf Steiners so oft wiederholten Hinweis der Bewegungsentstehung als unmittelbaren Willensprozess erkennen lernen?

2. *Bewegungsform und Sinnesprozess*

Die Bewegung ist stets gleichzeitig Ausdruck unseres Verhältnisses zur Welt und unseres individuellen Wesens. Die Sinne vermitteln Bilder der Welt. Durch die Bewegung wird die Welt in ihrem Sein erlebt. Jedes Sinneserlebnis ruft das mehr oder weniger bewusste Urteil hervor, dass etwas, das wir wahrnehmen, wirklich vorhanden ist, existiert. Rudolf Steiner hat durch seine auf zwölf Sinne erweiterte Sinneslehre deutlich gemacht, worin die Grundlagen dieses existentiellen Urteils zu suchen sind. Sie liegen darin, dass bei jeder Wahrnehmung mehrere, mindestens zwei Sinne beteiligt sind: «Nun liegt, wenn der Mensch einem Sinnes-Objekte gegenübersteht, die Sache so, dass er niemals bloß durch *einen* Sinn einen Eindruck erhält, sondern außerdem immer noch durch *wenigstens einen anderen* aus der Reihe der oben angeführten. Die Beziehung zu *einem* Sinne tritt mit besonderer Schärfe in das gewöhnliche Bewusstsein; die andere bleibt *dumpfer.* Es besteht aber zwischen den Sinnen der Unterschied, dass eine Anzahl derselben die Beziehung zur Außenwelt mehr als eine äußerliche erleben lässt; die andere mehr als etwas, was mit dem Eigen-Sein in engster Verknüpfung ist. Sinne, die mit dem Eigen-Sein in engster Verknüpfung sich befinden, sind zum Beispiel der Gleichgewichtssinn, der Bewegungssinn, der Lebenssinn, ja auch der Tastsinn. In den Wahrnehmungen solcher Sinne gegenüber der Außenwelt wird stets das eigene Sein dumpf mitempfunden. Ja, man kann sagen, es tritt eine Dumpfheit des bewussten Wahrnehmens eben deshalb ein, weil die Beziehung nach außen von dem Erleben des Eigen-Seins übertönt wird. Ereignet sich zum Beispiel, dass ein Gegenstand *gesehen* wird, und zugleich der Gleichgewichtssinn einen Eindruck vermittelt, so wird scharf wahrgenommen das Gesehene. Dieses Gesehene führt zu der Vorstellung des Gegenstandes. Das Erlebnis durch den Gleichgewichtssinn bleibt als Wahrnehmung dumpf; jedoch es lebt auf in dem Urteile: ‹das Gesehene ist› oder ‹es ist das Gesehene›» (Steiner 1917, Kap. IV.5 Über die wirkliche Grundlage der intentionalen Beziehung). Es ist interessant, dass Rudolf Steiner in diesem Zusammenhang von einer «Doppelbeziehung» spricht, obwohl uns der Vorgang doch als ein einheitlicher erscheint. Die bewusstseinsdumpfe, leibliche Komponente dieser Doppelbeziehung ist es, die das Wirklichkeitserleben ausmacht. Dennoch handelt es sich um ein bewusstes Urteil.

Dieser Tatbestand ist heilpädagogisch von großem Interesse, da man annehmen muss, dass diese «Doppelbeziehungen» sich erst im Laufe der Kindheit entwickeln und auch unvollständig bleiben können. In den modernen Lerntheorien ist die große Bedeutung der Assoziationen zwischen den Sinnen verschiedentlich bemerkt worden (Ayres). Sie werden für «die bedeutendste Quelle der höheren adaptiven Fähigkeiten beim Menschen» gehalten. Es wird auch auf ihren Entwicklungscharakter hingewiesen. «Bei Kindern folgt die intersensorische Integration einer Entwicklungssequenz, wobei der größte Teil der Funktionsreifung vor dem achten Lebensjahr abläuft» (Ayres 1979).

Diese Beobachtungen bewegen sich aber im Rahmen einer konventionellen Sinneslehre. Der entscheidende Gesichtspunkt der Doppelbeziehung im Sinne des oben angeführten Zitates Rudolf Steiners kommt deshalb nicht genügend zum Tragen, denn gerade in der Verbindung zwischen dem bewusstseinsdumpferen, Realität vermittelnden und dem wacheren, bildvermittelnden Sinne liegt der wesentliche Gesichtspunkt. Kommt diese Verbindung entwicklungsmäßig nicht genügend zustande, können sehr schwankende Bewusstseinszustände auftreten.

Die Art und Weise, wie die Welt in der Bewegung erlebt wird, beruht nicht auf einem Urteil, sondern auf einem unmittelbaren Seinserleben. Dieses hebt sich allerdings nicht, wie das durch die Sinne geformte Urteil, ins Bewusstsein, sondern bleibt unbewusst. Dasjenige, was in der Bewegung unbewusst bleibt, aber auf sehr eingreifende Weise das unmittelbare Seinserleben vermittelt, ist der ganze Bereich des Willens. «Von dem Willen, wie er, sagen wir, in einer Armbewegung, in einer Beinbewegung lebt, wissen wir nicht mehr, als wir von dem wissen, was sich abspielt zwischen dem Einschlafen und Aufwachen» (Steiner, GA 207, 15.10.1921). Wenn also die Willensprozesse als solche auch nicht in das Bewusstsein hereinreichen, so bestimmt ihre Existenz doch weitgehend das Seelenleben des Kindes. Gerade beim Vorliegen von ausgeprägteren Bewegungsstörungen und pathologischen Bewegungsformen kann man beobachten, wie sehr sich das unmittelbar in der Bewegung vollzogene Erleben der Welt von dem durch die Sinne gebildeten Urteil unterscheidet. Wir werden das noch mehr im Einzelnen betrachten. Die Motorik zu einem geeigneten und aufnahmefähigen Instrument des Welterlebens selber zu machen, ist eines der Grundanliegen der Heilpädagogik.

Dem widerspricht nicht die enge, unauflösbare Verbindung von Bewegung und Sinnesprozessen. Das Sinnesleben des Kindes wird immer erst eine Verlebendigung durch die Entfaltung der Motorik erfahren; ebenso wie die Reifung der Motorik natürlich von der Entfaltung der Sinnesvorgänge abhängt. Dieses Verhältnis zwischen Sinneswahrnehmung und Bewegung gründet sich aber darauf, dass es sich einmal um das ins Bewusstsein hereinreichende Urteil über das wirkliche Existieren des Wahrgenommenen und das andere Mal um das in einer dem Schlaf entsprechenden Bewusstseinslage erlebte Sein der Welt handelt.

3. Eine Grundeigenschaft der Motorik

Rudolf Steiner hat einmal als eine Grundeigenschaft der Motorik charakterisiert, dass der Mensch durch sie danach strebt, die Welt im weitesten Sinne nachzuahmen. Das ist im Zusammenhang mit der menschlichen Gestalt zu sehen. Die Gliedmaßen sind mehr der Welt zugewandt, der Kopf mehr dem einzelnen Menschen selbst. «Wozu werden dann also die Gliedmaßen besonders neigen? Sie werden zur Welt neigen, in der der Mensch sich bewegt und selbst seine Stellung immerfort verändert. Sie werden zur Bewegung der Welt Beziehung haben. Fassen Sie das gut auf: die Gliedmaßen haben Beziehung zur Bewegung der Welt; indem wir in der Welt herumgehen, indem wir handelnd auftreten in der Welt, sind wir der Mensch der Gliedmaßen» (GA 293, 28.8.1919). Und etwas später: «Es geht geradezu unsere Absicht als Mensch darauf hin, die Bewegung der Welt durch unsere Gliedmaßen nachzuahmen, aufzunehmen» (GA 293, 1.9.1919). Die Gestaltung unseres Bewegungsapparates ist Ausdruck der Nachahmungsfähigkeit des Menschen gegenüber der Welt.

Diese Erscheinung, dass der Mensch danach strebt, in seiner Bewegung die Welt nachzuahmen, soll nun den Ausgangspunkt für die folgenden Betrachtungen darstellen. Man kann sie nämlich als Urphänomen aller Bewegungsvorgänge überhaupt ansehen. Bewegung erscheint uns dabei in zweifacher Beziehung: Auf der einen Seite ist es das Nachahmen der Welt im weitesten Sinne, auf der anderen Seite die Individualisierung des Nachgeahmten. In diesem Spannungsfeld läuft alles Bewegungsgeschehen ab.

Rudolf Steiner hat bei zahlreichen Gelegenheiten hervorgehoben, dass die Nerven ihrer wahren Natur nach von einheitlichem Charakter sind und allein eine wahrnehmende Funktion haben. Unterstellen wir das, so können sie nicht die Verursacher der Bewegung sein. Sie würden auch nicht den Nachahmungscharakter, der der Bewegung zugrunde liegt, verständlich zu machen vermögen. Die Bezeichnung bestimmter Nerven als «motorische» soll ja zum Ausdruck bringen, dass die Gestalt und Form der Bewegungsabläufe ihren Ursprung nur innerleiblich, das heißt eben im «motorischen» Nerven haben. Das aber gerade ist so nicht der Fall. Wir haben das enge Verhältnis zwischen Sinneswahrnehmung und Bewegung hervorgehoben, wie es auch Viktor von Weizsäcker (1940) in seinem Gestaltkreis dargestellt hat. Die eigentliche Gestaltung der Bewegung beruht aber nicht nur auf der Verbindung mit der Sinneswahrnehmung, sondern eben auch auf der unmittelbaren Beziehung der Bewegung zur Welt.

Wo finden wir dann das eigentliche, die Bewegung verursachende Prinzip, das sowohl die innerhalb des Leibes als auch die in den Umweltverhältnissen liegenden Kräfte bewegungsgestaltend verbindet? Die Frage der seelischen leibübergreifenden Prozesse ist von grundlegender Bedeutung für das Verständnis einiger fundamentaler menschlicher Seinszustände, wie etwa der Sinnesprozesse, des Schlafes und eben der Bewegung.

Wenn wir das bisher Gesagte zusammenfassen, dann kann das vielleicht durch einen Vergleich geschehen. Die Doppelnatur der Bewegung lässt sich vergleichen mit dem Hören und Sprechen. Im übertragenen Sinne enthält jede menschliche Bewegung diese beiden Elemente gleichzeitig in sich. Es ist sehr aufschlussreich, die motorischen Nachahmungsvorgänge bildlich gesprochen mit Gehörsvorgängen zu vergleichen. Ein Kind kann in diesem übertragenen Sinne bewegungsmäßig sehr «feinhörig» sein, oder es können die verschiedensten Formen der Wahrnehmungsstörung vorliegen, so wie im Hören die Störungen eben von der Schwerhörigkeit bis zur Seelentaubheit reichen können. Vergleichbare Zustände kann man in Bezug auf die Nachahmungsvorgänge des Bewegungsgeschehens erkennen. So, um diesen Vergleich noch etwas weiterzuführen, wie die Sprachentwicklung grundlegend von der Hörfähigkeit und der feinen Differenzierung des Gehörten abhängt, so kommt eine genügende Individualisierung der Bewegung, die voller Ausdruck des Seelenwesens des betreffenden Kindes sein kann, eben nur zustande, wenn die Bewegung vergleichsweise nicht schwerhörig oder seelentaub ist.

Überall dort, wo Entwicklungsstörungen vorliegen, neigt die Motorik dazu, undifferenzierte Züge anzunehmen. Wir sahen schon, dass damit stets eine gewisse Einengung in der Erscheinungsweise der Individualität verbunden ist. Entweder treten in der Bewegung dann gruppenhafte Züge auf, so wie es zum Beispiel ganz auffällig bei einer Halbseitenlähmung der Fall ist. – Aber auch die Motorik der Kinder, die an einem Down-Syndrom leiden, hat etwas Gruppenhaftes. Ebenso zeigen autistische Kinder mit Bewegungszwängen häufig ähnliche Züge in ihrer Motorik. Mit diesen wenigen Beispielen soll nur auf den eigentümlichen Gegensatz zwischen Individualmotorik und Gruppenmotorik hingewiesen werden. – Oder die ungenügende Differenzierung der Motorik ist durch eine allgemeine Entwicklungsverzögerung bedingt, was natürlich auch häufig der Fall ist. Der wesentliche Gesichtspunkt ist, dass jede Einengung und Vereinseitigung der Bewegungsentwicklung eine Nachahmungsstörung bedeutet, sei es in Bezug auf Menschen, sei es im Verhältnis des Kindes zur Welt der Dinge.

II.

4. Eine andere Art der Wahrnehmung

Wenn von Bewegung die Rede ist, so handelt es sich zunächst immer um Tätigkeit, Wirksamkeit in der Welt als Ausdruck der Person; kurz um einen aktiven Vollzug dessen, der sich bewegt. So kommt durch Bewegung stets etwas schlechthin Neues in die Welt. Wir haben aber gesehen, dass die Bewegung noch eine andere Seite hat, nämlich diejenige der Nachahmung. Es wird dabei nicht etwas äußerlich nachgemacht, sondern der geistige Kern des Nachgeahmten wirkt in das eigene Sein hinein. Das bedeutet, dass mit der Bewegung eine gewisse Wahrnehmung verbunden ist, die aber eben von ganz anderer Art ist als die Sinneswahrnehmung. Durch Bewegung wird etwas von der Welt erfahren, das auf andere Weise nicht erfahrbar wäre. Es besteht eine Beziehung zu Mensch und Umwelt, die noch einen anderen Charakter hat als es der Handlungsaspekt der Bewegung ist. Die gesunde Bewegung passt gleichsam zu der umgebenden Welt wie der Schlüssel zum Schloss. In ihr schwingt die Umwelt mit; darin liegt die Quelle der vielfältigen Bewegungsgestalten, die die Fülle unserer Bewegungsabläufe ausmachen.

Eine Übergangsrolle spielt hier der innerhalb der Steiner'schen Sinneslehre zu der Gruppe der sogenannten Leibessinne gehörige Eigenbewegungssinn. Rudolf Steiner hat in seiner *Allgemeinen Menschenkunde* (GA 293, 29.8.1919) bemerkt, dass zum Beispiel Formen nicht durch den Sehsinn allein, sondern durch die Verbindung von Sehsinn und Eigenbewegungssinn erkannt werden. Wir haben oben die dem zugrunde liegende «Doppelbeziehung» kennengelernt. Es ist also mit jedem Sehakt eine gewisse Bewegung der Augenmuskeln verbunden, die die wahrzunehmenden Formen nachvollzieht. So kommt die Wahrnehmung des von Steiner als Beispiel gewählten roten Kreises zustande. Das gilt offenbar auch für kompliziertere Wahrnehmungen. Es ist in diesem Zusammenhang sehr interessant, dass bei arbeitsphysiologischen Untersuchungen gefunden wurde, dass die Beobachtung einer arbeitenden Person entsprechende Tonusveränderungen in denselben Muskeln des Beobachters hervorruft, mit denen der Beobachtete arbeitet (Ulich 1974).

König sagt in seinem Aufsatz über den Eigenbewegungssinn (1971) mit dem Hinweis auf Rudolf Steiners Bemerkung in der *Allgemeinen Menschenkunde:* «Das willkürliche Muskelsystem ist nicht nur ein Beweger, sondern ein sehr feiner Resonator für alle Form- und Bewegungsabläufe der Außenwelt.» Der Muskel ist nach Königs Meinung gleichzeitig ein Beweger und ein Empfinder, ein Tätigkeits- und ein Sinnes-Organ. Das heißt also, der Bewegungsmensch in uns ist durch den Eigenbewegungssinn gemeinsam mit verschiedenen anderen Sinnen, besonders dem Sehsinn – aber auch das Richtungshören gehört zum Beispiel hierher –, der Wahrnehmer aller Formen und alles Gestalteten, das uns umgibt. Damit ist seine Wahrnehmungsfähigkeit aber nicht erschöpft. Es wird durch die Motorik auch menschlich Inhaltliches aufgenommen. König deutet das eben noch an, wenn er von der Mimik und dem Lächeln spricht. Er sagt dazu: «Damit können wir den Eigenbewegungssinn nun nicht allein zum Nachahmer von Gestalten und Figuren der Umwelt machen, sondern zum Imitator menschlicher Erlebnisse und Bezüge» (König 1971).

Das Mitschwingende, in gewisser Weise Resonanzartige der Bewegung reicht aber noch tiefer, überschreitet den Bereich des Eigenbewegungssinnes und wirkt unmittelbar in das leiblich-seelisch-geistige Erleben hinein. Es sind eben mit der Bewegung, insofern sie das Sein der Welt nachvollzieht, tiefgreifende existentielle Erlebnisse verbunden. Es handelt sich dabei nicht allein um die Form, sondern vielmehr um die «Innerlichkeit» des Nachvollzogenen, obwohl sich beides natürlich kaum trennen lässt.

Als besonders eindrucksvolles Beispiel betrachten wir zunächst die Nachahmungsphase in der kindlichen Entwicklung. Ihr liegen in ganz besonderer Weise Bewegungsvorgänge zugrunde. Rudolf Steiner hat der Nachahmung in den ersten Lebensjahren des Kindes eine außerordentlich große Bedeutung zugemessen. Sie greift tief in die leibliche und moralische Entwicklung des Kindes ein. Es handelt sich also nicht bloß darum, dass das Kind den Erwachsenen äußerlich nachmacht. Dieses dem Kind ja meist durchaus bewusste Nachmachen ist sehr wohl zu unterscheiden von dem mehr im unbewussten Willensbereich sich abspielenden Nachahmen im Steiner'schen Sinne.

5. *Die Entwicklung der Bewegung im Kindesalter*

Man kann grob die Entwicklung der Bewegung im Kindesalter in drei Phasen einteilen: Am Anfang steht die überwiegende Reflexmotorik des jüngeren Säuglings. Diese geht über in die Nachahmungsmotorik, die ihrerseits schließlich zur Individualmotorik führt. Diese Einteilung wendet sich nicht so sehr an die einzelnen formalen Abläufe, sondern hat die Frage nach der Ich-Entwicklung, dem Erscheinen der Individualität, zur Grundlage. Die Reflexmotorik des Säuglings hat noch nichts Individuelles an sich, hat gewissermaßen menschheitlichen Charakter; die

Nachahmungsmotorik ist bereits auf den Bezug zu den das Kind umgebenden Menschen beschränkt und hat insofern einen individuelleren Charakter. In der dritten Phase schließlich kündigt sich das Unverwechselbare der Individualmotorik an.

Bevor wir uns der Nachahmungsmotorik zuwenden, sollen einige Bemerkungen über die Reflexmotorik gemacht werden. Wir sagten, dass Bewegungsabläufe, die rein reflektorisch auftreten, noch jedes individuellen Charakters entbehren und man sie deshalb als menschheitlich bezeichnen kann. Die Motorik des Säuglings ist weitgehend von einigen tonischen und statischen Reflexen beherrscht. «Reflexe sind Selbststeuerungsvorgänge, welche die Stellung des Körpers im Raum und die Stellung der Glieder zueinander in jeder Phase von Haltung und Bewegung regulieren können» (Matthiass 1966).

Wir wollen aus der Vielzahl der Reflexe, mit Bezug auf die Beschreibung von Matthiass, die sogenannten tonischen Nackenreflexe herausgreifen. Sie treten symmetrisch und asymmetrisch auf. Ein sehr eigentümliches Bild bietet der asymmetrische tonische Nackenreflex. Eine aktive oder passive Drehung des Kopfes bewirkt eine Streckung des gesichtsseitigen und eine Beugung des hinterkopfseitigen Armes. Auslösend wirkt die Dehnung der Nackenmuskulatur. Es ist interessant, dass der Reflex auch umgekehrt ausgelöst werden kann, das heißt, dass durch eine Beugung des rechten Armes eine Kopfdrehung nach links und eine Streckung des linken Armes hervorgerufen wird. Der symmetrische tonische Nackenreflex wirkt in Rücken- und Bauchlage durch Beugung beziehungsweise Anheben des Kopfes in unterschiedlicher Weise auf Beugung und Streckung der Extremitäten.

Diese Reflexe spielen sich also ganz innerleiblich ab, verbinden Kopf und Gliedmaßen, aber nicht den Leib mit der Welt. Sie sind bei der Geburt vorhanden, dürfen aber nicht bestehen bleiben. Ist das der Fall, dann tritt das Krankheitsbild der spastischen Lähmung (infantile Cerebralparese) auf. Der asymmetrische tonische Nackenreflex beispielsweise ist bei gesunden Säuglingen nach dem vierten bis sechsten Monat nicht mehr nachzuweisen. «Bei Säuglingen mit infantiler Cerebralparese beherrscht der Reflex die Spontanmotorik stärker. Der Säugling mit infantiler Cerebralparese muss sich oft mit dem Reflex bewegen, der gesunde Säugling nicht. Er benutzt ihn, aber er ist nicht gezwungen, ihn zu benutzen. Der Cerebralparese-Säugling benutzt ihn, weil er nicht anders kann» (Matthiass 1966).

Wir haben also das eigentümliche Phänomen, dass beispielsweise der asymmetrische tonische Nackenreflex zu einem bestimmten Zeitpunkt abklingt. Mit dem Reiferwerden des Gehirns werden, wie man annimmt, hemmende Einflüsse auf ihn ausgeübt. Es ist aber nicht ganz durchsichtig, was sein Abklingen letzten Endes bewirkt. Wenn wir einmal hypothetisch denken, dass mit diesem Reflex und seinem merkwürdigen passageren Auftreten ältere menschheitliche Entwicklungsphasen in die Gegenwart hereinreichen könnten, dann erhebt sich besonders die Frage, warum ihr Bestehenbleiben zu so schweren Bewegungsstörungen führt, wie es das Bild der spastischen (cerebralen) Lähmung ist. Menschenkundlich, in Bezug auf die Ich-Entwicklung, kommt man bei langjähriger Beobachtung davon betroffener Kinder zu folgendem Eindruck.

Rudolf Steiner beschreibt in seiner mit Ita Wegman (1925) herausgegeben Schrift *Grundlegendes für eine Erweiterung der Heilkunst* ein zu intensives Eingreifen des Seelischen und Geistigen in den Körper des Menschen als eine Form des Krankseins.

Er exemplifiziert das besonders anhand der Bewegung und dem Auftreten von Lähmungen. Bewegung kommt zwar zustande durch das unmittelbare Eingreifen von Astralleib und Ich-Organisation in den Körper, also in die Muskulatur der Gliedmaßen. Der Vorgang ist aber stets davon bedroht, dass sich dieses Eingreifen zu intensiv gestaltet; dass sich also diese Wesensglieder nicht rasch genug wieder aus der Muskulatur lösen können. Denn darin, nicht etwa in dem zu schwachen Eingreifen dieser Wesensglieder, liegt die Ursache der Lähmung. Ich zitiere einige Sätze aus der genannten Schrift: «Wieder stellen sich die Vorgänge des gesunden Bewegens eines Gliedes und die Lähmung in ihrer Verwandtschaft nebeneinander. Ja, man sieht es deutlich: die gesunde Bewegung ist eine angefangene Lähmung, die sogleich in ihrem Anfange wieder aufgehoben wird. – Man muss in dem Wesen des Krankseins eine intensive Verbindung des astralischen Leibes oder der Ich-Organisation mit dem physischen Organismus sehen. Aber diese Verbindung ist doch nur eine Verstärkung derjenigen, die in einer loseren Art im gesunden Zustande vorhanden ist. Auch das normale Eingreifen des astralischen Leibes und der Ich-Organisation in den menschlichen Körper sind eben nicht den gesunden Lebensvorgängen verwandt, sondern den kranken» (Kap. II, Warum erkrankt der Mensch?).

Alle Tonusstörungen bis hin zur voll ausgeprägten spastischen Lähmung haben ihre Ursache darin, dass die Durchdringung der Gliedmaßen und ihrer Muskulatur durch Astralleib und Ich-Organisation nicht locker genug sind; dass sie sich nicht so immer wieder lösen können, wie es notwendig wäre. Die therapeutischen Bemühungen richten sich letzten Endes auch darauf, diese Lockerung und Lösung wieder herbeizuführen.

Gerade dieses ist es, was sich bei Fortbestehen der tonischen

Nackenreflexe, besonders des asymmetrischen tonischen Nackenreflexes, zeigt. Ich-Organisation und Astralleib greifen zu heftig ein. Die erste, reflektorische Phase der kindlichen Bewegungsentwicklung mit ihrem menschheitlichen Charakter kann aber die Ich-Organisation noch nicht in sich hinein aufnehmen. Diese reflektorische Phase ist von solcher Art, dass Ich und Astralleib gleichsam von «außerhalb» an der Bewegungsentwicklung, an der Ordnung des ganzen reflektorischen Bereiches während des ersten Lebensjahres arbeiten. Erst wenn das geschehen ist, können sie so weit immanent eingreifen, dass ungefähr das Gehen erreicht wird. Dieses Eingreifen und Sich-tiefer-Verbinden mit den Gliedmaßen kann dann aber eben so geschehen, dass mit jedem Bewegungsansatz sogleich die Lösung wieder gegeben ist.

Zusammenfassend können wir sagen: Vom Standpunkt der Ich-Entwicklung aus betrachtet, ist die erste reflektorische Phase der Bewegungsentwicklung dadurch gekennzeichnet, dass Ich-Organisation und Astralleib weitgehend von außen wirken. Wenn sie – physisch gesehen im Zusammenhang mit einer Gehirnschädigung – eine Bewegungsstruktur, die zum Abklingen bestimmt ist, nämlich zum Beispiel den asymmetrischen tonischen Nackenreflex, sozusagen unrechtmäßig ergreifen und so fortbestehen lassen, entsteht ein pathologischer Zustand.

6. *Die Nachahmungsmotorik*

Wenden wir uns nun der Entwicklungsphase der kindlichen Bewegung zu, die wesentlich von der Nachahmung bestimmt ist. Man kann hier den Begriff des Modells anwenden, wie ihn Rudolf Steiner in seinem *Heilpädagogischen Kurs* (GA 317) gebraucht. Er weist dort darauf hin, dass der vererbte Leib der sich inkarnierenden Individualität zunächst als Modell dient. Sie arbeitet durch die Kindheit hindurch mehr oder weniger intensiv daran, um ihn den eigenen Bedürfnissen immer besser anzupassen. Dieser Vorgang hat für die ganze Biographie des Menschen ein großes Gewicht, und ihn zu erfassen ist eine wesentliche heilpädagogische Aufgabe.

Etwas Ähnliches spielt sich ab, wenn das Kind die Entfaltung seiner Motorik durch die Nachahmung der es umgebenden Menschen vollzieht. Es ist offenbar nicht möglich, dass aus der Reflexmotorik unmittelbar und direkt sich die Individualmotorik entwickelt. Vielmehr gibt eben dieses «Modell», das der Erziehende in seiner Motorik gleichsam vor das Kind hinstellt, diesem die Möglichkeit, allmählich die nachgeahmte «Modell-Motorik» durch immer fortschreitende Änderung zu seiner eigenen zu machen. Es ist aber auch insofern damit eine weitere Stufe der Individualisierung gegeben, als der Nachahmungsvorgang gegenüber den Eltern schon einen sehr viel individuelleren Charakter hat, als das für die Reflexmotorik der Fall ist, die ja, wie wir gesehen haben, des Individuellen weitgehend entbehrt. Anders ausgedrückt bedeutet die Nachahmungsmotorik schon einen höheren Grad von «Verinnerlichung» der Ich-Organisation und des Astralleibes, gegenüber der Reflexmotorik. Aber immer noch ist die Verinnerlichung nicht ganz vollzogen

Dass die nachahmende Bewegungsphase gerade keine Äußerlichkeit darstellt, sondern, wie wir sagten, tief in das leibliche und moralische Wesen des Kindes eingreift, hat seine Ursache darin, dass in der kindlichen Bewegung der «außerleibliche Teil» noch ganz überwiegt, die Verinnerlichung, von der die Rede war, sich also noch ganz in den Anfängen befindet. Da die kindliche Seele sich in viel umfassenderer Weise, als das bei dem erwachsenen Menschen der Fall ist, über die Grenze des eigenen Leibes ausdehnt, kann auch viel mehr in die eigene nachahmende Bewegung aufgenommen werden als im späteren Leben. Rudolf Steiner (GA 310, 19.7.1924) bemerkt in Bezug auf dieses Lebensalter: «Ich möchte sagen, die Seele des Kindes geht noch heraus in die Umgebung, erlebt die Umgebung intim mit, und zwar in einem viel stärkeren Zusammenhang, als im späteren Lebensalter.»

Wir müssen also denken, dass es im Wesen der Seele liegt, über den eigenen Leib hinaus sich ausdehnend, wie in einem Resonanzgeschehen, an der nachgeahmten Bewegung im geistigen Sinne in voller Realität teilzuhaben. Dabei wird diese, bildlich gesprochen, seelische Willenssubstanz in die eigenen Bewegungsvorgänge, auf den eigenen Stoffwechselprozess übertragen. Dass dieses möglich ist, hängt mit der bestimmten leiblich-seelischen Konstitution dieses Lebensalters zusammen. Es zeigt aber mit aller Deutlichkeit, welchen Einfluss der außerleibliche Bereich nicht nur auf die Formung, sondern damit zugleich auf das Seelisch-Inhaltliche der Bewegung, so wie sie sich dann leiblich auslebt, haben kann. Es zeigt sich zudem, um das noch einmal zu erwähnen, von wie anderer Art die «Außenwirksamkeit» der Seele in dieser Entwicklungsphase ist, als das in dem Reflexalter der Fall war.

Alle diese beobachtbaren Vorgänge fügen sich in keiner Weise in die Vorstellung vom nervös-motorischen Teil der Bewegungsentstehung. Denn die Nachahmungsgestalt der Bewegung sowohl in ihrer sichtbaren Erscheinungsweise als auch in ihrem seelischen Gehalt kann doch keinesfalls erst im «motorischen» Teil des nervösen Ablaufes entstehen.

Sowohl der Willensimpuls dazu und sein moralischer Charakter als auch das, was der nachahmenden Bewegung ihre Form und Gestalt gibt, liegt schon weit «davor», nämlich dort, wo der nachgeahmte Bewegungsablauf vor sich geht.

Durch die nachahmend vollzogenen Bewegungen geht also «Etwas», eine gestaltende und bildende Kraft, etwas Willensartiges, auf das Kind über. Dieses «Etwas», diese Kraft, könnte auf keine andere Weise sonst in der gleichen Art auf das Kind wirken. Ich möchte an dieser Stelle ein etwas ausführlicheres Zitat Rudolf Steiners zu dieser Frage einfügen. Er weist darauf hin, dass das Kind in der Zeit vor dem Zahnwechsel, in der besonders das kindliche Knochengerüst herausgestaltet wird, nur für gewisse Bereiche der umgebenden Außenwelt Interesse hat, aber nicht für alles:

«Es hat nur Interesse für das, was man nennen kann: Gesten, Gebärden, Bewegungsverhältnisse. Nun müssen Sie bedenken, dass ja das Bewusstsein des Kindes zuerst traumhaft, dämmerhaft ist, dass es ganz dumpf zuerst wahrnimmt, und erst allmählich lichtet sich das Wahrnehmungsvermögen. Aber im Wesentlichen bleibt es so, dass das Kind während der Zeit zwischen der Geburt und dem Zahnwechsel mit seiner Wahrnehmung an allem haftet, was Gesten, Gebärden, Bewegungsverhältnisse sind, und so daran haftet, dass es in dem Augenblick, wo es eine Bewegung wahrnimmt, den inneren Drang fühlt, sie nachzuahmen» (GA 310, 19.7.1924).

Es wird dann geschildert, welche Beobachtungen man bei der Bewegungsentwicklung eines Kindes anstellen kann. Diese Beobachtung ist von großer Wichtigkeit, denn darin, wie ein Kind sich bewegt, drückt sich seine «allerursprünglichste Lebensregung» aus. Und dann heißt es weiter: «Und in diesem Sich-Bewegen tritt sichtlich die Tendenz auf, an den anderen sich anzuschmiegen: Eine solche Bewegung so auszuführen, wie sie Vater oder Mutter oder die sonstigen Mitglieder der Familie ausführen. Das Nachahmungsprinzip tritt in der Geste, in der Gebärde zutage. Denn alle Gebärde ist als erstes in der menschlichen Entwicklung vorhanden, und die Gebärde setzt sich innerlich um in die besondere Einrichtung des menschlichen, physischen, seelischen und geistigen Organismus, und sie setzt sich um in die Sprache.» Dieses Prinzip wird mit großer Ausschließlichkeit geschildert, wenn weiter davon die Rede ist, dass das Kind bis zum Zahnwechsel nichts anderes aufnimmt als die Geste, also etwas Bewegungsmäßiges, und sich gegen alles andere abschließt.

«In der Zeit vom ersten bis siebten Jahr ist das Leben des Kindes in der Geste vorherrschend – aber Geste im weitesten Sinne, und Geste, die beim Kinde lebt in der Nachahmung. Das müssen wir in der Erziehung scharf berücksichtigen; denn eigentlich nimmt das Kind bis zum Zahnwechsel nichts anderes auf als die Geste, schließt sich ab gegen alles andere. Wenn wir zum Kinde sagen: Mache das so, mache jenes so, – so hört es das eigentlich nicht, beobachtet es nicht. Nur wenn wir uns selber hinstellen und es ihm vormachen, macht es das nach. Denn es arbeitet das Kind nach der Art, wie ich selber meine Finger bewege, oder schaut etwas nach der Art an, wie ich es anschaue, nicht nach dem, was ich ihm sage. Es macht alles nach. Das ist das Geheimnis der kindlichen Entwickelung in der Zeit bis zum Zahnwechsel, dass es ganz der Imitation lebt, ganz in der Nachahmung dessen, was ihm im allerumfassendsten Sinne äußerlich als Geste entgegentritt.»

Das ist dadurch möglich, dass die leib-seelische Konstitution des Kindes sich in der angedeuteten Weise von derjenigen des Jugendlichen oder Erwachsenen unterscheidet: «In dieser Zeit besteht nämlich ein gewisser innerer Zusammenhang zwischen dem Kinde und der Umgebung, der handelnden Umgebung, der sich später verliert» (GA 310, 19.7.1924).

Wir können hier anhand der kindlichen Entwicklung einen tiefen Blick auf das innere Wesen der Bewegungsvorgänge werfen. Im späteren Lebensalter ist das schwerer zu erkennen und zeigt sich nicht mehr so deutlich. Wir werden dann auch darauf hingewiesen, was diesem so außerordentlich stark wirksamen Nachahmungsdrang des Kindes oder, besser gesagt, der kindlichen Seele eigentlich zugrunde liegt. Dieses Verhältnis des Kindes zu Geste und Gebärde seiner Umgebung hat einen «naturhaft-religiösen Charakter». Das Kind kann sich dem gar nicht entziehen, sofern eben die Nachahmungsfähigkeit nicht aus irgendwelchen Gründen erschwert ist. Man erkennt, welch tiefgreifende Störung eine pathologische Einschränkung der Nachahmungsfähigkeit bedeutet. Es ist offensichtlich, dass diese Vorgänge die größte Bedeutung für den ganzen späteren Lebenslauf haben. Für unsere Betrachtung ist besonders interessant, wie sehr die Bewegung dazu veranlagt ist, aus der Umwelt, hier zunächst allein aus der menschlichen Umwelt, etwas aufzunehmen, was anders nicht erlangt werden kann. Das bedeutet gleichzeitig, dass das Kind dadurch den Einflüssen seiner Umgebung auf die tiefgreifendste Weise ausgesetzt ist.

Wieder muss man sagen, dass die Beziehung des Kindes zur Geste und Gebärde seiner Umgebung niemals diesen «naturhaft-religiösen» Charakter haben könnte – ohne den der Mensch ein asoziales, aber auch zur Individualität und Freiheit unfähiges Wesen würde –, wenn die Bewegung nur das Resultat der Vorgänge im sogenannten motorischen Teil der Nervenbahn wäre.

Wenn wir noch einmal fragen, worin denn dieser «gewisse innere Zusammenhang» des Kindes mit seiner handelnden Umgebung, der sich in dieser Stärke später verliert, wohl besteht, so ist es unverkennbar, dass es sich um einen seelisch-übersinnlichen Vorgang handelt. Man könnte es mit einer Art von Resonanzgeschehen vergleichen, das die nachahmende und die nachgeahmte Bewegung verbindet. Das Kind nimmt in seine Bewegung etwas Willenshaftes auf, das auf sein ganzes Wesen wirkt, aber von den Willensqualitäten bestimmt ist, die in der nachgeahmten Bewegung lebendig sind. Zum Beispiel schildert Rudolf Steiner an einer anderen Stelle (GA 306, 20.4.1923), wie auf diese Weise das Dankbarkeitsgefühl als eine allgemeine Seeleneigenschaft sich im Kind entwickeln kann. Es sind nicht bestimmte Handlungen und ihr äußerer Zweck, die im tieferen Sinne das Nachahmungsgeschehen ausmachen, es ist mehr die Empfänglichkeit des Kindes für sinnvolle Gebärden. Die Dinge wirken nicht als zweckgerichtete Handlungen; sie wirken als Gebärden. Auf diese Weise wird beispielsweise eben das Dankbarkeitsgefühl in dem Kinde zur Entwicklung gebracht, da der Erwachsene in der Willensqualität seiner Bewegungen, seiner sinnvollen Gebärden, etwas von Dankbarkeitsgefühl in sich trägt. Die nachahmende Bewegung ist also eigentlich, um bei diesem Beispiel zu bleiben, die einzige Art und Weise, auf die das Kind die seelische Kraft der Dankbarkeit aufzunehmen vermag. Natürlich spielen Sinnesprozesse dabei eine Rolle: Sehen, Hören, der Eigenbewegungssinn. Diese Sinnesprozesse als solche würden aber keinesfalls die Wirkung auf das Kind haben, die durch die nachahmende Bewegung hervorgerufen wird. Sie allein würden nicht den Zusammenhang zwischen dem Kind und seiner handelnden Umgebung in dem oben genannten Sinne begründen können.

III.

7. Seelenleben und Bewegungsstörungen des Kindes

Nun vermittelt aber auch das Bewegungserlebnis gegenüber der gegenständlichen Umgebung tiefgreifende Wirkungen auf das Lebensgefühl des Kindes. Ich möchte hier versuchen, etwas darzustellen, was ganz aus der heilpädagogischen Beobachtung pathologischer Bewegungsformen sich ergibt, aber als solches doch auch manches Licht auf das Bewegungsproblem überhaupt zu werfen vermag. Es zeigt sich nämlich eine eigentümliche Beziehung zwischen dem Seelenleben des im weitesten Sinne bewegungsgestörten Kindes und der Art der Bewegungsstörung. Das Urbildliche dabei liegt im Verhältnis zum Raum. Verliert sich das Kind in dem Raum oder verharrt es gleichsam in einem vorräumlichen Zustande?

Nehmen wir ein Kind mit einer spastischen Lähmung. Seine Bewegungsabläufe haben entsprechend der vorliegenden Form der Lähmung festgelegte Züge im Gangbild, in der Arm- und Handhaltung und so weiter. Dadurch ist die Bezogenheit auf die Gegenstandswelt, auf den Raum, mehr oder weniger stark eingeschränkt. Die Bewegung, beziehungsweise die Bewegungsintentionen sind zu stark leibgebunden, bleiben gleichsam im Leiblichen «stecken», können sich nicht genügend vom Leib ablösen. Die Erfahrung des Raumes bleibt unvollkommen.

Ein solches Kind findet nicht, sagen wir, den rechten Bewegungsablauf, um sich auf einen Stuhl zu setzen. Man hat den Eindruck, das Bewegungsgefühl spielt nicht zwischen dem Leib und dem Stuhl. Das Kind muss mühsam den Leib auf den Stuhl befördern, nicht nur aus mechanischen Gründen, sondern weil der Stuhl nicht in das Bewegungsgefühl eingeschlossen ist. Rein aus dem Bewegungsempfinden heraus entsteht nicht jene bestimmte Bezogenheit zwischen Stuhl und Leib, die notwendig ist, um sich in flüssiger Weise setzen zu können. Diese Bezogenheit beruht aber nicht nur auf dem visuellen Wahrnehmen, sondern ist Teil des «Bewegungsmenschen». Der Zusammenhang mit der Umwelt wird nicht erreicht, der dafür notwendige seelische Ausdehnungsvorgang tritt nicht ein. Er kann nicht eintreten, weil die Art der spastischen Bewegungsstörung dies nicht möglich macht. Das bedeutet, Ich-Organisation und Astralleib sind im Sinne des weiter oben Gesagten so stark in den Leib beziehungsweise in die Gliedmaßen gebunden, dass ihre Lösung und den Leib übergreifende Ausdehnung nicht möglich ist. In dieser Ausweitung liegt aber gerade, wie wir noch sehen werden, das Raumerlebnis.

Es gibt dagegen andere Kinder, beispielsweise solche, die dem autistischen Formenkreis angehören, bei denen ganz gegensätzliche Verhältnisse vorliegen. Sie können sich durch eine besondere Geschicklichkeit auszeichnen. Ihr Bewegungsorganismus fließt so stark mit der Welt zusammen, dass das Abgrenzungserlebnis der eigenen Gestalt ungenügend bleibt. Sie verlieren sich im Bewegungsablauf in einem solchen Maße an die Welt, dass ein Aufrechterhalten des eigenen Gestaltgefühles kaum möglich macht, während das cerebral-paretische Kind dagegen gewissermaßen gefangen ist in dem Überbewusstsein der Starrheit seiner Gestalt. Die eigenartige Empfindlichkeit vieler autistischer Kinder für Änderungen in ihrer gegenständlichen Umwelt hat eben wohl ihre Ursache darin, dass die Umwelt nicht nur als solche, sondern ganz im Zusammenfließen mit der eigenen bewegten Leiblichkeit erlebt wird. Daraus werden dann alle möglichen Bewegungszwänge.

Sehr interessant ist in dieser Beziehung auch das Verhalten kleptomaner Kinder. Man hat den Eindruck, dass ihr Bewegungsorganismus in ganz besonderer Weise mit der Umwelt zusammenfließt. Ihre Gliedmaßen werden buchstäblich dort hingezogen, wo die zu entwendenden Dinge sich befinden, ohne dass dafür besondere Überlegungen nötig wären. Es grenzt manchmal geradezu ans Wunderbare, mit welcher buchstäblich schlafwandlerischen Sicherheit sie Geld oder andere Dinge finden und entwenden. Ebenso eindrucksvoll ist die Faszination autistischer Kinder für technische Geräusche und Maschinen, zum Beispiel einen laufenden Motor. Wieder hat man den Eindruck, dass nicht mehr deutlich unterschieden wird zwischen dem eigenen Leib- und Bewegungs-Erlebnis und dem – bildlich gesprochen – Zusammenfließen mit der betreffenden Maschine. Ich und Astralleib werden gleichsam aufgesaugt von der Welt, können ihr Eigenwesen nicht mit genügender Kraft aufrecht erhalten.

Man kann daran bemerken, dass das Bewegungsgeschehen in einer Art von Übergangsraum zwischen Leib und Welt vor sich geht; dass es weitgehend von der Gestaltung dieses Übergangsraumes mitbestimmt und -geformt ist. Bewegung ist so etwas wie ein Grenzphänomen, das sich zwischen Leib und Welt abspielt. Harmonische Individuation der Bewegung ist nur möglich, wenn eine Mittellage zwischen beiden Extremen immer wieder gefunden wird. Diese aber ist natürlich nicht messbar, sondern nur beobachtbar.

Beide Abweichungsrichtungen von der gewissermaßen idealen Mittellage spiegeln sich auch in entsprechenden Veränderungen des kindlichen Seelenlebens. Zu stark leibverhaftete Bewegung bedeutet bei vielen davon betroffenen Kindern einen Mangel an Seinserfahrung, Lebenssicherheit und Urteilsfähigkeit, auch an Initiative. Das Verfangensein in der Welt dagegen erscheint mehr als Schwäche der Persönlichkeit, als Beeinträchtigung der menschlichen Beziehung, als ungenügendes Ich-Erleben, als Sich-Verlieren in der Welt. Der Mittelpunkt im eigenen Wesen kann nicht genügend gefunden werden.

Diese Gegebenheiten, die immer wieder zu beobachten sind, finden eine gewisse Erklärung, wenn wir eine grundlegende, öfters zitierte Darstellung Rudolf Steiners zur Hilfe nehmen. Sie beschreibt das gegensätzliche Verhältnis des Menschen zur Sinneswelt bezüglich Sinneswahrnehmung und Bewegung. Die Frage wird aufgeworfen, wie sich Sinneswahrnehmung im Zusammenhang mit der Nerventätigkeit auf der einen Seite und Bewegungsfähigkeit, verbunden mit dem Wollen, andererseits in den Organismus einordnen: «In die Sinne erstreckt sich die Außenwelt wie in Golfen hinein in das Wesen des Organismus. Indem die Seele das im Sinne vor sich gehende Geschehen umspannt, nimmt sie nicht an einem inneren organischen Geschehen teil, sondern an der Fortsetzung des äußeren Geschehens in den Organismus hinein ... Und in einem Bewegungsvorgang hat man es physisch auch nicht mit etwas zu tun, dessen Wesenhaftes innerhalb des Organismus liegt, sondern mit einer Wirksamkeit des Organismus in den Gleichgewichts- und Kräfteverhältnissen, in die der Organismus gegenüber der Außenwelt hineingestellt ist. Innerhalb des Organismus ist dem Wollen nur ein Stoffwechselvorgang zuzueignen; aber das durch diesen Vorgang ausgelöste Geschehen ist zugleich ein Wesenhaftes innerhalb der Gleichgewichts- und Kräfteverhältnisse der Außenwelt; und die Seele übergreift, indem sie sich wollend betätigt, den Bereich des Organismus und lebt mit ihrem Tun das Geschehen der Außenwelt mit» (GA 21, Kap. IV.6 Die physischen und die geistigen

Abhängigkeiten der Menschen-Wesenheit). – Es folgt dann der Hinweis auf die fälschliche Gliederung der Nerven in sensorische und motorische. Eine solche Gliederung steht dem Verständnis dieser Verhältnisse durchaus entgegen.

Die angeführten Beobachtungen zeigen ganz deutlich, dass die Seele in sehr wechselndem Ausmaß «den Bereich des Organismus übergreift» und das Geschehen der Außenwelt mitlebt. Auf diesem Hintergrund ist es sehr zutreffend, wenn Poppelbaum (1950) sagt: «Aus den in die Haut eingeschlossenen Teilen des Menschen ist die Bewegung nicht zu begreifen.»

8. Die Bewegung als Grenzphänomen der Seele

E. Straus kommt in seinem Buch *Vom Sinn der Sinne* in dem Kapitel über den Zusammenhang des Empfindens und Sich-Bewegens auf die Frage der Grenzen zu sprechen. Er findet sie als Ausdruck der Beseeltheit eines Wesens, Mensch oder Tier, aber nicht bei einem anorganischen Gegenstand. Eine Metallkugel hat für ihn in diesem Sinne keine Grenzen, weil sie sich nicht als eine eigene Einheit zur Welt verhält. Tier und Mensch haben diese Grenzen, «aber nicht Kraft ihrer materiellen Natur als räumlich-dingliche Gegebenheit, sie haben sie nur als Beseelte. Als solche, das heißt als Sich-Empfindende und Sich-Bewegende, sind sie in einem Totalitätsverhältnis zur Welt» (Straus 1935). Insofern kann man bei ihnen von einer Grenze sprechen. Es ist sehr interessant, dass Straus die Frage der Grenze mit der Beseeltheit zusammenbringt. Er tut dies sowohl für die Sinnesempfindungen als auch für die Bewegung. Nicht die Haut ist die Grenze beseelter Wesen, sondern das, was in den Sinnesempfindungen und Bewegungen als «Totalitätsverhältnis zur Welt» immer wieder neu entfaltet wird. In Bezug auf die Bewegung hebt Straus dann noch einmal ausdrücklich hervor, dass darin ein Wesen über seine Grenze hinausreicht. Ich zitiere diesen Satz wörtlich: «Das Totalitätsverhältnis ist ein potentielles. Es wird in den einzelnen Empfindungen aktualisiert und jeweilig begrenzt; im Sich-Bewegen dringt das Individuum über seine jeweiligen Grenzen hinaus, um sich in neue Grenzen eingeschlossen zu finden; von einem Jetzt gelangt es zu einem neuen Jetzt, von einem Hier zu einem anderen Hier. Hier und Jetzt gehören zu jeder Empfindung und zu jeder Bewegung. Das Hier und das Jetzt sind der Ausdruck der Aktualisierung, der Begrenzung und der Jeweiligkeit des Totalitätsverhältnisses» (Straus 1935).

Was das in aller Konkretheit wirklich bedeutet, dass das Individuum als ein Beseeltes im Bewegen über seine Grenzen hinausdringt, ist allerdings nur einsehbar, wenn man einen geisteswissenschaftlich verstandenen Begriff der Seele zugrunde legen kann. Es zeigt sich bei solchen Auseinandersetzungen immer wieder ganz deutlich, dass alles Verständnis der Bewegungsvorgänge abhängt von einer Einsicht in das Eigenwesen der Seele – im anthroposophischen Sinne des Astralleibes – in ihrem teils den Leib durchdringenden, teils den Leib übergreifenden Verhältnis zu diesem. Wenn oben von der Bewegung als Grenz-Phänomen die Rede war, so sollte damit gerade auf dieses leibdurchdringende, aber eben auch leibübergreifende Wesen der Seele hingedeutet werden.

In einer großen Anzahl von schriftlichen und mündlichen Darstellungen hat Rudolf Steiner die menschliche Seele so charakterisiert, dass wir sie als eine Bildung erkennen, die ein Sein in sich darstellt, die leibgebunden, aber auch leibfrei sein kann, das heißt sich in einem vielfältig wechselnden Leibverhältnis befindet. Urbildlich in dieser Beziehung ist der Rhythmus von Schlafen und Wachen. Hier ist es ganz deutlich, dass das Verhältnis der Seele zum Leib in einem ständigen Wechsel begriffen ist. Aufwachen und Einschlafen sind keine nur punktuellen Ereignisse, sondern solche, die lange vor dem erlebten Moment des Erwachens beziehungsweise des Einschlafens beginnen und sich danach auch fortsetzen, vertiefen. So ist das Verhältnis der Seele zum Leib niemals ein statisches, vielmehr befindet sie sich stets entweder in einem Einschlaf- oder Aufwachprozess, das heißt in einem Leib-Lösungs- oder Leib-Bindungs-Vorgang. Was wir als Aufwachen oder Einschlafen empfinden, ist nur ein herausgehobener Teil des ganzen Geschehens.

Ähnliche Gegebenheiten, also kein statisches, sondern ein bewegliches Seele-Leib-Verhältnis, sollten auch in Bezug auf die Bewegungsvorgänge erwogen werden. Ich meine damit, dass im Hinblick auf die wechselnde Grenze der Bewegungsvorgänge und auf den Teil der Bewegung, von dem Poppelbaum (1950) meint, dass er nicht aus den in der Haut eingeschlossenen Teilen des Menschen zu begreifen sei, ähnlich sich wandelnde Leib-Seele-Verhältnisse vorliegen werden, wie das, wenn auch in anderer Art, in Bezug auf den Rhythmus von Schlafen und Wachen der Fall ist. Wir kommen also zu der Einsicht, dass die Seele sich in einem solchen Verhältnis zum Leib befindet, dass sie unter bestimmten Gegebenheiten die Vorgänge in den «Gleichgewichts- und Kräfteverhältnissen» der Umwelt mit vollziehen und diese dadurch gleichsam als ihre eigenen Inhalte erfahren und individualisieren kann.

Zwei Voraussetzungen, die sich menschenkundlich aus geisteswissenschaftlicher Sicht ergeben, scheinen das zu ermöglichen. Die eine besteht darin, dass die Seele nicht unmittelbar den materiellen Leib durchdringt, sondern allein durch Vermittlung des Bildekräfte-Leibes (Steiner 1904 und Poppelbaum 1952). Die Plastizität dieses Letzteren ist notwendig, um die Voraussetzungen für die Beweglichkeit der Seele im hier gemeinten Sinne, für ihre «Elastizität» zu schaffen. Dabei sollen jene eigentümlichen Bildungen erwähnt werden, die als Phantomgliedmaßen bekannt geworden sind. Man meint damit die seit über hundert Jahren bekannte Tatsache, dass nach Verlust einer Gliedmaße die unbezweifelbare Empfindung bestehen bleibt, als sei sie dennoch weiter vorhanden. Diese physisch nicht vorhandenen, aber für den Betreffenden doch vorhandenen Gliedmaßen werden als Phantomgliedmaßen bezeichnet. Eine Reihe von diesbezüglichen Beobachtungen und Literaturhinweise wurden vom Verfasser an anderer Stelle (v. Arnim 1971) zusammengestellt. Das Wesentliche liegt aber in Folgendem.

Zunächst ist es die fraglose Selbstverständlichkeit, mit der die Realität der Phantomgliedmaßen erlebt wird. Ein Konflikt darüber, dass etwas da und doch nicht da ist, tritt hier nicht auf. Das kommt sehr gut in der Bemerkung eines Amputierten zum Ausdruck, der in Bezug auf die Möglichkeit eines solchen Widerspruches bei seiner Phantomhand nur sagte: «Die rechte Hand denkt sich eben nichts dabei.» Eine weitere Eigenschaft der Phantomgliedmaßen ist ihre Eigenbeweglichkeit, die darin besteht, dass sie sich ausdehnen oder in den Stumpf hinein zurückziehen, sich verkrampfen oder entspannen können. Die Gelenke werden als Orte besonders deutlicher Phantomerlebnisse beschrieben. Solche Veränderungen in der Ausdehnung der Phantome können sich allmählich entwickeln, aber auch durch eine «Berührung» momentan bewirkt werden. Schließlich haben sich anlässlich von Untersuchungen bei Frühamputationen und auch bei angeborenem Gliedmaßenmangel deutliche

Beobachtungen darüber ergeben, dass die Phantome sich im Laufe der Kindheit entwickeln. Zum Beispiel beschrieb ein elfjähriges Mädchen mit angeborenem Mangel beider Unterarme und Hände die Entwicklung der Phantome mit sechs Jahren. Sie war auch in der Lage, ihre Phantomfinger beim Zählen zu benutzen (Poeck 1964).

Wie kann man diese Phänomene verstehen? Im Allgemeinen wird angenommen, dass das Phantomerlebnis vom Nervensystem her an den Ort der betreffenden Gliedmaße «projiziert» wird. Das ist aber doch keine befriedigende Lösung. Ich möchte hier zwei Persönlichkeiten zu Wort kommen lassen, die sich über ein Jahrhundert hin von einem spirituellen Gesichtspunkt aus mit dieser Frage beschäftigt haben. Der eine ist der Heilpädagoge Karl König. Für ihn ist die Phantomgliedmaße ein «wahrhaft Wirkliches», das seine Grundlage im menschlichen Ätherleib hat. Er sagt: «Es ist jene übersinnliche Gliedmaße, die auch sonst das ‹normale› physische Bein oder den physischen Arm, Hand und Finger bewegt. Durch die Amputation wird ‹nur› die materielle Gliedmaße entfernt; die übersinnliche aber bleibt erhalten, falls sie schon völlig entwickelt ist. Ist das – wie bei kleinen Kindern – noch nicht der Fall, dann kann das Erlebnis des Phantoms bis zum Schulalter sistieren. Dann aber kommt es zur ‹Geburt› der Phantomarme und -hände» (König 1965).

Er weist also auf die eigentliche Bedeutung dieser Phantomgliedmaßen – wir könnten auch sagen Äthergliedmaßen – für den Bewegungsablauf der physischen Gliedmaßen hin.

Das Bewusstwerden der Phantomgliedmaßen nach Amputation oder bei angeborenem Gliedmaßenmangel ist gewissermaßen nur eine Nebenerscheinung. Ihre eigentliche Funktion haben sie gerade in der Durchdringung der physischen Gliedmaße und in der Vermittlung zwischen Astralleib und physischem Leib bei jedem Bewegungsablauf. Sie entwickeln sich auch, wie aus den erwähnten Beobachtungen hervorgeht, etwa so wie der Ätherleib, der sich am Ende des ersten Jahrsiebts aus der physischen Leiblichkeit herausformt, «geboren» wird. Meines Erachtens hängt die tiefgreifende Wirkung der Nachahmungsmotorik auch damit zusammen, dass physische und ätherische Gliedmaße noch inniger verbunden sind, als das im späteren Alter der Fall ist.

Die andere Persönlichkeit, die sich unter spirituellen Gesichtspunkten ziemlich genau hundert Jahre früher mit der Frage der Phantomgliedmaßen auseinandergesetzt hat, ist Georg Friedrich Daumer, der bekannte Lehrer Kaspar Hausers. Er sprach 1867 davon, dass jedes organische Gebilde eine Idee, ein Urbild zur Grundlage hat und dass erst dadurch die materielle Gestalt erscheinen kann. Diese Idee ist kein lebloser Schatten, sondern hat Leben und Dasein. Er fährt dann fort: «Die Idee, von der hier die Rede ist, muss schon ohnehin und von vornherein etwas zugleich Reales, Lebendiges sein; und wenn sie sich einen Leib im gemeinen Sinne des Wortes anschafft, so ist das ein zweiter, durch welchen sie nur ins Extrem der Äußerlichkeit übertritt. Dass außer dem Letzteren noch ein anderer, innerer vorhanden ist, verrät sich auf die merkwürdigste Weise durch jene höchst sonderbaren und rätselhaften Empfindungen, die man ‹Integritätsgefühle› nennt und die unten zu besonderer Sprache kommen sollen. Menschen, die ein Glied verloren, haben doch noch das Gefühl, als besäßen sie dasselbe, ja sie leiden wohl sogar noch Schmerzen darin – Schmerzen zum Beispiel in einem abgenommenen Fuß, einem Gliede, das gar nicht mehr da ist! Das scheint der barste Unsinn zu sein, und doch ist es eine bekannte, unzweifelhafte Tatsache. Es kommt auch vor, dass Menschen, die schon von Geburt an verstümmelt sind, das ihnen fehlende Glied empfinden. Dies ist dieser innere Leib, dieses, schon ohne den äußeren, gewissermaßen leibliche Urbild des äußeren, sichtbaren Leibes.» Worauf Daumer in der Zeit des machtvoll heraufkommenden Materialismus gerade noch hindeuten konnte, ist durch die geisteswissenschaftliche Einsicht auf neue Weise verstehbar geworden.

Rudolf Steiner weist nun darauf hin, dass jeder physischen Bewegung eine Bewegung der ätherischen Gliedmaßen vorausgeht (GA 275, 29.12.1914). Strecke ich den Arm aus, um etwas zu ergreifen, so vollzieht sich diese Bewegung zunächst in dem ätherischen Arm, die physische Gliedmaße ist gewissermaßen in diese ätherische Bewegung eingebettet und wird erst «nachgezogen». Man kann an der Flüssigkeit und Geschicklichkeit, beziehungsweise dem Ungeschickten, Stockenden, Unharmonischen einer Bewegung diese Verhältnisse ganz gut beobachten. Rudolf Steiner erwähnt in diesem Zusammenhang nicht die Phantomgliedmaße; es ist aber sehr naheliegend, in diesen Vorgängen eine Funktion der Phantomgliedmaßen zu sehen. Dass sie im Allgemeinen nur nach Amputation oder angeborenem Mangel der physischen Gliedmaßen wahrgenommen werden, heißt ja eben nicht, dass sie bei Vorhandensein der physischen Gliedmaße keine Funktion hätten. Wir haben schon hervorgehoben, dass im Gegenteil gerade dort ihre eigentliche Funktion zu suchen ist. Die Phantom- oder Äther-Gliedmaße ist also, können wir sagen, die erste Stufe der Auflockerung der Leibesgrenze. Es sind übrigens dieselben Kräfte, die dem Kind zur Aufrechte verhelfen, die es in die Leichte heben, wenn es laufen lernt.

Es besteht weiterhin ein Zusammenhang der Bewegung mit der Zeit. In den Äthergliedmaßen ist enthalten die Kraft des passenden zeitlichen Ablaufes für eine bestimmte Geste oder Bewegung. Jede Bewegung trägt die ihr eigentümliche Zeit in sich. In ihr entfaltet sie sich, wie eine Pflanze sich im Wachstum entfaltet. Der Ätherleib ist der Bereich im Menschen, der die Kraft zu zeitlichen Gestaltungen in sich trägt. Rudolf Steiner hat ihn ja auch als *Zeitenleib* bezeichnet. Er hat als solcher die Plastizität, um die Bewegungsgestalten aufzunehmen, die der Wirksamkeit der Seele, des Astralleibes, entstammen. Alle Bewegungsabläufe sind in besonderer Weise Ausdruck des Zusammenhanges zwischen Ätherleib und Astralleib. Die Qualität der plastischen, in sich ständig veränderbaren, sich ausdehnenden oder zusammenziehenden ätherischen Gliedmaße, so wie wir das von den Beschreibungen der Phantomgliedmaße kennen, ist unabdingbar als Vermittler zwischen der physischen Gliedmaße und der Bewegungsimpulsierung, die von der Seele ausgeht. Die Bewegung erhält durch die Wirksamkeit der ätherischen Kräfte ihre Flüssigkeit, durch die Wirksamkeit der Seele ihre Form. Bezüglich der Wirksamkeit der ätherischen Gliedmaße muss man sagen: Die Bewegung wird dadurch nicht in einen gewissermaßen vorgegebenen zeitlichen Ablauf gebracht, sondern mit jeder Bewegung entsteht durch diese überhaupt das zeitliche Element der Bewegung. Die Bewegung ist in dieser Beziehung ständig entstehende Zeit, ist ein unmittelbarer Werdevorgang.

Wäre das nicht der Fall, so würde die Bewegung immer in der Gefahr sein, zur Haltung oder sogar im Sinne des oben Gesagten zur Lähmung zu erstarren. Das wäre eben auch bei einer «motorischen» Nervenwirkung der Fall. Alle krampfartigen Störungen der Bewegung beruhen in dieser Beziehung darauf, dass die ätherische Wirkung zu schwach ist und der Bewegungsfluss, gewissermaßen die Zeitgestalt der Bewegung, nicht genügend zustande kommen kann

– unberührt davon, was sonst die jeweilige Ursache einer solchen Bewegungsstörung sein mag.

Aus der heilpädagogischen Praxis kann man sagen, dass die Bewegung nicht nur in krampfartigen Zuständen, in diesem Sinne «erstarren» und ihren Zeitfluss verlieren kann. Vielmehr gibt es auch mannigfaltigste Bewegungszwänge, bei denen man es mit dem gleichen Grundproblem zu tun hat. Zum Beispiel sind autoaggressive Verhaltensstörungen mit Beißzwängen bekannt, bei denen ganz merkwürdige «starre» Bewegungsabläufe der Hände zum Mund auftreten (Lesch-Nyhan-Syndrom); oder der Zwang, jeden Menschen, der in die Nähe kommt, mit dem Finger anzutippen; oder etwas wegzuwerfen und vieles Ähnliches mehr. Dann kann in der Bewegung der starre, gewissermaßen aus der Werdezeit herausgenommene Ablauf nicht aufgelöst werden. Ganz allgemein können wir sagen: In der Bewegung spielen stets zwei Prinzipien ineinander, ein formgebendes und ein den Bewegungsfluss, im Sinne einer aus sich heraus stets neu entstehenden Zeit, in Ganghaltendes. Anthroposophisch ausgedrückt, handelt es sich um das Verhältnis von Astralleib und Ätherleib. Dieses Verhältnis ist außerordentlich bestimmend für die Art des ganzen Bewegungsablaufes.

Es sei hier noch erwähnt, das Beuytendijk (1956) in seinem Buch über die menschliche Haltung und Bewegung in dem Kapitel über die vitale Zeit folgende Bemerkung macht: «Zwischen der Dauer und der Form einer Bewegung gibt es einen funktionellen Zusammenhang. Wenn die Geschwindigkeit sich verändert, so verändert sich die Form und umgekehrt.» Als Beispiel wird die Handschrift erwähnt, aber auch die Fortbewegung eines Hundes oder Pferdes. Für uns sind besonders die menschlichen Verhältnisse im Hinblick auf die Entwicklung der Individualmotorik bedeutungsvoll. Denn in dem Zusammenspiel von Form und Zeit liegt eine der Quellen zur Ausreifung der unverwechselbaren menschlichen Individualmotorik. Es kann hier vielleicht noch erwähnt werden, dass Karl König, den das Bewegungsproblem tiefgreifend beschäftigt hat, in seinem Handexemplar des Beuytendijk'schen Buches zu der zitierten Stelle die Randbemerkung gesetzt hat: *Hier liegt ein Urphänomen der Bewegung vor.*

9. Bewusstseinsstufen in der Verbindung des Seelischen mit dem Leiblichen

Die andere der zwei Voraussetzungen, von denen oben im Zusammenhang mit dem Wirken der Gleichgewichts- und Kräfteverhältnisse der Umwelt auf die Bewegung die Rede war, ist schwieriger zu erfassen. Sie steht im Zusammenhang mit den unterschiedlichen Bewusstseinsstufen, die der verschiedenen Verbindung des Seelischen mit dem Leiblichen eigen sind. In dem bereits zitierten Buch *Von Seelenrätseln* (1917) hat Rudolf Steiner diese Verhältnisse dargelegt. Wir haben gesehen, dass die Seele, indem sie sich wollend betätigt, den Bereich des Organismus übergreift und mit ihrem Tun das Geschehen der Außenwelt miterfährt. Diese Feststellung muss zusammen gesehen werden mit der vorausgehenden Zuordnung der drei Bereiche des Seelenlebens, des Denkens, Fühlens und Wollens, zu den drei leiblichen Bereichen, dem Nerven-Sinnes-System, den rhythmischen Vorgängen (besonders des Atmens) und den Stoffwechselvorgängen. Darin liegt gerade die grundlegende Klärung der Tatsache, dass der Leib-Seele-Zusammenhang nicht nur das Nervensystem betrifft, sondern die Gesamtheit unseres leiblichen Seins. Damit verbunden sind die drei unterschiedlichen Bewusstseinsstufen, die der Mensch in sich trägt. In Rudolf Steiners Formulierung: «Nun ist in der Seele ein vollbewusstes waches Erleben nur für das vom Nervensystem vermittelte Vorstellen vorhanden. Was durch den Atmungsrhythmus vermittelt wird, das lebt im gewöhnlichen Bewusstsein in jener Stärke, welche die Traumvorstellungen haben. Dazu gehört alles Gefühlsartige, auch alle Affekte, alle Leidenschaften und so weiter. Das Wollen, das auf Stoffwechselvorgänge gestützt ist, wird in keinem höheren Grade bewusst erlebt als in jenem ganz dumpfen, der im Schlaf vorhanden ist» (Steiner 1917).

Diese Einsicht ist für das Bewegungsverständnis unentbehrlich. Rudolf Steiner vergleicht das Verhältnis, in dem sich das Erlebnis des Vorstellens zu demjenigen des Wollens befindet, mit einer farbigen Fläche, innerhalb derer sich ein schwarzes Feld befindet. Das Wollen entspricht gewissermaßen dem «Nicht-Vorstellen», ausgedrückt durch das schwarze Feld innerhalb des farbigen Vorstellungsfeldes. Dieses Nicht-Vorstellen wird dann verglichen mit dem Erleben der Unterbrechungen des bewussten Lebenslaufes durch die im Schlaf zugebrachte Zeit. «Aus diesen verschiedenen Arten des bewussten Erlebens ergibt sich die Mannigfaltigkeit des seelischen Erfahrens im Vorstellen, Fühlen und Wollen».

Das Mitleben des Geschehens der Außenwelt in der wollenden Betätigung der Seele ist also ein Vorgang, der sich in einem Bewusstsein vollzieht, das mit dem Schlaf verglichen werden muss. Wir hatten anfangs schon einmal eine entsprechende Bemerkung Rudolf Steiners zitiert, wollen sie hier aber noch einmal wiederholen: «Von dem Willen, wie er in einer Armbewegung, in einer Beinbewegung lebt, wissen wir nicht mehr, als wir von dem wissen, was sich abspielt zwischen dem Einschlafen und dem Aufwachen» (GA 207, 15.10.1921). Wir haben in der Vorstellung von der Bewegung, die wir machen wollen, also in etwa das Erlebnis, das dem Einschlafen entspricht, und mit der Vorstellung der vollzogenen Bewegung das entsprechende des Aufwachens. Etwas überspitzt könnte man sagen: Die eigentliche Bewegung nehmen wir überhaupt gar nicht wahr – oder höchstens in einer ganz ins Imaginative gehenden Weise –, sondern was wir wahrnehmen, ist nur eine Folge von Haltungen, die uns als Bewegung erscheint.

Schlafbewusstsein bedeutet aber, dass eine andere Bindung, ein anderes, gelösteres Verhältnis zwischen Seele und Leib besteht, als das im vollen Wachbewusstsein der Fall ist. So wie im Nachtschlaf die Seele sich «weitet» und an geistigen Vorgängen teilhat, von denen sie im intensiv leibgebundenen Wachzustande getrennt ist, so bedeutet eben Schlafbewusstsein in Bezug auf die Willens- und Bewegungsvorgänge auch eine Erweiterung über den Leib hinaus. Schlafbewusstsein und Begrenzung der Seele auf den Leib wäre ein Widerspruch in sich.

Das Verständnis dieser Gegebenheiten lässt sich nochmals vertiefen durch eine grundlegende Darstellung, die sich im *Heilpädagogischen Kurs* (GA 317) findet. Es handelt sich um die Schilderung der zweifachen Erscheinungsweise des Ich im Zusammenhang mit der menschlichen Gestalt. In *Von Seelenrätseln* sind mit der dort geschilderten Dreigliederung des leiblich-seelischen Zusammenhanges die Voraussetzungen für das im *Heilpädagogischen Kurs* Mitgeteilte gegeben. Rudolf Steiner geht hier zunächst von der möglichen Vorstellung einer räumlich-gestaltbezogenen Anordnung der Wesensglieder aus. Diese könnte, mit dem Ich beginnend, entweder zentrifugal sein oder auch zentripetal. Man kommt so zu der Vorstellung, dass das Ich zum einen ein reines Innenerlebnis ist, dann folgen Astralleib, Ätherleib, physischer Leib als seine Hüllen. Oder das Ich ist reines Außenerlebnis, und die Reihenfolge ist dann umgekehrt. Die zweifache Erscheinung des Ich hat also entsprechende Folgen für die anderen menschlichen Wesensglieder oder Hüllen in Bezug auf unsere Gestalt. Nun ist es offensichtlich, dass das Innenerlebnis des Ich dem Kopf, das Außenerlebnis den Gliedmaßen zugeordnet ist. Der mittlere rhythmische Bereich stellt einen Übergang dar. Wir tragen also, mit den Worten Rudolf Steiners, «vermittelt durch den mittleren Teil des rhythmischen Organismus eigentlich zwei vollständig polarisch entgegengesetzte Wesenheiten in uns».

Diese menschenkundlichen Gegebenheiten sind eine wesentliche Grundlage unseres Gedächtnisses. Die Eindrücke, die im Kopfbereich durch die Sinne aufgenommen werden, «haben ihre Spiegelbilder in der Stoffwechsel-Gliedmaßen-Organisation». Sie verschwinden dann aus dem Kopfbereich, bestehen aber fort in der Stoffwechsel-Gliedmaßen-Organisation, dort aber unbewusst oder eben in jenem Zustand, den wir als Vergessen bezeichnen. Es muss also immer in Betracht gezogen werden, dass der Kopfbereich derjenige des Bewusstseins und der Vorstellungsbildung ist; wogegen wir den Stoffwechsel-Gliedmaßen-Bereich als Willensbereich in uns tragen, bezüglich dessen wir ja schon erwähnt haben, dass er dem Schlafbewusstsein entspricht. Die zentrifugale Anordnung der Wesensglieder im Kopfbereich, ausgehend von dem Innenerlebnis des Ich, ist also die dem Wach-Bewusstsein entsprechende; die zentripetale Anordnung, für die Gliedmaßen ausgehend von dem Außenerlebnis des Ich, die dem Schlafbewusstsein entsprechende. In Bezug auf das Gedächtnis wurden diese Verhältnisse schon einmal eingehender erörtert (v. Arnim 1974).

In dieser Darstellung des *Heilpädagogischen Kursus* ist eine wesentliche Aussage über Bewegungsvorgänge enthalten, wenn auch in der Beschreibung nicht direkt auf die Bewegung hingewiesen wird. Man kann aber doch daraus eine grundlegende Tatsache im Hinblick auf das Zustandekommen der Bewegung entnehmen. Ich meine damit die Gegebenheit, dass Ich und Astralleib nicht unmittelbar «in» der Gliedmaße ihren Platz haben, wie das in dem bewusstseinsbildenden Kopfpol der Fall ist, sondern, in dem hier gemeinten Sinne, gewissermaßen die Gliedmaße von außen «umspielen». Ich möchte noch einmal die Formulierung Rudolf Steiners in Bezug auf die Anordnung der Wesensglieder im Stoffwechsel-Gliedmaßen-Bereich hier anführen: «Dagegen im Stoffwechsel-Gliedmaßen-System haben Sie die Sache so, dass eigentlich überall außen in der Wärme- und Drucksinnlichkeit des Organismus, überall außen vibriert das Ich, und vom Ich ausgehend vibriert nach innen der Astralleib, dann weiter drinnen wird es ätherisch, und in den Röhrenknochen wird es physisch nach innen» (GA 317, 30.6.1924).

Dass Ich und Astralleib außen in der Wärme- und Drucksinnlichkeit vibrieren, kann für das Bewegungsproblem ja nur bedeuten, dass Bewegung eigentlich gar nicht möglich wäre, dass der Zusammenhang mit der Welt verloren ginge, dass die Bewegung gewissermaßen erstarren würde, wenn im Stoffwechsel-Gliedmaßen-Bereich Ich und Astralleib so angeordnet wären, dass sie «innen» ihre Wirksamkeit zu entfalten hätten. Ich erwähnte schon, dass allen krampfartigen Erscheinungen im Bewegungsorganismus eine zu starke Wirkung des Astralleibes im Physischen zugrunde liegt. Das heißt hier aber nichts anderes, als dass der Astralleib zu sehr «innen» wirksam ist, dass damit sozusagen auch ein «falsches» Bewusstsein in den Gliedmaßen entsteht. Es bedeutet ebenso, dass der Ätherleib dann seine Aufgaben nicht in richtiger Weise erfüllen kann; wir könnten auch sagen, der Ätherleib kann durch die dann zu starke Wirkung des Formprozesses den harmonischen Bewegungsfluss nicht mehr möglich machen. Für die ganze Auffassung der Bewegungsvorgänge ist dies ein sehr sprechendes und lebendiges Bild: Ich und Astralleib, die Gliedmaße umgebend, sie auf der einen Seite dadurch immer wieder hinführend in die Bewegungsvorgänge der Welt, auf der anderen Seite sie individualisierend. In diesen Vorgängen finden wir eine wesentliche Quelle der Entstehung der Individualmotorik. Sie ist Ausdruck der für jeden Menschen anderen Gegebenheiten von Ich und Astralleib, so wie sie um die Gliedmaße wirken.

Ich möchte hier noch einmal hinweisen auf die früher erwähnte Äußerung Rudolf Steiners, dass jede gesunde Bewegung eine angefangene Lähmung ist, die sogleich in ihrem Anfang wieder aufgehoben wird. Dadurch, dass Ich- und Astralleib «außen» gelegen sind, kann bei jedem neuen Bewegungsansatz sogleich wieder die «Lockerung» eintreten, die notwendig ist, damit keine Lähmung aus der angefangenen Bewegung wird. Das wäre nämlich sogleich der Fall, wenn die genannten Wesensglieder zu sehr Innen-Charakter annähmen. Die Neigung dazu ist bei pathologischen Bewegungsformen sehr häufig vorhanden.

Wenn die Vorstellung von der zweifachen Konstitution des Ich und seiner Wirksamkeit in der Bewegung auch eine schwierige ist, so ist sie für das Bewegungsverständnis überhaupt doch sehr erhellend. Denn dadurch wird jener Zusammenhang zwischen der Bewegung als Willensvorgang im Stoffwechsel und der Bewegung als Teil der Welt hergestellt. Seele und Ich wirken im Muskelstoffwechsel und in der Welt zugleich. Das mit der Bewegung verbundene Seins-Erlebnis, das wir eingangs dem aus der Sinneswahrnehmung hervorgehenden Urteil gegenüber gestellt haben, entspringt der Wirksamkeit des «Außen-Ich». Dieses ist es, das auch zusammen mit dem Astralleib den Bewegungsraum, den wir als Grenzbereich zwischen Leib und Welt bezeichnet haben, aufbaut. Von seiner Kraft hängt es ab, wie harmonisch oder wie einseitig und ungenügend individualisiert die Bewegung schließlich sich formt.

Hier begegnen wir auch einem Phänomen von großer sozialer Bedeutung. Man kann nämlich beobachten, dass gerade die Fähigkeit zur Nachahmung sehr davon bestimmt ist, wie jenes Ich und der Astralleib, die die Gliedmaßen von außen umgeben, konstituiert sind. Wenn sie, wie wir das schon für Kinder mit autistischen Verhaltenszügen erwähnt haben, zu sehr mit der Welt zusammenfließen, von ihr aufgesaugt werden, gelingt die Nachahmung nicht oder nur ungenügend. Hellmut Klimm (1981) hat der Schwäche dieses peripheren Ich eine wesentliche Bedeutung für das autistische Verhalten beigemessen. Wir haben in dem Verhältnis zwischen Nachahmungsfähigkeit und Hingezogensein in die Gegenstandswelt eine sehr eigentümliche, aber höchst eindrucksvolle Erscheinung vor uns. Ein Junge geht beispielsweise völlig auf in dem mechanischen Ordnen der Gegenstände seiner unmittelbaren Umwelt. Der Zugang zu den Menschen seiner Umgebung ist ihm verschlossen. Er kann sie nicht einmal anschauen. Die Motorik ist dementsprechend einförmig und ausdrucksarm.

Man sieht, wie die bewusste Ich-Vorstellung, die «innen» im Haupte erlebt wird, einem unbewussten, aber das Seins-Gefühl tragenden Ich-Erlebnis «außerhalb» der Gliedmaßen gegenübersteht. Das Auftreten der Ersteren ist zu einem wesentlichen Teil von der Art des Letzteren bestimmt. Mit anderen Worten, wie der Bewegungsraum von Ich und Astralleib gestaltet wird, ist bezeichnend für das Bewusstsein.

Nach allem bisher Gesagten ist es undenkbar, dass die Funktion des peripheren Ich und Astralleibes durch einen Nervenprozess (motorische Nerven) hervorgerufen sein könnte. Diese Wesensglieder wirken aus der ihnen innewohnenden Kraft unmittelbar in die Muskulatur der Gliedmaßen. Was der motorische Nerv wahrnimmt, ist der schicksalhafte Bewegungsimpuls; nicht die Form der Bewegung, sondern was sie für den sich Bewegenden bedeutet – wenn diese Wahrnehmung auch weitgehend unbewusst bleibt. Deswegen war ja die wahrnehmungsvermittelnde Natur der efferenten Nerven fast gar nicht bemerkt worden.

IV.

10. Die Funktion der Synapsen bei der Bewegung

Rudolf Steiner hat im gleichen Jahre, in dem die grundlegende Darstellung über den einheitlichen wahrnehmenden Charakter des Nervensystems in *Von Seelenrätseln* (1917) erstmalig in Buchform erschienen ist, in einem Vortrag (GA 179, 2.12.1917) diese Dinge noch einmal ausführlich dargelegt. Wir wenden uns dieser Darstellung zu, insofern sie als eine Erläuterung zu den bisher betrachteten Phänomenen genommen werden kann. Sie leitet auch hin zu wichtigen sozialen Aspekten des Bewegungsgeschehens.

Es wird dabei insbesondere deutlich, welche große Bedeutung eine wahre Nervenlehre und ein geisteswissenschaftliches Verständnis der Bewegung für das ganze allgemeine zivilisatorische Leben haben. Diese Fragen greifen auch tief in die menschliche Selbsterkenntnis, das heißt in das Verständnis des Menschseins im Allgemeinen ein. Es zeigt sich, dass Bewegung nicht nur Lokomotion im äußeren Sinne bedeutet, sondern dass jeder Bewegungsvorgang hinreicht in jenes Gebiet, das wir geisteswissenschaftlich als die den Menschen umgebende geistige Welt betrachten.

Rudolf Steiner geht in dem genannten Vortrag vom 2. Dezember 1917 von einem ganz einfachen Schema aus: Wahrnehmender, afferenter Nerv – Synapse – efferenter, «motorischer» Nerv (siehe Zeichnung). Er wendet sich zunächst scharf gegen die Vorstellung, an der Synapse könnte die intendierte Bewegung auf den «motorischen» Nerven übergehen und durch diesen auf die Muskulatur übertragen werden. Vielmehr wird der Bewegungsimpuls schon am Beginn

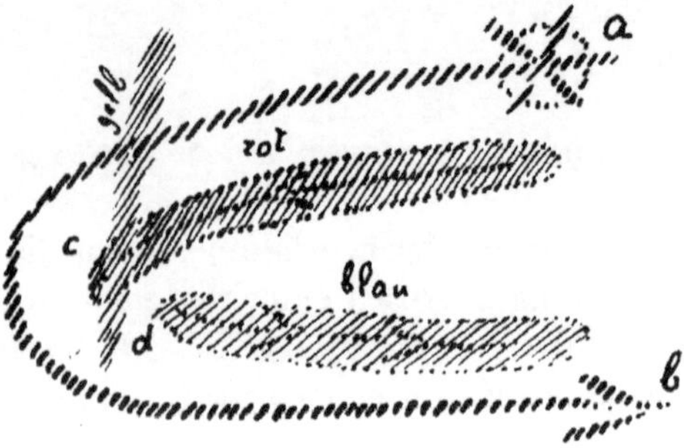

des afferenten Nervenabschnittes mit der Vorstellung, die sich dort bildet, verbunden.

Wenn ich also beispielsweise einen Apfel sehe und die Hand ausstrecke, um ihn vom Baum zu pflücken, so ist gleichsam schon in dem Apfel enthalten der Bewegungsablauf, der von der Hand vollzogen werden muss, um ihn zu pflücken. Es werden also schon am Apfel Vorstellungs- und Bewegungsimpuls etwas sozusagen Einheitliches. «Wenn ich eine Hand bewege, dadurch veranlasst, dass ein äußerer Sinneseindruck auf mich gemacht worden ist, dann liegt der Impuls, dass diese Hand bewegt wird, schon vereinigt mit der Seele, mit dem Sinneseindruck, schematisch dargestellt, bereits hier» (GA 179, 2.12.1917). «Hier» bezieht sich auf die Zeichnung, die Rudolf Steiner machte, und meint den Ort des Sinneseindruckes. Dieses Geschehen wird einheitlich in der gesamten Nervenbahn, das heißt prä- und post-synaptisch wahrnehmend «gespiegelt»; in Rudolf Steiners Worten: «Wenn ein Willensimpuls stattfindet, lebt das Seelische schon befruchtet bei a, und geht durch den ganzen unterworfenen Nervenweg durch.» a ist in der Zeichnung eben der Ort des Sinneseindruckes. Wie der Bewegungsimpuls unmittelbar in die Muskulatur eingreift, entzieht sich dem

Bewusstsein, denn was in der Nervenbahn sich abspielt, ist ja nur eine gewissermaßen gespiegelte Wahrnehmung des Geschehens, nicht die Veranlassung der Bewegung.

Ich möchte hier eine Einschiebung machen bezüglich der Wirksamkeit des Astralleibes und dabei das Gestalthafte einer gesunden Bewegung erwähnen. Jede Bewegung hat einen Anfang und ein Ende; was immer ich tue, etwas nehme, weglege, eine Gebärde ausführe, stets zeigt sich für den einzelnen Bewegungsablauf eine Gestalt. Wenn das nicht der Fall ist, handelt es sich um einen pathologischen Zustand. Wie und wo entstehen die Bewegungsgestalten? Es ist eine Wirksamkeit des Astralleibes. Rudolf Steiner vergleicht diese Tätigkeit des Astralleibes mit den bekannten Chladnischen Klangfiguren (GA 124, 7.3.1911). Staub auf einer Metallplatte formt sich zu bestimmten Figuren, wenn die Platte mit einem Violinbogen gestrichen wird. So ist der Astralleib von einer äußerlich nicht wahrnehmbaren Klangkraft durchsetzt, die die Bewegungsfiguren, die Gestalt unserer Bewegungsabläufe hervorruft. Das geschieht, indem der Astralleib unmittelbar den Muskel durchdringt: «Etwas wie eine Art Musikalisches durchdringt unseren Astralleib, und der Ausdruck dieser Tonentwicklung ist die Muskelbewegung.» Ob es sich um einen Reflex, eine Arbeitsbewegung oder um eine freie Geste handelt, immer ist der Astralleib mehr oder weniger zusammen mit der Ich-Organisation in diesem Sinne gestaltend wirksam.

Kehren wir zu unserem Beispiel zurück, so bildet der Astralleib an dem Apfel die entsprechende Bewegungsgestalt, die aber eben nicht entlang der Nervenbahn geleitet wird, sondern auf eine Weise, die sich unserem Bewusstsein entzieht, unmittelbar in den Muskel eingreift. Man hat den Eindruck, dass es sich um eine Art von Parallelvorgang handelt: Das unmittelbare Wirken des Astralleibes und die das Geschehen spiegelnde Wahrnehmung in der Nervenbahn. Es zeigt sich hier übrigens noch einmal deutlich die Nachahmungstendenz der Bewegung gegenüber der Welt, die wir eingangs erwähnten. Es ist auch zu sagen, dass der Sinnesvorgang, etwa des Sehens, nicht genügen würde, um die Bewegungsgestalt im Astralleib zur Entstehung zu bringen. Der Sinnesvorgang allein ist dazu nicht befähigt, sondern es bedarf der gestalt-bildenden, im verhüllten Musikalischen enthaltenen Kraft des Astralleibes.

Wir sagten, wie der Bewegungsimpuls beziehungsweise die Bewegungsgestalt in den Muskel eingreift, entzieht sich unserem Bewusstsein. Es geschieht nicht auf dem Nervenwege. Ein hier von Rudolf Steiner erwähntes Phänomen ist aber sehr bedeutsam, nämlich dass die wahrnehmende Nervenleitung unterschiedliche Bewusstseinsstufen beinhaltet, das heißt, die Stärke der Wahrnehmung ist verschieden in dem prä-synaptischen und post-synaptischen Abschnitt. «Wenn wir eine Vorstellung mit einem Willensimpuls zusammen formen in a (siehe Zeichnung), so wird dieser Impuls von a aus weitergeleitet. Indem er von c auf d (die Synapse) überspringt, schwächt sich das Ganze so ab für unser Bewusstsein, für unser bewusstes Erleben, dass wir das Weitere, was wir nun in uns erleben, die Erhebung der Hand und so weiter, nur mit der geringen Intensität des Bewusstseins erleben, die wir sonst auch im Schlaf haben. Wir sehen das Wollen erst wiederum, wenn die Hand sich bewegt, wenn wir wieder von einer anderen Seite her eine Sensation haben» (GA 179, 2.12.1917). Rudolf Steiner wiederholt dann noch einmal, dass wir eigentlich nur mit demjenigen Teil unseres Wesens, welcher vor den Synapsen liegt, wachen; was dahinterliegt, also der post-synaptische Teil wird von uns «verschlafen». Jetzt folgt eine entscheidende Formulierung, die dem ganzen Bewegungsproblem erst das volle Gewicht gibt:

«… und alles dasjenige, was nun unter der Nervenunterbrechungsstelle liegt, wird von der geistigen Welt heraus direkt gebildet, geschaffen.»

Die Offenheit gegenüber der geistigen Welt, die der Mensch in sich trägt, wenn ihm das auch nicht immer bewusst wird, wäre nicht vorhanden, wenn der post-synaptische Bereich von einem motorischen Nerven bestimmt würde, anstatt von der geistigen Welt heraus direkt gebildet zu sein. Es ist hier auch erkenntlich, dass die Wahrnehmung des Bewegungsgeschehens in seinem inneren Ablauf durch den efferenten Nerven nicht ein Sinnesvorgang sein kann, denn es handelt sich nicht um das Wahrnehmungsfeld eines der Sinne, sondern um einen Bereich, der direkt aus der geistigen Welt heraus gebildet wurde. Allerdings reichen die Folgen dessen, was sich hier abspielt, besonders wenn es sich um pathologische Zustände handelt – denken wir an die Zwangsbewegungen oder die spastischen Lähmungen – auf mittelbare Weise ja ins Bewusstsein herein.

Es hat sich uns also noch von einer anderen Seite gezeigt, was das bedeutet, dass, wie wir eingangs zitierten, unsere Absicht als Mensch geradezu darauf hingeht, die Bewegung der Welt durch unsere Gliedmaßen nachzuahmen. Des Weiteren zeigt sich uns an der Betrachtung des post-synaptischen Nervenabschnittes, in welcher Weise pathologische Bewegungsformen in das eingangs erwähnte Seinserleben eingreifen können.

Unter den vielfältigen Funktionen der Synapsen wollen wir schließlich zwei erwähnen, die menschenkundlich besonders hervortreten. Einmal ist es das Verhältnis der menschlichen Individualität zu ihrer Bewegung. Wodurch kommt die Empfindung zustande: Ich bewege mich? Was macht es, dass ich die Bewegung als meine erlebe? Hier sind es diese Unterbrechungen des Nervensystems, die bewirken, dass der Mensch in das ganze Geschehen seiner Bewegung gewissermaßen mit seinem Ich hineinreicht und insofern sich die Bewegung in der Welt vollzieht, auch teil an dieser hat. Rudolf Steiner hebt hervor, dass der Bewegungsablauf «ein Naturvorgang» wäre, ohne dass wir «dabei wären», wenn die Nerven ein geschlossenes System ohne Synapsen wären. Dabei ist es sicher ganz unterschiedlich, in welchem Grad wir «dabei» sind. Es ist naheliegend zu denken, dass etwa bei einem Reflex wir bewusstseinsmäßig weniger dabei sind als bei einer sehr bewusst vollzogenen individuellen Geste. Andererseits ist das Verhältnis der menschlichen Wesenheit zu den Synapsen bei den Reflexen sicher ein viel festliegenderes als etwa bei individuellen Gesten. Überhaupt verhalten sich bewusste Handlungen in dieser Beziehung wohl anders als weniger bewusste oder unbewusste. Bei den Vorgängen, die als Konditionierung bekanntgeworden sind, handelt es sich darum, dass die betreffende menschliche Individualität gleichsam bis zu einem gewissen Grade aus den Nervenunterbrechungen herausgeschoben wird und dort persönlichkeitsfremde unindividuelle Verhaltensweisen eingefügt werden. Man möchte sagen, der Mensch der Gegenwart muss, bildlich gesprochen, über seine Synapsen wachen. Denn dort ist in gewisser Weise seine Freiheit begründet.

11. Die Quelle der Individualisierungskraft der Bewegung

Rudolf Steiner geht nun noch einen Schritt weiter, der sich ganz folgerichtig aus dem bisherigen ergibt, indem er von einer im Menschen gelegenen Grenze spricht. Diese

Grenze liegt zwischen dem Erleben in der physischen Welt und dem Erleben aus einer höheren Welt heraus. Sie ist in zwei Schichten vorhanden: Physisch wird sie gebildet durch die Gesamtheit der Unterbrechungen, die im Nervensystem enthalten sind. Man könnte sie geradezu aufzeichnen, wenn man alle Synapsen verbinden würde. Seelisch ist es die Schwelle zwischen dem wachen Bewusstsein des Vorstellungslebens und dem mehr unterbewusst bleibenden Willens- und Gefühlsleben. Man darf allerdings dabei nicht an ein aus dem Bewusstsein «verdrängtes» Unbewusstes denken, sondern an das Fühlen und Wollen, das seiner inneren Natur nach einen anderen Bewusstseinsgrad hat als das Denken.

Der Einsicht in diese im Menschen gelegenen Grenzen muss man große Bedeutung für unser Selbsterleben zumessen. Sie ist letzten Endes die Grundlage dafür, dass sich der Mensch überhaupt als ein geistiges Wesen empfinden kann. Es zeigt sich hier schon, dass die Nervenlehre durchaus über nur physiologische Fragen hinausgeht und weitreichende soziale und zivilisatorische Konsequenzen hat. Trüge der Mensch diese Grenze nicht in sich, könnte er keine Sicherheit über das Vorhandensein einer geistigen Welt gewinnen. Allerdings darf das nicht nur eine theoretische Einsicht bleiben, sondern muss Teil des eigenen Gestalterlebens werden. Wenn eingangs davon die Rede war, dass in der Bewegung das Sein der Welt unmittelbar erlebt wird, im Gegensatz zur beurteilenden Sinneswahrnehmung, dann hatte ich auch diese Gegebenheiten im Auge.

Wir sprachen weiter einleitend davon, dass die Bewegung ihrem inneren Wesen nach danach strebt, individuell zu werden und alles Gruppenhafte zu überwinden. Dem dienen auch, wie wir gesehen haben, bestimmte Stufen in der Bewegungsentwicklung des Kindes. Jetzt können wir sagen: Die Quelle für die Individualisierungskraft der Bewegung ist dort gelegen, wo «direkt aus der geistigen Welt heraus gebildet und geschaffen wird». Das ist es auch, was der sogenannte motorische Nerv wahrnimmt: nicht die äußere Form der Bewegung und ihre Stellung im Raum, wie sie in den Bereich des Eigenbewegungssinnes fällt, sondern das, was als geistige Kraft und moralische Absicht in dem sich bewegenden Muskel zur Erscheinung kommen will. Hier finden wir auch jene Wirksamkeiten von Ich und Astralleib wieder, die wir in der Darstellung des *Heilpädagogischen Kurses* als «von außen» die Gliedmaßen umgebend kennengelernt haben. Denn dieses «von außen» bedeutet ja nichts weiter, als das unmittelbar aufzunehmen, was eben aus der geistigen Welt heraus «direkt gebildet und geschaffen» wird. Dass der Mensch seine moralischen Intuitionen im Sinne von Rudolf Steiners *Philosophie der Freiheit* verwirklichen kann, hat hierin seine Ursache. Einen Nerven als Verursacher der Bewegung anzusehen, bedeutet eigentlich nicht mehr und nicht weniger, als den Menschen von den Quellen seiner Kreativität, seiner Individualisierungskraft, seinem Schicksal, mit anderen Worten, von der geistigen Welt abzuschneiden.

Das wahre Anliegen der Heilpädagogik richtet sich darauf, wo immer dieses Geschehen, so wie es sich im Bewegungsbild des Seelenpflege-bedürftigen Kindes offenbart, gestört ist, die Hilfe zu geben, die zu geben möglich ist.

Literatur

Arnim, G. von (1974): Vergessen und Erinnern, in: *Zum Heilpädagogischen Kurs Rudolf Steiners* (Heilpädagogik aus anthroposophischer Menschenkunde Bd. 1) Stuttgart ²1981.

– (1971): Körperschema und Leibessinne, in: Karl König, *Sinnesentwicklung und Leiberfahrung. Heilpädagogische Gesichtspunkte zur Sinneslehre Rudolf Steiners* (Heilpädagogik aus anthroposophischer Menschenkunde Bd. 5) Stuttgart ³1986.

Ayres, A. J. (1979): *Lernstörungen*, Heidelberg.

Beuytendijk, F. J. J. (1956): *Allgemeine Theorie der menschlichen Haltung und Bewegung*, Berlin.

Daumer, G. Fr. (1867): *Das Geisterreich in Glauben, Vorstellung, Sage und Wirklichkeit*, Dresden.

Klimm, H. (1981): Beobachtungen und Erwägungen beim Autismus, in: *Der frühkindliche Autismus als Entwicklungsstörung*, (Heilpädagogik aus anthroposophischer Menschenkunde Bd. 6) Stuttgart.

König, K. (1965): Die Wissenschaft an der Schwelle, in: *Die Drei* 35, H. 6: 385-392, Stuttgart.

– (1971): *Sinnesentwicklung und Leiberfahrung. Heilpädagogische Gesichtspunkte zur Sinneslehre Rudolf Steiners* (Heilpädagogik aus anthroposophischer Menschenkunde Bd. 5) Stuttgart ³1986.

Matthiass, H. (1966): *Untersuchungstechnik und Diagnose der infantilen Zerebralparese im Säuglings- und Kindesalter*, Stuttgart.

Poeck, K.(1964): Phantoms following amputation in early childhood and in congenital absence of limbs, in: *Cortex*, Vol. I, S. 296.

Poppelbaum, H. (1950): Warum nannte Rudolf Steiner sensible und motorische Nerven wesensgleich? in: *Der Beitrag der Geisteswissenschaft zur Erweiterung der Heilkunst. Ein anthroposophisch-medizinisches Jahrbuch* Bd. 1, Dornach-Basel.

– (1952): Begriff und Wirkungsweise des Ätherleibes. In: *Der Beitrag der Geisteswissenschaft zur Erweiterung der Heil-*

kunst, Bd. 3, Dornach. Nachdruck in: *Erscheinungsformen des Ätherischen* (Beiträge zur Anthroposophie Bd. 1), hrsg. von J. Bockemühl, Stuttgart ²1985.

Steiner, R. (1894): *Die Philosophie der Freiheit*, (GA 4) Dornach 1978.

– (1904): *Theosophie. Einführung in übersinnliche Welterkenntnis und Menschenbestimmung*, (GA 9) Dornach 1978.

– (1917): *Von Seelenrätseln*, (GA 21) Dornach 1983. I

– (GA124): *Exkurse in das Gebiet des Markus-Evangeliums*. Dreizehn Vorträge vom 17. Oktober 1910 bis 10. Juni 1911, Dornach 1963.

– (GA 179): *Geschichtliche Notwendigkeit und Freiheit*. Acht Vorträge vom 2. bis 22. Dezember 1917, Dornach 1977.

– (GA 207): *Anthroposophie als Kosmosophie*, 1. Teil. Elf Vorträge vom 23. September bis 16. Oktober 1921, Dornach 1981.

– (GA 275): *Kunst im Lichte der Mysterienweisheit*. Acht Vorträge vom 28. Dezember 1914 bis 4. Januar 1915, Dornach 1980.

– (GA 293): *Allgemeine Menschenkunde als Grundlage der Pädagogik*. Vierzehn Vorträge vom 21. August bis 5. September 1919, Dornach 1980.

– (GA 306): *Die pädagogische Praxis vom Gesichtspunkte geisteswissenschaftlicher Menschenerkenntnis*. Acht Vorträge vom 15. bis 22. April 1923, Dornach 1982.

– (GA 310): *Der pädagogische Wert der Menschenerkenntnis und der Kulturwert der Pädagogik*. Zehn Vorträge vom 17. bis 24. Juli 1924, Dornach 1965.

– (GA 317): *Heilpädagogischer Kurs*. Zwölf Vorträge vom 25. Juni bis 7. Juli 1924, Dornach 1979.

Steiner, R. und Wegman, I. (1925): *Grundlegendes für eine Erweiterung der Heilkunst nach geisteswissenschaftlichen Erkenntnissen*, (GA 27) Dornach 1984.

Straus, E. (1916): *Vom Sinn der Sinne*, Berlin 1935.

Ulich, E. (1974): Über verschiedene Formen des Trainings für das Erlernen und Wiedererlernen psychomotorischer Fähigkeiten, in: *Die Rehabilitation* 13, H. 2.

Weizsäcker, V. von (1940): *Der Gestaltkreis*, Stuttgart.

Wolfgang Schad

Das Nervensystem und die übersinnliche Organisation des Menschen

1. *Einleitung*

Wir leben nicht nur in einer pluralistischen Gesellschaft, sondern auch in einem Pluralismus der heutigen Wissenschaftsfelder. Und doch ist heute praktisch jeder, der nur etwas mit naturwissenschaftlich orientierter Bildung in Berührung gekommen ist – und wer wäre es nicht? – der Überzeugung, dass für das Leib-Seele-Verständnis des Menschen das Nervensystem eine zentrale Rolle spielt. Dabei bildet die Unterscheidung von leiblich-materieller Erfahrung und innerseelischem Tableau die wie selbstverständlich getroffene Voraussetzung. Denn für das heutige Bewusstsein lässt sich in jeder sinnlichen Wahrnehmung das gegebene Objekt von dem wahrnehmenden Subjekt unterscheiden. Was so auch am Menschen sinnlich objektivierbar ist, bezeichnen wir als seine Körperlichkeit. Wo aber das Subjekt nach sich selbst fragt und sich in der Selbsterkenntnis zu objektivieren beginnt, hebt sich schon die Unterscheidung von Subjekt und Objekt inhaltlich auf, denn: wie könnte das Subjekt zugleich sein Objekt sein? Das Innewerden des eigenen Ich trifft auf keine Gegenständlichkeit, die sinnesvermittelt ist, sondern ist die erste übersinnliche Erfahrung, die jeder Mensch vollziehen kann. Damit eröffnet sich aber zugleich um so drastischer die alte und neue Frage, wie die übersinnliche Organisation mit der körperlichen zusammenhängt.

Viele Antworten zu dieser Frage haben seit Beginn der Neuzeit besonders auf das Nervensystem hingezielt. Zwar hat schon der Schüler des Pythagoras, Alkmaion von Kroton um 520 v. Chr. wohl als erster vermutet, dass «im Gehirn die höchste und entscheidende Kraft der Seele wurzelt» (Oeser u. Seitelberger 1988), und zahlreiche Denker der erwachten Verstandeskultur von Plato (*Timaios* I,16) bis Leonardo da Vinci haben daran angeschlossen. Aber erst der in der Goethezeit bekannte Hirnforscher Franz Josef Gall (1758–1828) hat dann um 1809 als erster nachweisen können, dass der grauen Substanz im Großhirnmantel ein wesentlicher Anteil für die Aufrechterhaltung des normalen wachen Tagesbewusstseins zukommt. Auf der Suche nach einem leiblichen Sitz der seelischen Subjektivität wird so heute in weiten Kreisen das Nervensystem und insbesondere das Zentrum desselben, das Gehirn, angesprochen. Das geschieht weiterhin, auch wenn die Zentrenlehre der Hirnfunktionen durch die Hirnfelderlehre abgelöst worden ist und die mehr historisch begründete Überschätzung des Zentralnervensystems einer stärkeren Einschätzung der Bedeutung der peripheren Organsysteme gewichen ist (Birbaumer u. Schmidt 1990). Hinzu kommt, dass im naturwissenschaftlichen Menschenbild der Begriff der Seele durchgängig eliminiert worden ist. Die Selbsterfahrung des Subjektes ist allerdings durch noch so schlüssige Konstrukte, es gebe dasselbe als ein individuelles Ich gar nicht, keineswegs zu eliminieren gewesen, da die Selbstwahrnehmung kein Konstrukt ist, sondern alle Eigenschaften einer Erfahrung besitzt, die ein Gegebenes bemerkt, auch wenn sich dieses nicht einer Subjekt-Objekt-Trennung unterwerfen lässt (Feigl 1973; zur Computermaschinentheorie des Gehirns siehe die klare Kritik von Bernhard Hassenstein 1965).

Nun kann relativ leicht eingesehen werden, dass eine Anschauung, der Mensch als seelisch-geistiges Wesen sei nur über sein Zentralnervensystem mit seiner Leiblichkeit in Verbindung, zu einer hochgradigen Verarmung und damit Verkümmerung des menschlichen Selbstverständnisses führt. Die Leibentfremdung unserer Zivilisation und ihre Prävalenz für bloße Intellektualität sind die sichtbaren Folgen. Erich Fromm bezeichnete sie als Nekrophilie: Das Leben wird auf die Anschauung formalisierbarer Mechanismen reduziert, und danach wird gehandelt. Die Gefühlspolarisierung in Lust und Frust und die Handlungspolarisierung in selbstische Aggressivität und antriebslose Lethargie ergeben sich daraus stringent. Habe doch danach das Subjekt nie direkt mit seinem Leib und der Welt zu tun, sondern nur indirekt über das «Telegraphenamt» Nervensystem.

Direkt kenne es bestenfalls nur sich selber. Der geistverachtende Materialismus schlägt so leicht in einen weltvernachlässigenden Solipsismus um – und umgekehrt.

Rudolf Steiners noch lange nicht eingeholte Leistung war es, auf diese sich ja schon länger abzeichnende Entwicklung nicht mit moralisierenden Forderungen zu reagieren, sondern die Quelle dafür in einem naturwissenschaftlichen Denkmodell zu identifizieren und es zu kennzeichnen: das Modell des Nervensystems als eines automatischen Funktionskreises von Wahrnehmen und Handeln: die Theorie von dem Dualismus der sensitiven und der motorischen Nerven.

In den pädagogischen Vorträgen, die Rudolf Steiner vor

den Volksschullehrern der Kantone Basel-Stadt und Basel-Land im Jahre 1920 hielt (GA 301*), setzte er schon im 2. Vortrag mit für ihn ungewöhnlich scharfer Polemik den neurologisch wohl nicht gerade vorgebildeten Zuhörern das Thema drastisch vor. Er führte dabei dieses Denkmodell auf die Erfindung und Einrichtung des Telegraphen zurück: «Wäre die Telegraphie nicht da, so hätte man auch dieses Bild nicht gefunden.» Das hat sich zwar nicht bestätigt. Die Lehre von der Dualität der Wahrnehmungs- und Bewegungsnerven lässt sich historisch weit zurückverfolgen, nämlich bis Aristoteles (siehe die beiden ersten Beiträge dieses Buches). Den Vergleich der Nerven mit Telegraphendrähten hatten um 1850/1851 nahezu gleichzeitig Helmholtz und Du Bois-Reymond gezogen, nachdem ersterer erstmals die Leitungsgeschwindigkeit von Nerven bestimmen konnte (Koenigsberger 1902). Die folgenreiche Relevanz des daran geknüpften psycho-physiologischen Modells für den ganzen Umfang des sozialen Verständnisses ist aber gegeben, was Steiner seinen Zuhörern verdeutlichte mit den Worten: «Sehen Sie, wir würden ja wirklich geistig-seelisch als Menschen sehr voneinander getrennt sein, wenn wir geistig-seelisch so einander gegenüberstünden, dass wir eigentlich alles Fühlen und Wollen durch unsere Nerven in unserem Innern entwickelten und der ganze Mensch in seine Haut abgeschlossen gedacht werden müsste. Da wird das Seelische sehr isoliert. Und ich möchte sagen: So fühlen sich heute die Menschen, und ein getreues Abbild dieses Fühlens ist der antisoziale und immer antisozialer werdende Zustand Europas.» Es ist heute nach diesem von offenen

* Alle Äußerungen Rudolf Steiners über die motorischen Nerven sind mit Bibliographie-Nummer der Gesamtausgabe (GA) ab S. 303 zusammengestellt, die entsprechenden Stellen aus diesen Werken ab S. 316 angeführt.

und verdeckten Kriegen geschüttelten 20. Jahrhundert noch um vieles naheliegender, diese Diagnose zu teilen.

Solange – unverhohlen gesprochen – der Mensch vermeint, allein innen in seiner Schädelkalotte sich zu befinden und mittels der Verkabelung seines Leibes erst diesen Leib und dann die außerleibliche Welt mittelbar zu bemerken und so auch nur mittelbar in ihr tätig sein zu können, solange er in dieser abgeschotteten weltentfremdeten black box sich denkt, solange wird er auch in seinem Autismus weiter zunehmen. Die Grenze zwischen der ihm gesunderweise nötigen Weltdistanz als einer ersten Voraussetzung seiner individuellen Freiheit und andererseits seinen zunehmend autistischen Verhaltensweisen wird damit immer gleitender. – Nochmals: das alles ist nicht allzu schwer einzusehen und zu überschauen. Weit schwieriger ist die Aufgabenstellung, die Verquickung des Leib-Seele-Problems mit der Nerventheorie auf wissenschaftlichem Boden aufzudecken und zu wirklichkeitsnäheren und damit heilsameren Lösungen zu kommen. Vieles ist dazu in den vorausgegangenen Artikeln erneut beigetragen worden. Es sei hiermit versucht, einiges an möglichem Resumée zu ziehen und weitere Vorschläge zu machen.

In diesem Band ist vielfach dargestellt worden, welche Amputation das menschliche Selbstverständnis in seiner Umfänglichkeit erfährt, wenn dasselbe im Inneren des Leibes räumlich lokalisiert und einzig dort gesehen wird. Auf der anderen Seite wird der nach seiner gesamtheitlichen Existenz fragende Mensch nie den Verdacht loswerden, dass seine sinnlich gegebene Organisation in irgendeiner Weise seinem übersinnlichen Vermögen entspricht. Wie aber sind diese Entsprechungen beschaffen?

Dieses alte Leib-Seele-Problem kann mit allen bisher damit gemachten Erfahrungen auf das Ergebnis gebracht werden, dass seine Lösung nie im Gegenständlich-Räumlichen vorgefunden werden kann, weil die eine Hälfte des Problems, das Seelische, prinzipiell unräumlich ist. Christian Morgenstern ironisierte diese Frage mit dem köstlichen Gedicht «Wieviel Engel passen auf eine Kirchturmspitze?», die er spitzbübisch mit «keiner» ebenso wie mit «alle», beantwortete, also als sinnlos charakterisierte. Aber auch das Umgekehrte gilt: Das Leib-Seele-Problem ist nicht auf der inner-seelischen Beobachtungsebene lösbar, weil diese prinzipiell unräumlich ist und die Leibesdimension nicht erreichen kann. Hier führt die Descartes'sche Unterscheidung von res extensa und res cogitans einsehbar prinzipiell nicht weiter.

Nun ist aber jeder Mensch faktisch der lebende Zusammenhang beider Existenzweisen. Den Zusammenhang muss es also in der Wirklichkeit geben. Zwar nicht die Reflexion, aber die Erfahrung spricht dafür. Die verbindende Qualität, jene Brücke, muss, wenn sie nicht im Räumlichen und auch nicht im Seelischen vorfindbar ist, deshalb selbst ein *Un*räumliches sein und zugleich ein *Un*bewusstes. Die Brücke lässt sich also erst einmal nur mit dem umschreiben, was sie nicht ist. Dadurch wird aber auch verständlich, warum das Leib-Seele-Problem so lange unlösbar blieb: weil man nur Negativmerkmale für die Brücke fand.

Kann die Qualität der Brücke auch positiv erfahren und sprachlich beschrieben werden? Ja: es ist die Seinsebene der Zeit. Das ist inzwischen mehrfach bemerkt worden (siehe z. B. von Uslar 1973). Wir folgen hier der eigenen Erfahrung. Jedes leiblich lebende und beseelte Wesen kann es dadurch sein, dass es außer der Raumgestalt und der seelischen Konfiguration eine Zeitgestalt besitzt, die eine relativ eigenständige biologische Autonomie darlebt, sich in allen geordneten Stoffwechselprozessen rhythmischzyklisch äußert und die wir im allgemeinen Sprachgebrauch schon immer «das Leben» nennen. Die lebendige Zeitgestalt, anthroposophisch «Zeitleib», «Lebensleib» oder «Ätherleib» genannt, ist das faktische Bindeglied, das weder dem Gegenstandsbewusstsein noch der inneren Seelenbeobachtung völlig zugänglich ist und doch existiert. Von der Gegenstandsseite her haben sich die biologischen Wissenschaften in der Chronobiologie mit der neuerdings reichen Ausweitung der Forschung auf die Zeitgestalten der Organismen genähert (Hildebrandt 1984, 1997 u. Schad 2003, 2006, 2012).

Von der seelischen Beobachtung her hat in der medizinischen Untersuchung psychogener Organkrankheiten die Tiefenpsychologie und die Psychosomatik dieses sogenannte «Unbewusste der Seele» zu erfassen versucht. Die anthroposophische Forschung des Ätherischen versucht nicht nur von den Grenzgebieten, dem räumlichen oder seelischen Substrat aus, sondern innerhalb des Ätherischen selbst adäquate Methoden zu entwickeln. Ergebnisse sind um so mehr vorhanden, je mehr der Ätherleib selbst beim Forscher als Denkorgan benutzt wird (Schad 1985). Gleiches kann nur von Gleichem erkannt werden.

Diese Präambel sollte so den Methodenraum abstecken, innerhalb dessen die weiteren Ausführungen eingebettet sind. Sie werden vorwiegend beide Grenzflächen des lebendigen Zusammenhanges der übersinnlichen Organisation mit dem Nervensystem berühren, um gegen Ende den monistischen Zusammenschluss anzudeuten.

2. Zum Stand der Neurologie und zur Fragestellung

Heute ist weitgehend gesichert, dass in praktisch allen Nerven, die selbst ja immer Bündel aus vielen Neuriten darstellen, sowohl zentripetale (afferente) wie zentrifugale (efferente) Fasern vorkommen. Über die Richtungen der Erregungsleitungen kann es keinen Streit mehr geben, da sie mit Messgeräten objektivierbar sind. Für die Wahrnehmung der Gliedmaßenbewegung stehen dem Eigenbewegungssinn eigene sensible Fasern zur Verfügung, die nicht die efferenten Fasern sind. Es ist also erst einmal nötig, dass das sprachliche Missverständnis ausgeräumt wird, welches durch die vereinfachende Namengebung erzeugt worden ist. Können doch in vielen als sensitiv benannten Nerven ebenso efferente Leitungen nachgewiesen werden, wie in den sogenannten motorischen Nerven sensitive Fasern vorliegen. Für die übliche Namengebung ist das Mengenverhältnis beider Leitungsrichtungen zuständig. Der Nerv ist also meistens eine Mischung beider Leitungsrichtungen, wenn man nur genau genug untersucht. So befindet sich im afferenten Hörnerv das efferente Rasmussen-Bündel (Tractus olivo-cochlearis), über das die Reizschwelle beim Hören selektiv reguliert wird (mündl. Mitteilung Hensel). Auch beim Sehen tritt je nach Aufmerksamkeit eine Änderung der Netzhaut in der Empfindlichkeit ein. Umgekehrt gibt es – wie wir heute wissen – sogar in den motorischen Endplatten der quergestreiften Muskulatur zentripetale Fasern (siehe den Beitrag von Buchanan S. 71, Abb. 8). Es ist eben ein allgemeines Prinzip des Organismus, dass im lebendig gestalteten Teil selbst immer auch schon das Gesamt anzutreffen ist. Warum auch nicht? Es nutzt also nichts, um Steiners Vorschlägen scheinbar entgegenzukommen, in motorisch genannten Nerven zentripetale Leitungsvorgänge nachzuweisen und die zentrifugalen zu leugnen. Letztere sind damit nicht aus der Welt geschafft und nicht aus der Welt zu schaffen. Was meinte dann Steiner, wenn er die efferenten Nervenleitungen nicht für motorische hielt?

Die dualen Leitungsrichtungen erkannte Rudolf Steiner ausdrücklich an: «Wir haben zunächst den menschlichen Organismus. Wir verfolgen die zentripetalen und die zentrifugalen, die sogenannten sensitiven und motorischen Nerven. Ja, dieser Tatbestand ergibt sich. Ich kann diese Gründe voll würdigen ...» (GA 319, S. 83).* Für alle weiteren Überlegungen können wir naturwissenschaftlich und anthroposophisch gleicherweise davon ausgehen, dass die physischen Leitungsrichtungen im Nervensystem dual sind.

Rudolf Steiners ganzes Anliegen ist aber nun, diesen objektgegebenen Tatsachen nicht zugleich den psychologischen Dualismus von Sinnesempfindung und Handlungswillen zu unterlegen. Blicken wir noch einmal zurück. Das Bell-Magendiesche Votum – das geht aus den bisherigen Beiträgen hervor – schloss die seit der Spätantike über den Arabismus und die Renaissance tradierte Lehre von der Doppelnatur der Nerven im frühen 19. Jahrhundert durch Experimente an das morphologisch-anatomische Substrat an: Die hinteren Nervenwurzeln des Rückenmarks vermittelten die Wahrnehmungen von allen Rumpf- und Gliedmaßenorganen, die vorderen Nervenwurzeln den Willen zur Bewegung in der ausführenden Muskulatur der Peripherie. Bell sprach direkt von «voluntary muscles» (1826, siehe S. 77 in diesem Band). Danach bilden beide Nervenarten, die sensitiven wie die motorischen, zusammen einen Funk-

* Alle Seitenangaben sind in diesem Beitrag nach der neuesten Auflage der jeweiligen GA-Nummern zitiert.

tionskreis (Reflexbogen), der über das Zentralorgan (z.B. Rückenmark oder Gehirn) vermittelt ist.

Sieht man sich heute nach der vorhandenen Sachlage um, so ist festzustellen, dass dieses noch recht einfache Schema feiner differenziert worden ist. Die wichtigsten gesicherten Aussagen dazu sind:

1. Jeder Nerv ist ein Bündel zahlreicher Nervenfasern (Neuriten), unter denen sich zumeist sowohl «sensitive» wie «motorische» Fasern befinden. Wird ein Nerv als «sensitiv» oder «motorisch» bezeichnet, so besagt dies, dass er «überwiegend sensitive» oder «überwiegend motorische» Fasern enthält.
2. Jeder einzelne Neurit kann in beide Richtungen, zentralwärts oder peripherwärts Erregungen (Elektropotentialschwankungen) leiten. Die endgültige Leitungsrichtung im Nerv bestimmen zwischen den Neuronen die Synapsen als eindeutige «Gleichrichter» durch den einsinnigen Transmitterfluss in ihnen.
3. Vorwiegend in eine Richtung leitende Fasern können umgestimmt werden, wenn z.B. durch operative Amputation, Verpflanzung oder Neuverknüpfung der Zusammenhang zwischen peripheren Erfolgsorganen und zentralnervöser Vermittlung geändert wird. Es besteht eine hohe Plastizität des Gesamtsystems, da hier nicht ein monokausaler Determinismus herrscht, sondern eine Restitutionspotenz, die für die Rehabilitation Nervengeschädigter hochrelevant ist. Immer muss es dabei wieder zur Ausbildung des vollen Funktionsbogens von zentripetal und zentrifugal leitenden Nervensubstraten kommen.
4. Der methodischen Misslichkeit, naturwissenschaftlich dem räumlichen Nervensubstrat seelische Qualitäten zu unterlegen, hat die neuere Nervenphysiologie vorzubeugen versucht. Sie ersetzte die Ausdrücke «sensitiv» und «moto-

risch» durch die neutraleren Bezeichnungen «afferent» und «efferent», um die psychologische Interpretation zu vermeiden. Aber auch hierin steckt immer noch ein psychologisierender Begriffsrest, denn afferent (= hinführend zu) und efferent (= herausführend von) setzt immer noch ein subjektangebundenes, seelisch verarbeitendes Zentrum räumlich voraus. Die mit der Verhaltensforschung zusammenarbeitenden Neurophysiologen, z.B. der Lorenz-Schule, haben deshalb hausintern die Ausdrücke «afferent» und «efferent» mit «Reizstrom-abwärts» und «Reizstrom-aufwärts» ersetzt. Alles Seelische gilt in diesem Modell als «black box». Damit steht für den fachlich sich beschränkenden Neurophysiologen das von Steiner aufgeworfene Problem gar nicht mehr zur Debatte, sondern ist per Prämisse ausgeklammert. Das Problem eines «Willensnerven» gibt es im strengen naturwissenschaftlichen Diskurs heute genau genommen nicht mehr: Der Neurologe untersucht sein Substrat ohne Annahme eines Seelischen und meint, der Psychologe möge sich um das Letztere kümmern. Das Leib-Seele-Problem gilt als metarational.

Was besagen nun diese vier «Verfeinerungen» des Bell-Magendieschen Theorems, der Lex Belliana, für das anthropologisch-anthroposophische Gespräch?

Zu 1: In der ursprünglich zu einfachen anatomischen Formulierung ist es nicht zu halten. In seiner funktionellen Aussage, dass Bewegung nur möglich ist, wenn zentripetale und zentrifugale Leitungsrichtungen nervlich zusammenarbeiten, gilt es weiterhin ohne Abstriche. Wer noch immer diesen anthropologischen Sachverhalt bedauert, hat nicht bemerkt, dass hier gar nicht das anthroposophische Problem liegt. Die dualen Leitungsrichtungen erkannte ja Steiner ausdrücklich an. Er nahm nirgends Anstoß an den physiologischen Daten, also an den empirisch gemessenen Leitungsrichtungen. Warum sollte er auch? Er nimmt allein Anstoß an der naiven psychologischen Interpretation, der Sitz der Seele oder der Eingriff des Seelischen läge allein in den Nervenzentren. – Das heißt aber, dass alle experimentellen Belege, ein sogenannter motorischer Nerv könne auch umgekehrt – zum Zentrum hin – leiten, zum anthroposophisch anstehenden Problem nichts Wesentliches beitragen können, sondern sie würden auch nur das cartesianische Paradigma, das Ich greife mittels des Gehirnes (Descartes vermutete die Zirbeldrüse) in den Leib ein, in verfeinerter Form zementieren. Die häufig zitierten Versuche von Bethe, Boeke, Weiss und neuerdings Borowski (siehe die Beiträge von Poppelbaum und Kienle im Dokumentarischen Anhangsband und Kranich im 1. Band der 1. Auflage) erweitern zwar unsere Kenntnis des morphologischen Substrates erheblich, besagen aber für den Einbezug der psychologischen Fragestellung erst etwas, wenn der cartesianische Ansatz vom gehirngebundenen Ich durchbrochen wird.

Zu 2: Versuche an einzelnen Nerven oder Neuriten zwischen den Synapsen besagen nichts für die Frage der Leitungsrichtung, da beide Richtungen möglich sind. Erst die synaptische Einbettung der Neuriten ist für die eindeutige Richtung zuständig.

Zu 3: Die Fähigkeit im Nervensystem, sich bei krankhaften oder künstlichen Insulten funktionell auch in der Leitungsrichtung umzubauen, ist eine bedeutsame Entdeckung. Diese funktionelle Plastizität (Koehler 1933) widerspricht dem mechanistischen Maschinenschema des Nervensystems, besagt aber nichts gegen das Diktum, dass zur sinnvollen Bewegung immer beide nervalen Leitungsrichtungen aufeinander eingestellt sein müssen, ja stellt vermutlich diese Voraussetzung notfalls wieder her.

Zu 4: Es ist zu begrüßen, dass die Neurophysiologie von der unbekümmerten Gleichsetzung, der zentripetal leitende Nerv diene der seelischen Wahrnehmung und der zentrifugal leitende Nerv dem seelischen Willen, Abstand genommen hat. Es ist methodisch sauber, unterschwellige, nur sprachlich verbreitete Hypothesen nicht unreflektiert zu dulden. Von der rein naturwissenschaftlichen Physiologie her steht jedenfalls einem Neuansatz in der psychologischen Interpretation nichts im Wege, da der alte Ansatz methodisch ausgeklammert worden ist. – Allerdings wird im Lehrbetrieb von Hochschule, Schule und besonders popularisierter Wissenschaft trotzdem die alte verkürzte Leib-Seele-Version noch immer flächendeckend auf dem Meinungsmarkt gehandelt und hat weiterhin ihre äußerst fragwürdigen gesellschaftlichen Wirkungen. Das anthroposophische Anliegen ist – wie beim erkenntnistheoretisch sauber arbeitenden Physiologen –, beide Bereiche der quantifizierbaren Erscheinungen und der seelischen Evidenz zuerst gründlich auseinanderzuhalten und mit jeweils eigenen Methodiken getrennt zu bearbeiten. Dann erst ist eine wirklichkeitsnahe Ergänzung beider Ergebnisse wissenschaftlich möglich. Am unseligsten sind die verfrühten Kurzschlüsse, wie es eben die alte Lex Belliana selber ist.

Steiner folgt auch in dieser Frage weder einem platten Monismus noch einem platten Dualismus, sondern nutzt letzteren als methodische Vorklärung, um dadurch zu einem inhaltvollen Monismus des Menschen kommen zu können:

«Innerhalb der Naturforschung wird man mit Recht sich immer wehren gegen ein Einmischen rein spiritueller Gesichtspunkte ... Will man erkennen, nach welchen Gesetzen das Spiegelbild entsteht, so ist man an die Gesetze des Spiegels gewiesen. Von diesem hängt es ab, wie der Beschauer sich spiegelt. Es geschieht in verschiedener Art, ob man einen Planspiegel, einen konvexen oder einen konkaven Spiegel hat ... Und Geistesforschung wäre dann als der Weg zu denken, sich in das Wesen dessen einzuleben, was sich spiegelt. Selbstverständlich bleibt dann die gemeinsame Grundlage der Gesetze des physischen Organismus und jener des Übersinnlichen hinter dem Gegensatz: ‹Wesen und Spiegel› liegen. Doch ist dies gewiss kein Nachteil für die Praxis der wissenschaftlichen Betrachtungsweise nach den beiden Seiten hin» (Steiner 1911a, S. 140f.).

Die psychologische Überbewertung des Nervensystems und insbesondere des Zentralnervensystems hat wissenschaftshistorisch früh zu einer Gliederung in ein «animalisches Nervensystem» und ein «vegetatives Nervensystem» geführt. Bichat sprach so als erster 1802 von der Teilung des Nervensystems in je einen Teil «pour la vie animale et la vie organique». Nur dem ersteren erkannte man eine wie auch immer geartete Beseelung zu, letzterem nur die Anbindung an die «pflanzenhaften», «vegetativen» Vorgänge der vitalen Absicherungen. Steiner hat mehrfach den Vorschlag gemacht, diese dualistische Einteilung durch eine Dreigliederung des gesamten Nervensystems zu ersetzen. Dadurch bleiben zwar die Gegensätze im Blick, aber sie stehen sich dann nicht mehr nur gegenüber, sondern die Übergänglichkeit wird zugleich sichtbarer. Die Differenzierungsmöglichkeiten fördern die Wirklichkeitsnähe. So finden sich im 2. Vortrag der *Allgemeinen Menschenkunde* (Steiner 1919a) und in seinem letzten, gemeinsam mit I. Wegman verfassten Buch (1925) entsprechende Vorschläge. Unabhängig davon findet sich bei L. R. Müller (1950) eine gleiche Neugliederung in das – wie er es nannte – «Umweltnervensystem», «myostatische Nervensystem» und «Lebensnervensystem». Von Johannes Rohen sind diese und Steiners Ansätze weiter ausgearbeitet und 1971 erstmals lehrbuchmäßig dargestellt worden. Damit ist eine überschaubarere, weil die Fakten besser ordnende Ausgangslage gegeben, deren Wert sich auch für unsere Fragestellung zeigen wird. Geht es bei unserem Nervenproblem doch nicht nur um die neurale Beteiligung an der Gliedmaßenbewegung, sondern um den Gesamtkomplex des Nervensystems im Leib-Seele-Zusammenhang. Wir referieren hier die wichtigsten Charakteristika der von Rohen entworfenen Dreigliederung des menschlichen Gesamtnervensystems:

Die Entwicklung des Gehirnes ist ontogenetisch wie phylogenetisch von zunehmender *Konzentration* bestimmt. Die neurale Verarbeitung geschieht damit morphologisch und funktionell immer weiter weg von den Sinnes- und Erfolgsorganen im sich abschließenden Eigenraum der Schädelkalotte. Die physiologische Verwendungsfähigkeit dieses Organs zum Aufbau einer innerseelischen Bewusstseinswelt durch das Vorstellungsvermögen ist darin schon phänomenologisch offensichtlich. – Dem vegetativen Nervensystem hingegen eignet die morphologische *Dezentralisation:* Nervennetze (Plexus) umspinnen und durchziehen die innervierten Organe vor Ort. Auch hier ist die Nervenstruktur der morphologische, ja geradezu physiognomische Ausdruck des seelischen Vermögens; nun eines solchen, das sich mit den Organfunktionen hochgradig identifiziert, dadurch zu keiner Distanznahme fähig ist und somit unbewusst bleibt. (s. Abb. 1, S. 212) – Für das dazwischen stehende Rückenmark ist die *metamersegmentale Gliederung* die räumlich-rhythmisierte Grundfigur. Es begleitet zumindest einen Teil des Rumpfes und

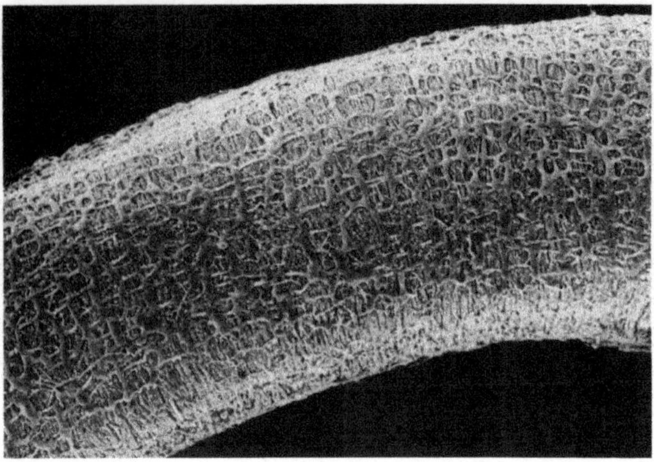

Abb. 1: Das dichte Netz vegetativer Nervengeflechte schmiegt sich hier engstens der Dickdarmwandung der Maus an. Elektronenmikroskopische Aufnahme, 74 x (aus Fujita/Tanaka/Tokunaga 1986).

findet doch zu einer gewissen, wenn auch «in die Länge» gezogenen Konzentration. Auch der paarige Grenzstrang des Sympathicus als einem Kontaktorgan vom Vegetativum zum Rückenmark gliedert sich teilweise diesem Formprinzip ein. Die einschlägige Passage bei Rohen lautet:

«Im Kopfgebiet ist das Nervengewebe am stärksten konzentriert. Hier überwiegen die integrativen und assoziativen Schaltvorgänge, wodurch das Zentralnervensystem wichtige Kontrollfunktionen ausüben kann. Die aus den großen Sinnesorganen einlaufenden (afferenten) Erregungen stehen im Vordergrund. Sie werden bewusst erlebbar, evtl. über längere Zeitabschnitte gespeichert (Gedächtnis) und innerhalb des Gesamtnervensystems vielseitig verarbeitet.

Im Rückenmarksbereich überwiegen die reflektorischen Schaltungen. Die einlaufenden (afferenten) Erregungen

	Entwicklungs-tendenzen	Morphologi-sche Struktur	Dominierende Funktion	Psycho-physische Seite
pfbereich NS	Konzentration	Kerne (Nuclei)	Integration (Afferenzen)	Bewusste Erlebnisfähigkeit
ickenmarks-reich	Segmentation	Metamere Gliederung	Reflektorische Kreisprozesse	Reflexe
ripheres getatives rvensystem	Dezentralisation	Ganglien und Plexus	Viszerale Steuerungen (Efferenzen)	Unbewusste Abläufe

Abb. 2: Elementargliederung des Nervensystems (aus Rohen 1978, S. 55).

werden mehr oder weniger automatisch durch unmittelbare Reaktionen (Efferenzen) beantwortet. Der Reflex- oder Leitungsbogen, d.h. der segmentbezogene «Funktionskreis» zwischen ein- und auslaufenden Erregungen, beherrscht das Bild. Diese Anordnungen nehmen eine gewisse Mittelstellung zwischen den oben definierten peripheren und zentralen Bereichen ein. Im Gesamtsystem spielen sie eine vermittelnde Rolle. Das Rückenmark ist außerdem auch ein Durchgangsort für die langen Leitungsbahnen und eine Umschaltstation zwischen dem zentralen und peripheren Nervensystem.

Im peripheren Gebiet (vegetatives oder autonomes Nervensystem) endlich dominiert morphologisch die ganglionäre Geflechtstruktur. Im Gegensatz zum Gehirn mit seinen auf engem Raum konzentrierten Kernkomplexen herrscht peripher mehr eine organbezogene Dezentralisierung der nervösen Masse vor. Die peripheren Fasergeflechte bekommen einen unmittelbaren Kontakt mit dem Gewebe selbst. Die steuernden (efferenten) Funktionen (Regelung der Organ- und Zelltätigkeit) stehen gemeinsam mit den hormonalen Prozessen des Körpers im Vordergrund. Die Tätigkeit dieses Bereiches bleibt weitgehend im Unbewussten» (Rohen 1978).

Was uns an dieser Neugliederung des gesamten Nervensystems wichtig erscheint, ist, dass eine differenzierte, unterschiedliche Ordnung der Afferenzen und Efferenzen vom Organismus selbst ausgesprochen wird. Im Kopfbereich überwiegen die Afferenzen. Man spricht deswegen vom Gehirn auch als dem «Sensorium». Im Vegetativum hingegen finden wir die umgekehrte Relation vor: die Efferenzen haben hier das funktionelle Übergewicht. Die sensorischen Auslöser sind gering, die Erregungsbildung erfolgt vielfach spontan und «autonom», z.B. aus stabilisierten endogenen Organrhythmen heraus. Das Rückenmark hingegen bringt es zu einem erstaunlich ausgewogenen Funktionsverhältnis von Afferenzen und Efferenzen. Zwar sind die einlaufenden Nervenfasern der hinteren Wurzeln zahlreicher als die efferent austretenden Fasern der vorderen Wurzeln; funktionell aber arbeiten beide Bereiche ausgewogen zusammen. Deshalb eigneten sich die Rückenmarksfunktionen zur Entdeckung und Beschreibung des klassischen Reflexbogens auch am besten. Nur wird er hin zum Zentralpol (Gehirn) und zur Dezentralisation (Vegetativum) charakteristisch verschoben. Der Leitungsbogen aus Afferenzen und Efferenzen bildet zwar jedesmal einen vollständigen «Funktionskreis», der nicht nur im Rückenmarksbereich, sondern auch im Vegetativum und Zentralnervensystem anzutreffen ist, jedoch zumeist jeweils sehr verschieden gewichtet.

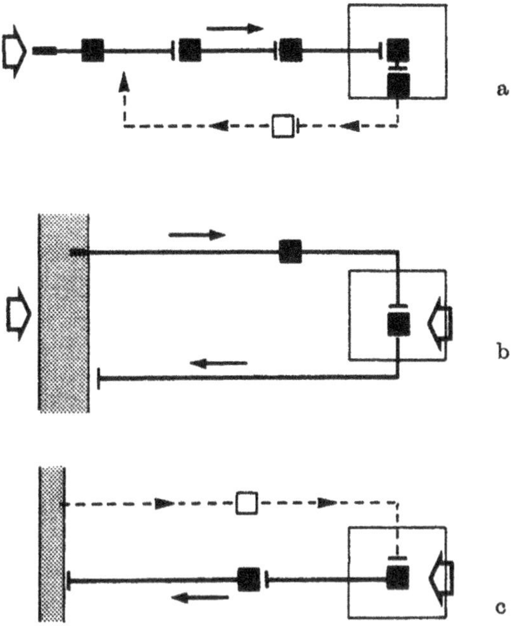

Abb. 3: Elementare Bauformen der Leitungsbögen im Bereich des des Nervensystems (aus Rohen 1978, S. 80). Die schwarzen Pfeile bezeichnen die Leitungsrichtung der Erregungen, die weißen Pfeile markieren die hauptsächlichen Orte der Erregungsentstehung bzw. Erregungszuflüsse. Jeweils links peripherer Bereich; rechts (Viereck) zentralnervöser Bereich.

a) Kopfbereich [Sinnessysteme des ZNS (Sensorik)]. Der afferente Schenkel des Leitungsbogens dominiert. Erregungsbildung am Rezeptor.

b) Spinaler Bereich [Reflexsystem des Rückenmarks (Sensomotorik)]. Afferenter und efferenter Schenkel des Leitungsbogens sind gleichwertig.

c) Organbereich [Vegetativ-periphere Systeme (Viszeromotorik)]. Der efferente Schenkel des Leitungsbogens dominiert. Spontane Erregungsbildung in den nervösen Zentren.

Damit aber kommen wir zu der für unser Thema so interessanten Frage: Wenn im Sensorium die Afferenzen überwiegen, welche Aufgaben haben dann gerade dort noch die Efferenzen? Und umgekehrt: Welche Aufgaben haben die unterrepräsentierten Afferenzen im Vegetativum?

Für das Sensorium sei zum Beispiel der Pupillenreflex genannt. Bei erhöhtem Lichtreiz reagiert die Irismuskulatur bekanntlich mit einer Kontraktion, zu der intakte efferente Fasern ihre Leistung beisteuern. Die Pupille verkleinert sich. Dadurch wird die Wahrnehmung vor zu großer Grelligkeit geschützt und so gemildert. Die beteiligten Efferenzen sind also im Wesentlichen zur Verbesserung der Wahrnehmung im Sinne einer besseren Erträglichkeit, also zur Optimierung der Afferenz tätig.

Im vegetativen Bereich sind autonome Leistungen wie z. B. die rhythmische Schwingung vieler unbewusster Organfunktionen im 24-Stunden-Rhythmus über sensorische Vorgänge durch den täglichen Sonnenrhythmus, sprich die Eigenumdrehung der Erde, als Zeitgeber optimiert. Als freilaufender Rhythmus im Bunker-Versuch schwingt er ansonsten bei der Mehrzahl der Versuchspersonen im 25-Stunden-Rhythmus (autonomer Mondtag). So wie die Efferenzen im Sensorium den sensorischen Vorgang optimieren, so werden im Vegetativum die hier an sich recht autonomen Leistungen durch Afferenzen z. B. an das Tagesgeschehen angeschlossen und so funktionell optimiert.

Wir blicken damit in eine reich differenzierte, aber überschaubare Funktionsordnung, die unserem Problem eine neue Gesprächsebene gibt. Das Problem der sogenannten motorischen Nerven stellt sich nun nicht mehr in einfacher, sondern in dreifacher Form. Die adäquaten Fragen können nun gezielter gestellt werden: Wie hängen Wahrnehmen und Bewegen im unbewussten Bereich der inneren Organe etwa der Bauchhöhle zusammen? Wie ist der Zusammenhang von Wahrnehmen und Bewegen über die Rückenmarksorganisation gestaltet? Und wie stellt sich das Problem von Wahrnehmen und Bewegen in den seelisch bewusst werdenden Funktionen, die über Rückenmarksreflexe hinausreichen und das Großhirn instrumental benötigen? Entsprechend verschieden müssen die Antworten aussehen. Erst durch eine solche Differenzierung kann man eine bessere Aufhellung des komplexen Problems erwarten.

Indem das Gehirn den gesamten Organismus in zentralisierter Form selbst wiederum repräsentiert, finden sich in ihm alle drei Funktionsbereiche aufs Neue vor. Ausgewogene Reflexbögen für die Bewegungskoordination konzentrieren sich zusätzlich im Kleinhirn. Stamm- und Nachhirn arbeiten eng mit dem Vegetativum zusammen. Das Großhirn erst ist das eigentliche Sensorium mit den überwiegenden Afferenzen, dessen Efferenzen die Wahrnehmungsvorgänge vorwiegend zu optimieren helfen. Natürlich repräsentiert wiederum das Großhirn selber in vielfacher Weise den ganzen Organismus (Mountcastle 1988).

Die Dreigliederung des Nervensystems ist keine Dreiteilung. Es ist für den Organismus als solchen konstitutiv, dass in jedem Teil zugleich das Ganze des Organismus ebenfalls anwesend ist, nur funktionsgemäß abgewandelt. Sowohl die Abstimmmung aller Organe aufeinander als auch ihre hierarchische Unter- und Zuordnung zueinander sind ja darin begründet. Das Spezifische jedes lebenden Organismus, eine holistische Autonomie zu besitzen, die ebenso in sich gegliedert ist, wie der einzelne Organismus selbst wiederum nur organhaftes Glied im Umgebungszusammenhang ist, diesen logischen Widerspruch löst eben jeder Organismus, und diese Lösung nennen wir seit eh und je schon immer schlicht: das Leben. Auch die in sich wieder hierarchische Ordnung der Dreigliedrigkeit des Nervensystems ist davon der beredte Ausdruck.

3. Der Antagonismus von Stoffwechsel und Bewusstsein

Es geht wie bei jeder Behandlung des Leib-Seele-Zusammenhanges immer auch um die Frage, ob nur das Zentralnervensystem oder die gesamte Leiblichkeit des Menschen mit allen Organen durchseelt ist. Erkenntnistheoretisch gibt es keinen Grund, warum dem Gehirn hierzu ein Monopol zustehen soll. Wenn es mit dem Seelenleben zu tun haben soll, dann könnte das auch für alle anderen Organe entsprechend ihrer jeweiligen Physiologie gelten. Wenn jedoch jedem physiologischen Substrat die Beseelung prinzipiell abgesprochen wird, dann muss das aber auch für das Gehirn gelten. Warum wird trotzdem gerne dem Zentralnervensystem eine Sonderrolle in der Beseelungsfrage zugestanden?

Gerade das hat Steiner beschäftigt. In der 6. «skizzenhaften Erweiterung» seiner Schrift *Von Seelenrätseln* (1917) machte er deutlich, dass die Theorie, nur das Nervensystem sei der leibliche Träger der Seele, davon herrührt, dass solche einflussreichen Philosophen wie Johann Friedrich Herbart und Theodor Ziehen im 19. Jahrhundert dem Seelenleben allein nur dasjenige zuerkannten, was im *vorstellenden Bewusstsein* auftaucht. «Gefühl» und «Wille» sind bei ihnen nur *vorgestelltes* Gefühl und *vorgestellter* Wille, also nur «Färbungen», bloße Attribute des vorstellenden Bewusstseins. Schränkt man das Seelenleben nur auf den wach reflektierenden Teil ein, so ist, wie entsprechende Bewusstseinsausfälle z.B. bei Hirnverletzungen zeigen, natürlich allein das Nervensystem der Träger des Seelenlebens. Darauf beruht verständlicherweise die landläufige Ansicht vom Monopol des Gehirns auf Beseelung.

Dass alle drei Seelenfähigkeiten von Vorstellen, Fühlen und Wollen jedoch untereinander gleichwertige, eigenständige Tätigkeiten sind, beschrieb schon 1775 als erster der Kieler Philosoph Johann Nikolaus Tetens (1736–1807). Kant schloss sich an ihn an und sprach 1793 und noch ausführlicher 1798 vom «Erkenntnisvermögen», dem «Gefühl der Lust und Unlust» und dem «Begehrungsvermögen», wobei keines von dem anderen ableitbar sei. Die unbefangene Beobachtung und Anerkennung der mit diesen Seelentätigkeiten verbundenen drei verschiedenen Helligkeitsgrade des menschlichen Bewusstseins als bewusste, träumend-halbbewusste und unbewusste, dabei dumpf umso wirksameren Regungen ergeben dann auch ein anderes Verhältnis zum Leib-Seele-Problem. Seit Anfang 1917 führte Rudolf Steiner zuerst in Vorträgen, dann in *Von Seelenrätseln* aus, dass der leibliche Träger des normalen Wachbewusstseins selbstverständlich die Nerventätigkeit ist, dass aber die leibliche Grundlage aller Gefühlserlebnisse hingegen alle rhythmischen Abläufe im gesamten Organismus sind und – dass der leibliche Träger des unbewussten Willensvermögens durchweg alle aufbauenden physiologischen Stoffwechselvorgänge (auch der damit verbundene Energiewechsel) sind. Das ist im anthroposophischen Wissenschaftsraum längst zum Allgemeingut geworden und hat sich in der Lebenspraxis als sehr viel fruchtbarer erwiesen als die vorgenannten Paradigmata.

Wenige geraffte Bemerkungen als Erfahrungs- und Begriffshilfe seien angeschlossen. Natürlich hat das Nervensystem auch mit dem Gefühlsleben zu tun, aber – soweit es nicht selbst Rhythmen, Stoff- und Energiewechsel besitzt – mehr mit der Bewusstmachung, also mit der bewusstseinsmäßig schon in die Distanz gehenden Vorstellung von den eigenen Gefühlen, gegenüber dem völlig spontanen Fühlen selber. Das primär reine Gefühl wirkt engstens mit der fortwährenden Abwandlung der Rhythmen besonders von Atmung und Pulsschlag zusammen. Jede Gefühlsnuance ändert messbar jeden Herzschlag und die Atemtiefe. Und bei dem Einwand, diese Funktionen seien doch auch durch Nerven vermittelt, ist die Beobachtung auf deren Mitrhythmen zu richten, die sie darin zu Mitbeteiligten der rhythmischen Gesamtorganisation machen.

Schwerer ist der Zusammenhang zwischen Wille und Stoffwechsel zu verfolgen, weil ersterer faktisch rein unbewusst ist und nicht – wie es so oft geschieht – verwechselt werden darf mit dem, was man zu wollen sich nur vorstellt. Wir rühren vielmehr erst dann an ein Zentrum des Willens, wenn wir z.B. beachten, was wir in uns unbewusst permanent als Lebenswillen tragen. Jeder Arzt weiß empirisch, dass in lebensbedrohlichen Krankheitslagen die starke Kraft oder das Nachlassen des Lebenswillens im Patienten seine Stoffwechselphysiologie entscheidend mitbestimmen kann. Die Psychosomatik der ins Unbewusste verdrängten und gerade dadurch erst physiologisch wirksamen Seelenhaltungen hat hier ja ihr reiches Beobachtungs- und Therapiefeld.

Wichtig ist die für die weitere Darstellung einzuhaltende Stringenz: Nur das am Nerv ist leibliche Grundlage des vorstellenden Bewusstseins, was nicht rhythmisch und nicht Stoffwechsel bzw. Energiewechsel im Nervensystem ist. Diese sind insofern also ebenfalls auch Träger von Gefühl und Wille. (Der Beitrag von Otto Wolff in diesem Band hat das Gleiche herausgearbeitet.) Wird der Wille aber nur an den Stoff- und Energiewechsel des motorischen Nerven gebunden, so wird übersehen, dass die eigentliche Domäne der physiologischen Wirkungen des unbewussten Seelenlebens in den humoralen Vorgängen des Blut- und Lymphsystems, also z.B. auch der hormonalen und immunologischen Gleichgewichte liegt. Was psychologisch dem efferenten Nerven als den «Willensbahnen» in einer plumpmaterialistischen Leib-Seele-Theorie zugeschrieben worden ist, erfüllen laut einem Vorschlag Steiners viel besser «die Blutbahnen» (1919a, 2. Vortrag), schon gerade deshalb, weil ihre Funktionen der wachen seelischen Beeinflussung viel ferner bleiben.

Damit konzentriert sich das Ausgangsproblem auf die entscheidende Frage: Was sind die efferenten («motorischen») Nerven in ihrer Nervenfunktion, insoweit sie nicht Träger rhythmischer Stoffwechsel- und Energievorgänge sind? Achtet man nur auf diese, so ist zwar eine automatische Informationsweitergabe zu verfolgen, aber kein Einblick zu gewinnen, wodurch letztere gegebenenfalls seelisch relevant wird.

Eine weitere Vorstellungshürde, die zu nehmen ist, um an den Denkansatz Steiners über die Wirklichkeit des Leib-Seele-Verhältnisses heranzukommen, ist die Ablösung des Begriffes «Nerventätigkeit» von ausschließlich dem, was nur in den Nervenzellen geschieht:

«Die leiblichen Vorgänge im Nervensystem, welche dem Vorstellen die Grundlage geben, sind physiologisch schwer zu fassen. Denn, wo Nerventätigkeit stattfindet, da ist Vorstellen des gewöhnlichen Bewusstseins vorhanden. Der Satz gilt aber auch umgekehrt: wo nicht vorgestellt wird, da kann nie Nerventätigkeit gefunden werden, sondern nur Stoffwechseltätigkeit im Nerven, und andeutungsweise rhythmisches Geschehen» (1917a, S. 156f.).

Grundlage des Vorstellens ist also eine «Nerventätigkeit»,

die nicht im Biochemismus der Nervenzelle besteht und auch nicht in den rhythmischen Abfolgen ihrer Aktionspotentiale. Was aber ist dann noch Nerventätigkeit? Das kann physiologisch nur negativ umschrieben werden: nämlich das, was keine physiologische Aktivität mehr zeigt:

«Die Physiologie wird nie zu Begriffen kommen, die für die Nervenlehre wirklichkeitsgemäß sind, solange sie nicht einsieht, dass die wahrhaftige Nerventätigkeit überhaupt nicht Gegenstand der physiologischen Sinnesbeobachtung sein kann» (1917a, S. 157).

Jegliche Versuche, physiologische Nervenvorgänge als Inhaltliches von psychischen Vorstellungsleistungen zu deuten, sind demnach fruchtlos. Was liefert hierzu das Experiment? Am EEG ist gut ablesbar, ob der Proband sich im Schlafzustand befindet oder wacht, ob er vor sich hin träumt oder sich in voller Aufmerksamkeit auf etwas konzentriert. Man kann damit aber nicht ermitteln, was er gerade denkt, vorstellt oder träumt, sondern nur, dass er z.B. denkt oder vor sich hin träumt. Nicht die Bewusstseinsinhalte, sondern die gefühlsmäßige Tiefenschicht der jeweiligen Bewusstseinsqualität zeichnet sich in der Rhythmik der jeweils auftretenden und auch kombinierten a-, b-, q-Wellen etc. ab (von Baumgarten 1981). Im Tiefschlaf sind die dafür charakteristischen d-Wellen deutlich niederfrequenter als die anderen und mit größerem Amplitudenausschlag versehen, worin sie sich den trophotropen Rhythmen nähern (Hildebrandt 1984). Die Nervenrhythmen sind leibliche Grundlage für die gefühlsmäßige Grundbefindlichkeit des Bewusstseins; der allgemeine Nervenstoffwechsel ist Grundlage für den Willen, ähnlich wie in verstärkter Form bei allen übrigen Stoffwechselvorgängen im Organismus. Die Frage bleibt offen, was dann «Nerventätigkeit» im Sinne Steiners ist, wenn unter ihr die leibliche Grundlage allein des wachen

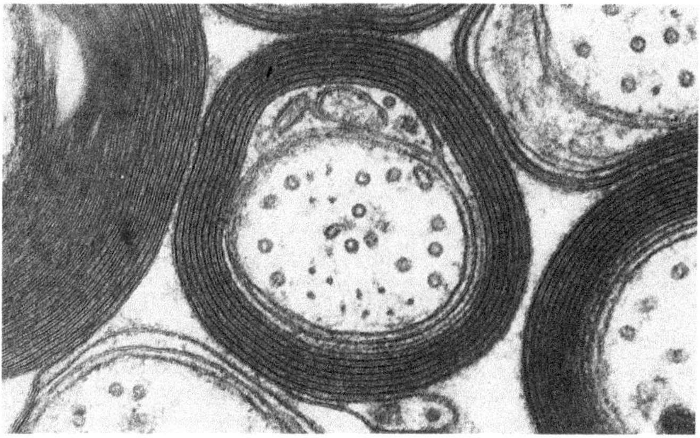

Abb. 4: Querschnitt durch myelinisierte Nervenfasern. Der Neurit erhält durch die zahlreichen Umwicklungen abgeflachter Schwannscher Zellen seine hungerfeste Markscheide. Elektronenmikroskopische Aufnahme, 150 000 x (aus Morell und Norton 1980).

Vorstellens gemeint ist. Steiner kennzeichnet sie folgendermaßen:

«Was im Nervenleben nicht sinnlich beobachtbar ist, wovon aber das Sinnesgemäße die Notwendigkeit seines Vorhandenseins ergibt und auch die Eigenheit seiner Wirksamkeit, das ist Nerventätigkeit» (1917a, S. 157).

Diese Nerventätigkeit ist demnach nicht sinnenfällig. Und doch sei das ihr Sinnesgemäße vorfindbar. Was ist es dann? Wir haben wachbewusst einsatzfähige Organe und dem seelischen Direktzugriff unzugängliche, unbewusste Organe in uns. Beide Organgruppen sind innerviert, aber verschieden. Ein Vergleich der meisten Nerven des Zentralnervensystems mit den vegetativen Nerven gibt einen ersten möglichen Hinweis: Letztere besitzen keine Markscheiden. Auch erstere sind erst für eine beabsichtigte Leistung einsatzbereit, wenn in der frühkindlichen Entwicklung die Markscheidenreifung weit genug gediehen ist (Morell u. Norton 1980). Diese «Schwannschen Scheiden» bestehen stofflich zum größeren Teil aus fettartigen Verbindungen von auffällig kristalloider Struktur (Rohen 1978). Einmal gebildet, sind sie hochgradig dem laufenden Stoffwechsel entzogen, ja sogar in Hungerzeiten vorerst nicht angreifbar, eben hungerfest. Werden sie künstlich durch fettlösliche Substanzen in den Stoffkreislauf wieder einbezogen, so schwindet das Bewusstsein. Darauf beruht bekanntlich die Wirkung der alten klassischen Narkosemittel Chloroform, Äther, Lachgas etc.

Den vegetativen Nerven fehlen nun diese Fetthüllen prinzipiell. Sie arbeiten dadurch unbeeinflussbar vom momentanen Tagesbewusstsein. Die weißen Substanzen im Zentralnervensystem hingegen nehmen anteilsmäßig umso mehr zu, je höher ein Tier innerhalb der Wirbeltierreihe evoluiert ist. Beim Menschen bestehen 40 % des Gehirns aus weißem Material (Morell und Norton 1980).

Grundlage der Bewusstwerdung ist also nicht der Stoffwechsel etwa der Neuronen, sondern dessen Minimierung in den Schwannschen Scheiden ihrer Neuriten. Das *Nicht-Vorhandensein* von Stoffwechsel ist tatsächlich die organische Voraussetzung für die Bewusstseinspräsenz. Das lebende Neuron des Zentralnervensystems, z.B. in der grauen Substanz der Hirnrinde, hat nur insoweit Anteil daran, als auch es Anteil an den Entvitalisierungsfunktionen hat. Dafür lassen sich eine Reihe von Kriterien aufzählen. Zum einen: die Ermüdung durch das Bewusstsein selbst. Dauerwachen ist nicht möglich. Die Regeneration des ZNS im Schlaf ist unumgänglich. Schlafentzug ist eine der schlimmsten politischen Foltermethoden, weil er an den Rand des physiologischen Zusammenbruchs führt. Die vorwiegend oder völlig vegetativ innervierten Organe hingegen arbeiten ermüdungslos, z.B. der Darmtrakt und dessen Anhangsdrüsen wie Leber und Pankreas oder die Blutgefäße etc. samt ihrer vegetativen Innervationen.

Für das ZNS ist des Weiteren die geringe Überlebenszeit nach Drosselung der Blutzufuhr charakteristisch. Die Gewebe einer abgebundenen Gliedmaße können noch nach einer Stunde ohne bleibende Schädigung sich voll normalisieren, das Großhirn nur innerhalb drei bis maximal fünf Minuten, wenn nicht künstlich durch eine physiologisch gehaltene Unterkühlung der Leichnamsbildungsprozess um ein weniges aufgehalten werden kann.

Ebenso dürfen wir den zunehmenden Verlust der Zellteilungsfähigkeit der Nervenzellen im Laufe des ersten Lebensjahres als Ergebnis einer physiologischen Entvitalisierung des ZNS auffassen. Für das vegetative Nervensystem hingegen ist sicher, dass nach Bedarf lebenslang Zellvermehrung möglich ist (Rohen, mündl. Mitteilung).

Sprechend ist auch ein Vergleich der neurologischen Anbindung der Organe des Geruchssinnes und Lichtsinnes an das Gehirn, worauf Gisbert Husemann aufmerksam machte. Bekanntlich haben wir erhebliche Schwierigkeiten, Gerüche eindeutig zu beschreiben: Der Unterschied von Lavendelgeruch und Nelkengeruch ist zwar eindeutig, aber nicht mit begrifflichen Attributen zu bestimmen. Hingegen sind die Inhalte der Augenwahrnehmung begrifflich und das heißt ja bewusstseinsklar leicht und reichhaltig zu differenzieren und zu bezeichnen. Interessant ist nun eben, dass das Riechepithel in der obersten Nasenmuschel mit primären Sinneszellen (Nervenzellen mit Sinnesfunktionen) besetzt ist, die zu den zugehörigen Projektionsfeldern im Riechhirn nur über einen einzigen Synapsensprung gelangen. Tast- und Wärmesinn verfügen zwischen ihren Rezeptoren und den zugehörigen Hirnfeldern über zwei Synapsendurchgänge pro Leitung. Für die neuronale Ableitung der einzelnen Lichtsinneszellen des Auges liegen zwei Synapsendurchgänge schon in der Netzhaut vor, an die sich ein weiterer im Corpus geniculatum im Gehirn anschließt. Wir treffen zwischen den Sehzellen in der Netzhaut und der Sehrinde im Hinterhauptslappen also auf insgesamt drei Synapsen, und das heißt, auf Erregungsleitungsräume außerhalb der lebenden Nervenzellen, denn die Synapsen sind interzelluläre Spalträume. Je mehr Synapsen in die Weiterleitung neuronaler Erregungen eingeschaltet sind, desto größer sind also die Freiheitsgrade in der seelischen Verwendung. So liegt ja auch der größte Synapsenreichtum durch die ungeheuer zahlreiche interneuronale Vernetzung in der Hirnrinde selbst.

Hinzu kommt noch für die Augenwahrnehmung, dass in der ersten Synapsenschicht zwischen den lichtempfindlichen Rezeptorzellen (Stäbchen und Zäpfchen) und den sich anschließenden bipolaren Schaltzellen in der Retina die Reizleitung nun gerade nicht durch die Übergabe von Transmitterstoffen stattfindet, sondern durch den Stopp des Transmitterflusses: «The receptors release the transmitter in the dark and release reduces with illumination» (Kaneko u. Shimazaki 1976). Das intermittierende Aussetzen des Stoffwechsels bei Belichtung beinhaltet selbst schon die Informationsweitergabe. Die Reizleitung geschieht hier also durch einen «negativen Reiz». In dem besonders vom Wachbewusstsein benutzten Sinnesorgan Auge liegt bei der Lichtwahrnehmung eine Zurückstellung des Stoffflusses in der ersten der drei aufeinanderfolgenden Synapsen vor. Poggio und Koch (1987) konnten zeigen, dass auch für das Bewegungssehen die Hemmungsvorgänge in der Retina mindestens so wichtig sind wie der positive Signalfluss. Dass negative Reize gleicherweise informativ sein können

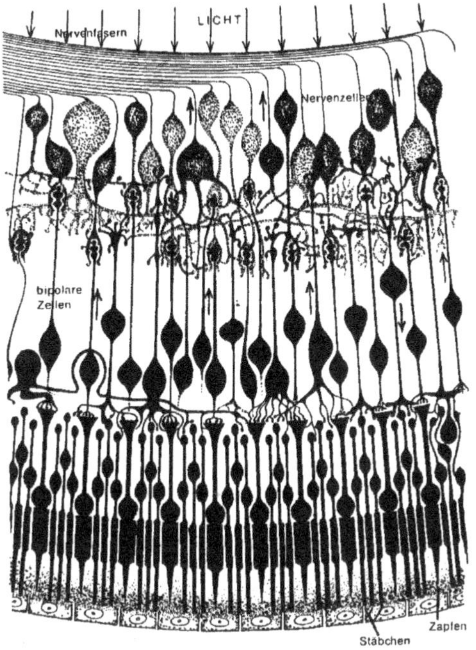

Abb. 5: Der Aufbau der Netzhaut im Auge. Zwischen die Schicht der lichtempfindlichen Stäbchen bzw. Zäpfchen und die ableitenden Fasern des Nervus opticus sind die bipolaren und weitere Retinazellen eingegliedert. In den Synapsen zwischen den lichtempfindlichen und bipolaren Netzhautzellen findet die Reizleitung durch den Wegfall von Transmittersubstanzen statt (aus Gregory 1966).

wie physiologisch positive, erfährt der Leser im Lesen gerade selbst. Denn die schwarzgedruckten Buchstaben dieser Zeilen bedeuten ja einen Ausfall an Belichtung für das Auge, während die lichtabstrahlende weiße Papierfläche nur als Hintergrundskontrast beteiligt ist.

Wesentlich für die bewusstseinsbegünstigende negative «Nerventätigkeit» im Sinne Steiners und in den Ergebnissen der Physiologie ist also mehr das «Nichtgeschehen» als das Geschehen innerhalb der Nervenzellen und in ihrer direkten nächsten Umgebung. Die stoffwechselarmen Nervenfette der Markscheiden sind dafür das auffälligste Beispiel. Deshalb ist auch die weiße Substanz des ZNS mehr als die graue Substanz organische Unterlage des Bewusstseins. Die graue Substanz der Großhirnrinde ist als ein beim Menschen besonders großflächig gefaltetes Riesenganglion schon mehr ein Ernährungsorgan des Gehirnes und damit nur indirekt bewusstseinsvermittelnd (1919a). «Nerventätigkeit» im Sinne Steiners als leibliche Grundlage des Bewusstseins ist in allen Organprozessen vorhanden, wo physiologische Zurücknahme geschieht. Sie kulminiert nur in den Markscheiden der weißen Nervensubstanz als einem beherrschten Todesprozess und wird von Steiner deshalb «Nerventätigkeit» genannt – gemeint aber ist damit von ihm der Hang zur physiologischen Untätigkeit.

Ein beredter Hinweis für die massive Elimination der weißen Substanz aus dem allgemeinen Stoffwechselgeschehen ist die Entdeckung von Man und Mitarbeitern (1983), dass die Chiralität der beteiligten Aminosäuren mit zunehmendem Alter razematisch wird. Die vom Leben gebildete Asparaginsäure tritt immer in der asymmetrischen L-Form auf. Einmal entstanden, wandelt sie sich in der weißen Substanz bei gleichbleibender Temperatur mit konstanter Halbwertszeit teilweise in die physiologisch untaugliche D-Asparaginsäure um. Es handelt sich dabei also um einen rein anorganischen Prozess in Richtung hin zum Gleichgewichtszustand des optisch inaktiven Razemates (1:1). Der Vorgang ist außerhalb des lebendigen Stoffwechsels nur temperaturabhängig. Bei Warmblütlern, wie es der Mensch ist, kann man deshalb aus dem zunehmenden Anteil der D-Form das Alter annähernd bestimmen. Ganz ähnlich liegen die Verhältnisse bei den Proteinen im inneren Kern der Augenlinse und der Zahnsubstanz. Ihre Asparaginsäure wird ebenfalls, einmal gebildet, nicht mehr vom Lebensprozess ausgewechselt. In der grauen Nervensubstanz hingegen findet keine lineare Zunahme des unphysiologischen Antipoden der Asparaginssäure statt; jene ist also permanent sehr viel stoffwechselaktiver als die weiße Substanz, so z.B. in allen vegetativen Nerven.

Wenn Stoffwechselverlust und Bewusstseinsbildung zusammenhängen, so müssten auch andere Organbereiche, die verstärkt in Abbauvorgänge involviert sind, Rückwirkungen auf die Bewusstseinslage haben. Ist dem so? Zum einen fällt der Blick auf die Exkretionstätigkeit der Niere. Psychische Konzentration oder gar hellwache Aufregung wirken bekanntlich rasch harntreibend. Ja schon der Anstieg der Harnsäure-Konzentration im Blut als Folge erhöhten Abbaustoffwechsels der Zellkernpurine führt zu erhöhter Wachheit. Wir simulieren diesen Vorgang durch Einnahme von chemisch so nah verwandten Verbindungen wie Coffein und Theobromin im Bohnenkaffee und Schwarzen Tee. Verfrühte Ausfällung der leicht kristallisierenden Harnsäure in den Lymphräumen der Gelenke erzeugt die Gicht und ist früher in intellektuellen Berufen als die «Gelehrtenkrankheit» betrachtet worden. Dass heute Gicht schon im Jugendalter auftritt, kennzeichnet die physiologischen Rückwirkungen unserer intellektualistischen Bildungs- und Gesellschaftsstruktur. Untersuchungen des Harnsäurespiegels im Blut bei verschiedenen Berufssparten ergaben ein ähnliches Bild. Besonders den Ehrgeiz und das Karrieredenken herausfordernde Berufe bewirken erhöhten Harnsäure-Blutspiegel (Müller und Brooks 1967).

Ein massiver Mineralisierungsvorgang im menschlichen Organismus ist die Calzifizierung des Skeletts. Die Bedeutung der Ausbildung der härtesten Substanz, der Zähne, für das Aufwachen zu frei verfügbaren Vorstellungen und Erinnerungen als Grundlage der Einschulungsreife ist nicht nur von der anthroposophischen Pädagogik bemerkt worden, sondern auch amerikanischen empirischen Untersuchungen nicht entgangen (Ilg und Ames 1965, Silvestro 1977, Silvestro und Baust 1978). Dabei ist die Ausbildung der härtesten Zahnsubstanz, das sind die Schmelzkappen (Zahnkronen) des zweiten Gebisses, besonders hervorstechend. Der Zahnstellungswechsel (von den nachhinkenden dritten Molaren abgesehen) läuft normalerweise vom 7. bis zum 14. Lebensjahr. Faktisch aber werden alle Zahnkronen des Dauergebisses schon bis zum 7. Lebensjahr unsichtbar hinter dem Zahnfleisch normalerweise fertig gebildet (wieder mit Ausnahme von M_3, den Weisheitszähnen). Mit der Ausbildung der härtesten Zahnsubstanz, und das sind die Kronen, ist jene psychische Veränderung korreliert, die die Schulreife konstituiert (Schad 1994, S. 61 ff.). Übrigens ist die Schmelzbildung der Zahnkronen bei allen heutigen und fossilen Menschenformen durchweg härter als bei allen Affenformen, auch als bei den Menschenaffen.

Sind nicht nur die Nervenfettscheiden, die Harnsäure- und Zahnbildung, sondern auch die Calzifikation der Knochen ein bewusstseinsstützender Vorgang? Eine Entvitalisierung ist sie in jedem Fall. Das neben Calziumkarbonat überwiegend gebildete Calziumhydroxilphosphat zeigt in der Röntgenstrukturanalyse seinen charakteristischen anorganischen Kristallgitterbau. Hier herrschen die Gesetze der Mineralwelt. Wohl wird eine Knochenamputation nicht die zur Reflexion befähigte Bewusstseinslage eingreifend verändern. Und doch bemerken wir, dass nach jedem Bildungsschub des Gesamtskelettes eine Zeit vergleichsweise erhöhter Bewusstseinsleistungen erfolgt: so nach dem ersten Gestaltwandel mit 5–7 Jahren (Schulreife), nach dem pubertären Wachstumsschub (kritikfähige Urteilsreife) und mit dem endgültigen Abschluss des Skelettwachstums Anfang der zwanziger Jahre (Mündigkeitsreife). Hier haben wir es nicht nur mit dem zunehmenden analytischen Denken zu tun – das ist gebunden an die zunehmende Hirnreifung –, sondern mit einer Zunahme findiger, synthetischer Bewusstseinsleistungen.

Dass gerade auch ein reicher aktiver Einsatz des Gliedmaßenskelettes oft besondere Denkqualitäten erschließt, ist bei unbefangener Selbstbeobachtung deutlich, wenn man eine Zeitlang die Hilfe der Verkehrsmittel durch die eigene Körperbewegung ersetzt. Helmholtz und Gauß haben schon im letzten Jahrhundert bemerkt, dass sie beim Gehen und Wandern ihre besten Einfälle hatten und erst anschließend die Reflexion einzusetzen brauchten (Copei 1960). Und auch das Sprachgefühl sagte schon immer: ich ver-stehe und begreife etwas (statt: ich ver-hirne oder be-kopfe etwas), oder spricht vom Gedanken-«Gang». Hier ist das bewegungsfähige Skelett als Denkorgan angesprochen. Und doch muss hier sehr viel genauer beobachtet werden, was vorliegt, um nicht bloße Etymologie zu betreiben.

Beachten wir die vergleichbaren Phänomene und sehen dann auf den immanenten Zusammenhang. Beschreiben wir zuerst die Bewusstseinsseite. Es gibt jenes Denkbewusstsein, das formale Strukturen sucht und entwirft und ihnen dann eine größtmögliche Geltung verschaffen möchte. Der Hang zur Abstraktion und zu ihrer möglichst weitreichenden Generalisierung und Pauschalierung ist charakteristisch. Möglichst viele Weltinhalte mit möglichst wenigen Gesetzen abzudecken, diese Denkökonomie gilt als vorbildlich. Ziel ist, die Erfahrungswelt durch Modelle mit einer solchen Allgemeingültigkeit zu ersetzen, dass dieselben wenn möglich nur noch wenig geändert zu werden brauchen. Die verwendeten Begriffe werden als verallgemeinertes Abbild begrenzter Erfahrung aufgefasst, wobei ihr Geltungsrahmen opportunistisch abgegrenzt, nämlich «zweckmäßig» definiert wird. Schwieriger hingegen ist es, von den einmal gefassten Systemen sich wieder zu lösen; sie haben stark bewusstseinsprägende, festlegende Wirkungen.

Anders die Qualitäten des schöpferisch-intuitiven Denkens. Es hat nicht minder klare, ja aufhellende, mehr Einsicht als logischen Zwang vermittelnde Inhalte. Nur entfalten dieselben ein Eigenleben, in welchem sie sich selbst abwandeln, erweitern oder gar in sinnvollere Kehrtwendungen übergehen können. Dieses Denken als solches ist jederzeit bereit, das formulierte Ergebnis wieder einzuschmelzen und bald in noch wirklichkeitsnähere und gedankenklarere Formen umzugießen. Nicht die bleibend definierte Position, sondern das an der Erfahrung gerne veränderte Vorgehen wird geistig gelebt.

Emotional werden beide polar erlebt: Im ersten Falle geben definierte Begriffe Halt und Sicherheit, bringen aber gegenüber den behandelten Weltinhalten den bewusst akzeptierten Wirklichkeitsabstand mit prinzipiell bloßer Wahrscheinlichkeit ein; wir denken in Modellen, wohl wissend, dass sie nicht die Wirklichkeit erfassen (Reduktionismus). Im zweiten Fall bleiben die Begriffe, ähnlich den Weltinhalten selber, wandlungsfähiger und schmiegen sich deshalb der Wirklichkeit besser an. Sie sind deshalb auch praxisfähiger; nur geben sie dem Bewusstsein keinen bleibenden Halt und sind arbeitsaufwendiger. Kant spräche im ersten Fall von Verstand, im zweiten von Vernunft. Wir wollen beide Denkweisen nicht gegeneinander ausspielen, sondern darauf aufmerksam machen, dass wir im fruchtbaren wissenschaftlichen Arbeiten beide gebrauchen, ja benötigen. Nur wer eine von beiden allein vertritt, leugnet die ergänzende Wirkung der anderen und verpasst das Wesentliche der fruchtbaren Spannung.

Diese fruchtbare Spannung führt uns nun im naturhaften Vorbild die eigene Leiblichkeit vor. So finden sich für beide Fähigkeiten gleicherweise und doch verschiedene leibliche Grundlagen. Leibliche Denkorgane finden wir zum einen im Gehirn in Form der durch Lernen geprägten Vernetzungs-Strukturen vor, die, ähnlich den einmal gebildeten Nervenfetten, sich auffällig – hungerfest – stabilisieren. Zum anderen aber haben wir im Rumpf-Gliedmaßen-Skelett ein physiologisches Substrat, das zwar in seinem Mineralanteil kristallin gestaltet ist, aber sehr viel rascher als die Nervenfette in die Blutflüssigkeit rückresorbierbar ist, um an anderer Stelle erneut, besser, funktionstüchtiger auskristallisiert zu werden. So herrscht ja in den Bälkchen-Strukturen des Knochenschwammes im Rumpf-Gliedmaßen-Bereich ein permanenter Abbau, Aufbau und Umbau vor, der sich nach der Verwendung und Beanspruchung im praktischen Tätigkeitsfeld richtet. Unnötige Knochenstrukturen, einmal abgebaut, werden nicht wieder gebildet. Hier ist jegliche Form Mitergebnis der Funktion.

Indem so beide Ebenen ins Auge gefasst werden, die Denkbeobachtung im eigenen Bewusstsein einerseits und andererseits die physiologische Betrachtung der mehr entvitalisierten Organe, wird ihr jeweiliger Zusammenhang physiognomisch deutlich. Verstandesleistungen sind Großhirn-gebunden, das Vernunftvermögen hängt intim mit dem funktionellen Einsatz des Rumpf-Gliedmaßen-Skelettes zusammen. Wir wären kaum selbst ohne die Fingerzeige Steiners darauf verfallen (siehe z.B. 1924a, S. 113/114).

Einmal bemerkt, erweisen sie sich als wissenschaftlich und lebenspraktisch überaus fruchtbar (Schad 1989, Schad und Suchantke 1990). Die menschlichen Gliedmaßen sind nicht nur räumliche Fortbewegungsorgane, sondern – bei realistischer Beobachtung – ebenso Intuitionsorgane.

Man kann sich der zweiten, wirklichkeitsnäheren, wenn auch sicherheitsärmeren Denkweise gerade dadurch bedienen, dass man sich der eingeschliffenen Denkgewohnheiten begibt, alle Bewusstseinsleistungen organologisch allein an die Neurone anschließen zu wollen. Es gilt ja auch das Umgekehrte, dass es zahllose Leistungen im Nervensystem gibt, die gar kein Bewusstseinskorrelat haben. Man denke nur an die Farb-, Form- und Dingkonstanz der Gegenstände im Wahrnehmungsfeld unserer Sinne bei verschiedener farbiger Beleuchtung und Perspektive – eine hochkomplexe «Verrechnungs»-Leistung ohne Bewusstseinsbeteiligung (Lorenz 1968). Von Baumgarten (1981) schreibt: «Auch wissen wir noch sehr wenig, fast nichts, von den spezifischen elektrischen, biochemischen und elektronenoptischen strukturellen Eigenschaften bewusstseinsaktiver Neuronen und Neuronenverbände.» Lorenz erwähnt, dass es eher die relativ einfachen, ja vereinfachten Nervenleistungen sind, die für das Wachbewusstsein in Frage kommen. Psychische Bewusstseinsleistungen und physiologisch hochwertige Stoffwechselleistungen sind also Antagonisten. Erstere sind eben nicht das Ergebnis letzterer, wie der Vulgärmaterialismus besonders seit Ernst Haeckel immer noch glaubt. Sein einstiger, viel unbekannter gebliebene Kollege in Jena, der Psychologe Carl Fortlage (1869), hingegen sah wohl als erster den hier herausgestellten und sich immer deutlicher abzeichnenden antagonistischen Zusammenhang:

«Das Bewusstsein gehört zu denjenigen Naturprozessen,

welche die Kraft, wodurch sie existieren, durch ihre Existenz aufzehren ... Der ursprüngliche und erste Zustand unseres Organismus ist nicht das Wachen, sondern der Schlaf. Denn vor der Geburt, wo die Lebenskräfte erst den Leib noch zu bilden haben, schläft der Mensch fortwährend, und das neugeborene Kind schläft ebenfalls den größten Teil seiner Zeit. Auch die Genesung von Wunden und Krankheit, wobei es gilt, die Lebenskräfte neu zu sammeln und zu stärken, sie wird am besten und zumeist im schlafenden Zustande vollbracht ... Nur insofern wir schlafen also, leben wir; sofern wir wachen, beginnen wir zu sterben, indem wir mehr Lebenskraft ausgeben, als einnehmen. Und dennoch gilt uns nur diese Verschwendung unseres Lebens als das wahre Leben, und ein bloßer gar nicht zum Bewusstsein kommender Schlaf als nichts und elend. Das bloße Leben, welches nichts weiter hat, als nur sich selbst, verachten wir. Denn der Anfang unseres Sterbens und nur dieser allein ist uns das wahre Leben. So paradox dies auch klingen mag, so ist es doch nichts weiter, als eine einfache Tatsache der Physiologie.»

So der neben seinem berühmten Kollegen Ernst Haeckel (1834–1919) weithin vergessene Carl Fortlage (1806–1881).

4. Zur geistigen und seelischen Konstitution des Menschen

Alle leibliche Beschreibung des Nervensystems kann auf ihrer Beobachtungsebene nicht von sich aus die seelische Einbindung vorfinden. Die Ursache dafür liegt in der seelischen Haltung selbst, die wir dann einnehmen, wenn wir das

Wachbewusstsein allein an sinnliche Gegenstände knüpfen, was ja zumeist der Fall ist, z.B. bei der bloß deskriptiven Untersuchung des Nervensystems selbst. Die Psychologie hat in verschiedenen ihrer Schulen aber selbst entdeckt, dass die seelisch-geistige Seite des Menschen nicht mit den Inhalten seines alltäglichen Wachbewusstseins ausgeschöpft ist. Seit Carl Gustav Carus (1846), den man neuerdings den eigentlichen Vater der Tiefenpsychologie nennt, kennt die Psychologie auch die Tatsache der unbewussten Psyche. Alle Helligkeitsstufen dazwischen erlebt die Seele schon im Aufwachen und Einschlafen und manches davon noch im «Tagträumen». Nun ist es für unsere weitere Betrachtung wichtig, dass wir die verschiedenartigen Bewusstseinserfahrungen in der Selbstbegegnung innerhalb des eigenen Bewusstseinstableaus ebenso differenziert beachten wie vorher die sinnesvermittelten. Jenem Bereich müssen wir uns im Folgenden zuwenden, um uns über die psychologischen Voraussetzungen für eine Neufassung des Leib-Seele-Problems einige empirische Grundlagen seelischer Erfahrung zuzulegen. Denn die differenzierte Kenntnis der seelischen Organisation können wir für das naive Bewusstsein ebensowenig voraussetzen wie die der leibgegebenen Nervenorganisation. Das anthroposophische Studium gibt dazu wesentliche Aufschlüsse.

Unser normales Ichbewusstsein im Tagesablauf beruht weitgehend auf einem gewohnten Selbstumgang, der seine Sicherheit aus der Kontinuität des Gedächtnisses bezieht. Selbstwertgefühl und Selbstwertbewusstsein hängen daran, welche Erfolgs- oder Misserfolgserlebnisse in der kürzlichen oder gesamten Biographie gemacht worden sind, soweit sie sich im Alltagsbewusstsein spiegeln. Jeden Morgen im Aufwachen sind wir uns sicher, ununterbrochen der gleiche Mensch – trotz des Unterbruches des Bewusstseins im Schlaf – gewesen zu sein, weil wir uns an die eigene Existenz vom gestrigen Tag erinnern können. Wie anders das Selbstbewusstsein geartet ist, wenn diese Erinnerungsfähigkeit noch nicht da ist oder nicht mehr da ist, erleben wir am kleinen Kind in den allerersten Lebensjahren und am ganz alten Menschen, wenn die hohe Vergreisung eintritt und erst die Kurzzeit-, dann die Langzeiterinnerung schwindet. Es tritt dann wieder ein solches spontanes Verschmelzen mit der Umgebung auf, dass alles zur strömenden Gegenwart wird. Die Hingabe an den Augenblick dominiert. Die Wahrnehmungen haben das Übergewicht vor den Vorstellungen. Das eigene Ich lebt nicht im Selbstbemerken, sondern allein in der Weltbegegnung. So können wir deutlich unterscheiden zwischen der Selbstvorstellung des eigenen Ich und der seelischen Weltzuwendung des Ich bei weitgehender oder völliger Selbstvergessenheit.

Diese beiden Haltungen des menschlichen Ich sind aber auch im Alltag des seiner selbst mächtigen Erwachsenen in reicher Abwechslung vorhanden. Selbst im wachesten Bereich seelischer Tätigkeit, wie z. B. im wissenschaftlichen Denken, lässt sich beides beobachten. Einerseits ist der Denker sich seines Subjektbewusstseins sicher, andererseits besteht im Augenblick des fruchtbaren Einfalles, der lösenden Intuition, des gedankenschöpferischen Augenblickes eine momentane vollkommene Selbstvergessenheit des Finders: eines der Kennzeichen, dass das Ich im Inhalt des Gesuchten lebt, weil es sich solange selbst vergisst. Erst im sofortigen Nachhinein eines echten schöpferischen Augenblickes wird sich das kontrollierende Bewusstsein seiner selbst wieder ansichtig, ohne jedoch noch die fruchtbare Dichte der Verschmelzung mit dem Inhalt zugleich weiterhin haben zu können. Nur ein Abbild dieser Erfahrung, eben das Erinnerbare, das davon Vorstellbare, bleibt zurück und zur Verfügung. Die Nachbetrachtung ergibt aber auch, dass zwischen diesen beiden Tätigkeiten des denkenden Ich eben dieses Ich unterscheiden kann. Im letzteren Zustand identifiziert sich das Ich subjektbezogen mit sich selbst und kennt nur sich selbst sicher, im ersteren Zustand ist das Ich geistig mit dem Wahrheitsgehalt außerhalb seines bisherigen Wissensumfanges aktiv darinnen, ist also – selbstvergessen – Weltinhalt geworden, natürlich ohne als tätiges Ich aufzuhören, im Gegenteil: es ist ja hoch kreativ. Dabei spielt es keine wesentliche Rolle, ob dieses kreative Verwachsen mit dem, was man vorher noch nicht hatte, im Zuge einer Sinneswahrnehmung geschieht («anschauende Urteilskraft» im Sinne Goethes) oder unabhängig davon («reines Denken» im Sinne Steiners). Ichbewusstsein und produktive Ich-Aktivität sind also in jedem Falle zwei durchaus polar verschiedene Erfahrungen des Ich, und es bedarf nur etwas näherer Selbstbeobachtung, um zu bemerken, dass ersteres ein Sekundärphänomen des zweiten ist. Ohne nicht erst selbst aktiv zu sein, könnte sich das Ich auch im Spiegel der Selbstreflexion nicht selbst vorfinden, weil es dann nichts zu spiegeln gäbe. Auch im frühen Kindesalter geht die Weltoffenheit dem Ichbewusstsein immer voraus.

Unsere Aufgabe ist nun nicht nur die innerseelische Beobachtung, sondern die Aufdeckung ihres Zusammenhanges mit ihren leiblichen Grundlagen. Die gespiegelte Ich-Vorstellung des eigenen Subjektseins ist an das leibliche Instrument der Stirnlappen des Großhirns gebunden. Läsionen in diesem Bereich führen zum Verlust des eigenen Identitätsbewusstseins (nicht des Ich! denn beides ist ja zweierlei). – Der andere Zustand des Ich zeigt durch seine Erfahrungsqualitäten hingegen an, dass der fruchtbare Moment zwar voll erfahren werden kann, damit jedoch noch nicht sogleich die bleibende Verfügbarkeit über das Gefundene gesichert ist. Es wird oft ebenso leicht wieder vergessen wie gewonnen. Es gehört zu seinen Kennzeichen, dass nachträglich extra, in deutlich anderer Art, der Weg ins Sagbare und Erinnerbare gefunden werden muss. Das sind allgemeine Grenzerfahrungen der Ichtätigkeit, die kennzeichnen, dass im schöpferischen Augenblick die Spiegelfunktion des Gehirnes fehlt. Es deutet sich darin ein Moment der Leibunabhängigkeit an, in dem sowohl das Zeiterleben wie auch die Raumerfahrung stark verschoben sein können. Die zumeist sofort danach einsetzende Vorstellungskontrolle bietet dann die unverwechselbar andere, «sekundär» genannte Qualität an (Copei 1969). Rudolf Steiner nannte diesen auffälligen Tatbestand ein wichtiges Merkmal der Geist-Wahrnehmung (1917a, S. 142). Denn dass wir das schöpferisch-findige Denken als eine geistige Tätigkeit bezeichnen – an diesem Sprachgebrauch halten wir fest.

Die Grenzerfahrungen des kontrollierenden Bewusstseins weisen auf das Beschriebene selbst hin. So gehört es zur verbreiteten Lebenserfahrung, dass im Überschlafen von Problemen, die im Tagesbewusstsein nicht lösbar waren, nach dem Aufwachen Versatilität und Findigkeit gleichsam wie schon vollzogen erfahren werden und der rettende Einfall wie einfach da ist. Die seelisch-geistige Organisation hat im hirnunabhängigen Zustand des Schlafes eher die Möglichkeit gehabt, unbewusst die Lösung zu antizipieren. Das aber bekanntlich zumeist nur, wenn das tagbewusste Ich die Probleme so aktiv bewegt und bearbeitet hat, dass sie den Menschen «bis in den Schlaf hinein verfolgen», um dort vom sich seiner selbst unbewussten Ich produktiv weitergebracht zu werden.

Es ist dazu nötig, zwischen Merkfähigkeit, Gedächtnis und Erinnerung zu unterscheiden. Mit ersterem meinen wir die Aufnahmefähigkeit in den Bereich des Behaltbaren, mit dem zweiten den unbewussten Fundus gemachter Erfahrungen, mit der dritten Bezeichnung die Rekapitulation derselben erneut im Bewusstsein. Eine Gehirnerschütterung wirkt sich bekanntlich störend auf die Erinnerungsfähigkeit aus, die retrograd (zeitlich rückschreitend) etwa bei einem Unfall eintritt. Nach voller Rekonvaleszens aber kann auch dieser Erfahrungsausschnitt wieder erinnert werden; es lag also eine Erinnerungsstörung, keine Gedächtnisstörung vor (Springer u. Deutsch 1987). Die Erinnerungsfähigkeit ist an das physische Gehirn gebunden, das Gedächtnis an den Gesamtzusammenhang der Lebensorganisation, anthroposophisch gesprochen, an den *Ätherleib*. Und in diesem letzteren Bereich, der ja weder subjektiv noch objektiv, sondern auch hier brückenbildend ist, findet die schöpferische Intuition, vom Ich erarbeitet, statt. Schon eingangs sprachen wir von der Brücke der Zeitgestalten, und so kennzeichnete Steiner den Lebens- oder Ätherleib als den Zeitleib des Menschen.

Einmal darauf aufmerksam geworden, kann jeder Mensch entdecken, dass er viel mehr Einfälle hat, als er gewöhnlich vermeint; er muss sich nur darin schulen, dieselben auch in die gehirngebundene Erinnerbarkeit einzubinden. Es wird ja im entscheidenden Moment des Einfalles immer erlebt, dass trotz starker eigener Geistaktivität man den Einfall nicht selbst produziert, sondern er dem eigenen Bewusstseinstableau weltgegeben zukommt, eben «einfällt», «einleuchtet», eine «Eingebung» ist. Der Gedankeninhalt «denkt in mir aus sich selbst heraus», ist die Erfahrungsqualität. Das denkende Ich erlebt sich nicht in den bekannten Grenzen des Subjektes, sondern weltgegeben bereichert. Es lebt selbst in dem Geistgehalt, der mehr ist als es selbst: im Weltgehalt. Schon Hegel z.B. hat diesen Sachverhalt ausführlich charakterisiert (siehe Litt 1953).

Bei Steiner ist diese vorgenommene Unterscheidung in der Einschätzung des menschlichen Ich der zentrale Angelpunkt seiner Ausführungen in dem im Jahr 1911 gehaltenen Vortrag auf dem philosophischen Kongress in Bologna *(Die psychologischen Grundlagen und die erkenntnistheoretische Stellung der Anthroposophie).* Die entscheidende Stelle lautet:

«Es soll der Einfachheit halber zunächst hier auf den Inhalt der Weltgesetzlichkeit verwiesen werden, insofern dieser in mathematischen Begriffen und Formeln ausdrückbar ist. Der innere gesetzmäßige Zusammenhang der mathematischen Formeln wird innerhalb des Bewusstseins gewonnen und dann auf die empirischen Tatbestände angewendet. Nun ist kein auffindbarer Unterschied zwischen dem, was im Bewusstsein als mathematischer Begriff lebt, wenn dieses Bewusstsein *seinen* Inhalt auf einen empirischen Tatbestand bezieht; oder wenn es diesen mathematischen Begriff in rein mathematischem abgezogenen Denken sich vergegenwärtigt. Das heißt aber doch nichts anderes als: das Ich steht mit seiner mathematischen Vorstellung nicht außerhalb der transzendent mathematischen Gesetzmäßigkeit der Dinge, sondern innerhalb. Und man wird deshalb zu einer besseren Vorstellung über das ‹Ich› erkenntnistheoretisch gelangen,wenn man es nicht innerhalb der Leibesorganisation befindlich vorstellt, und die Eindrücke ihm ‹von außen› geben lässt; sondern wenn man das ‹Ich› in die Gesetzmäßigkeit der Dinge selbst verlegt, und in der Leibesorganisation nur etwas wie einen Spiegel sieht, welcher das außer dem Leibe liegende Weben des Ich im Transzendenten dem Ich durch die organische Leibestätigkeit zurückspiegelt. Hat man sich einmal für das mathematische Denken mit dem Gedanken vertraut gemacht, dass das ‹Ich› nicht im Leibe ist, sondern außerhalb desselben und die organische Leibestätigkeit nur den lebendigen Spiegel vorstellt, aus dem das im Transzendenten liegende Leben des ‹Ich› gespiegelt wird, so kann man diesen Gedanken auch erkenntnistheoretisch begreiflich finden für alles, was im Bewusstseinshorizonte auftritt» (1911a, S. 139).

An dem am klarsten zu beschreibenden Erkenntnisvorgang, dem des mathematischen Denkens, wird beobachtet, dass ihm unverändert der gleiche Wahrheitswert zukommt, gleichgültig, ob er auf die empirische Welt anwendbar ist oder ob er im von aller Sinnlichkeit abstrahierenden, mathematisierenden Bewusstsein gefunden wird. In seinem zugehörigen Autoreferat stellt Steiner das Ergebnis nochmals heraus:

«Der Redner macht dann noch darauf aufmerksam, wie die Theorie der Wissenschaft gegenwärtig einer so geschilderten Seelenentwickelung nicht zustimmen könne, weil sie von vornherein das ‹Ich› des Menschen in die leibliche Innenwelt verlegt. Doch wird eine Erkenntnistheorie der Zukunft anerkennen, dass das Ich in Wahrheit schon in der geistigen Außenwelt liegt und das gewöhnliche Ich nur als sein Abbild in die Leibesorganisation hineinspiegelt» (1911a, S. 153f., siehe auch Steiner 1914).

Diese Unterscheidung von aktualem Ich im Weltinhalt und gespiegeltem Ichbild in der Anbindung an das Gehirn, und damit an die Leiblichkeit ist heute jedem bei einiger Selbstwahrnehmung möglich zu konstatieren. Es geht um die Unterscheidung, die den Menschen vor der Illusion befreit, nur das zu sein, was er sich von sich bloß vorstellt. Denn der Selbsttäuschungen gerade auf diesem Gebiete gibt es bekanntlich viele. Goethe mit seinem untrüglichen Gespür für die Spannweite des menschlichen Seelenlebens schrieb es einst dem noch jungen Arthur Schopenhauer ins Stammbuch:

Willst du dich deines Wertes freuen,
So musst der Welt du Wert verleihen.

Schon in den dreißiger Jahren hatte Viktor von Weizsäcker die Weltpräsenz des menschlichen Ich bemerkt, das seine Handlungen ebenso aus dem primären Weltkontakt bezieht wie aus den sekundär im zentrischen Ichbewusstsein auftauchenden Wahrnehmungen (siehe auch den Beitrag von Georg von Arnim in diesem Band sowie Schad 1994, S. 178 ff.).

An dem das ganze Werk Steiners durchziehenden Ansatz des sowohl weltinhaltlichen wie leibgespiegelten Ich hat innerhalb des anthroposophischen Wissenschaftsraumes schon früh Carl Unger (1910) weitergearbeitet. Er spricht von beiden Ichaspekten als dem «Nicht-Ich» und dem «Ich». Sein Denkblick ist dabei auf das wechselnde Verhältnis zwischen beiden gerichtet. Vom leibgebundenen, selbstbezogenen Ichbewusstsein aus kann die Objektivierung der Welt, ihre Vergegenständlichung betrieben werden. Das ist die alltägliche und in den sinnesgebundenen Formen von Wissenschaft geübte und übliche Einstellung des «gegenständlichen Bewusstseins». – Wo und wie tritt das weltverwachsene Ich (das Ungersche «Nicht-Ich») in seine Erkenntnisrechte mit ein? Ich und Nicht-Ich sind gleicherweise beteiligt, ja im vollen Gleichgewicht in der «imaginativen Erkenntnis», anthroposophisch bezeichnet. Hierin wird zur tableauartigen Überschau, zur Bild-Imago, was das gegenständliche Bewusstsein im logischen Nacheinander nur ausschnitthaft erkundet hat. Mit der dritten Erfahrung, dass das Nicht-Ich im Erkenntnisvollzug vorherrscht und das Ich nur allein noch den dafür offenen Bewusstseinsboden einbringt, kennzeichnet Unger die «inspirierte Erkenntnis». Die Gedanken geben nach ihren eigenen Inhalten dem Bewusstsein ihre gegenseitige Zusammengehörigkeit vor.

Noch ein weiterer Schritt der Selbstaufklärung ist nötig, um bei unserer Fragestellung nach dem grundsätzlichen Zusammenhang des Seelisch-Geistigen mit dem Physisch-Leiblichen von ersterem mehr als nur diffuse Anmutungen zu haben. Die unverwechselbare und unersetzbare Einmaligkeitsnatur dessen, was jeder Mensch als sich selbst, als sein Ich kennt, ist erst dann ganz ernst genommen, wenn wir darauf verzichten können, irgendwelche Attribute von ihm zu beschreiben. Denn sonst ließe es sich auf etwas zurückführen, was nicht einmalig, sondern generalisierend vergleichbar ist, wie es alle begrifflich erfassten Attribute sind; das aber widerspräche der unteilbaren Natur des Ich. – Andererseits finden sich im seelischen Vermögen der Individualität reiche Qualitäten, die sie mit anderen Menschen gemeinsam oder zumindest vergleichbar hat. Solche Attribute sind aber nur Akzidentien des menschlichen Ich und machen z.B. seine seelische Handlungsfähigkeit aus, sind seine seelischen Organe. Diese seelische Organisation aber erfährt das Ich eben nicht als sein unmittelbares Selbst, sondern als sein intim-schicksalshaft ihm zugehöriges, mittelbares Seelengewand. Die konstatierbare Erblichkeit gewisser seelischer Eigenschaften, sowie deren Prägungen durch Umwelt und Erziehung gehören neben vielem anderen hierher. Diese Quasi-Seelenleiblichkeit wird in der Anthroposophie unter der Bezeichnung *Empfindungsleib*, *Seelenleib* oder *Astralleib* zusammengefasst.

Selten, aber doch in zentralen Darstellungen der anthroposophischen Menschenkunde schilderte Rudolf Steiner nun eine ähnliche Doppelnatur für den Astralleib, wie sie oben für das Ich berührt wurde. Schon bei seiner ersten Darstellung der menschlichen Wesensglieder überhaupt (Steiner 1904) wird der Begriff des Astralleibs so eingeführt, dass er teils zum Ätherleib zugehörig aufgefasst wird, zum anderen

Teil ein Stück der durch-ichten Empfindungsseele sei. Damit reicht der Empfindungsleib über die biologische Existenz des Lebensleibes hinaus und bindet doch zugleich das Seelenleben der Empfindungsseele an jene an. Bei aller sprachlichen Schwierigkeit, Seelisches in Sagbares zu übersetzen, klingt darin schon die Doppelnatur des Astralischen an.

1913 geht Rudolf Steiner aber über diese Darstellung hinaus und schildert den Astralleib als ein primär rein geistiges Wesen, das auch während des Erdenlebens des Menschen noch völliges Glied der geistigen Welt bleibt. Es existiert geistig aufgehoben in der kosmischen Ordnung der Welt. Deshalb sei auch der aus der mittelalterlichen Tradition stammende Ausdruck «Astralleib» = Sternenleib dafür berechtigt. Wie ist nun Rudolf Steiners nähere Schilderung dieses Wesensgliedes? Was von diesem geistigen Seelenglied an der biologischen Leibesorganisation, also am Ätherleib und physischen Leib, aufscheint, erscheint uns im Leben an uns selber oder an den Mitmenschen als die Fülle der seelischen Eigenschaften. Und nun erfolgt die gewichtige Unterscheidung: Das aber sei nicht der wahre Astralleib selber, sondern nur sein Widerschein im Ätherleib und physischen Leib. Der «niedrige» Astralleib verhält sich darin polar zum wahren Astralleib, dass dieser weltgemäß sich ordnet, jener aber sich oftmals gegen die Weltgegebenheiten zu stellen vermag und in der emotionalen Aufrechterhaltung der persönlichen Subjektivität sein eigenes Leben entfaltet:

«Einer Geistesanschauung, welche nur die Bilder des übersinnlichen Bewusstseins hinnimmt und ihre Bedeutung nicht richtig zu verstehen vermag, kann es leicht geschehen, dass der astralische Einschlag des physischen und des ätherischen Leibes als der eigentliche astralische Leib genommen wird. Doch ist dieser ‹astralische Leib› gerade das Glied in der menschlichen Wesenheit, welches in seiner Wirksamkeit sich gegen die Gesetzmäßigkeit richtet, die dem Menschen in der Weltordnung wahrhaft zukommt. – ... es wird sich in den späteren Aphorismen dieser Schrift zeigen, dass auch das ‹Ich›, welches der Mensch in seinem gewöhnlichen Leben als seine Wesenheit anspricht, nicht das ‹wahre Ich› ist, sondern die Spiegelung des ‹wahren Ich› in der physisch-sinnlichen Welt» (1913a, S. 40f., siehe auch Steiner 1912b u. 1924b).

Eine tiefergreifende Selbst- und Menschenerkenntnis nicht nur des Ich, sondern auch der akzidentiellen Seelenorganisation bringt jeweils ein Doppeltes zum Vorschein: Ich und Astralleib, also – allgemein gesprochen – die geistige und seelische Existenz des Menschen, sind zu einem Teil mit der naturhaften, biologischen Leibesorganisation verbunden und erfahren und vollziehen in diesem Sinn allmorgendlich im Hier und Jetzt ihre incarnatio, auch indem sie sich mit Hilfe des Gehirnes als dem Bewusstseinsspiegelorgan ins Tagesbewusstsein hineinspiegeln. Zum anderen aber findet sich ihre wahre autochthone Existenz allein im Geistgehalt der Welt selber vor. Das ist gewöhnlich mehr im nächtlichen als im wachenden Zustand der Fall, wird aber auch am Tage in den herausgehobenen Momenten schöpferischer Tätigkeit bewusst erfahrbar. Erst dann und nur dadurch ist der Mensch nicht in sinnloser Weise ein in seinem Leibe, respektive Gehirn, weltfremd isolierter Zuschauer, sondern existentiell ein volles Mitglied des Weltgeschehens; und das auch dann, wenn er davon in seinem bürgerlichen Bewusstsein nichts weiß. Sowohl in seiner Ichnatur wie in seinem Empfindungsleib ist der Mensch also zum einen leibgebunden, ein isoliertes Eigenwesen, und ebenso, wenn er sich nur recht versteht, ein leibunabhängiges Umweltwesen.

Es ist ungewohnt, ein gleichsam morphologisches Denken in den Bereich seelisch-geistiger Erfahrung einzubringen. Oder wer es tut, ist es hinwiederum zumeist nicht gewohnt,

Anatomie und Physiologie in ihren Einzelheiten kennenzulernen. Wird aber beides gekannt, so kann umfänglicher gefragt und erwartet werden, ob und wie die Leibesorganisation zur sprechenden Physiognomie, zum weitgehenden Ausdruck eben dieser seelisch-geistigen Organisation werden kann.

5. Das Nervensystem und die übersinnliche Organisation des Menschen

Es ist die Bewusstseinsleistung der naturwissenschaftlichen Methodik, uns über einen naiven Realismus hinausgebracht zu haben. So ist es ein ebenso wichtiger Schritt der Anthroposophie, uns über die naive Vorstellung eines zentrischen Ich, wie sie Descartes mit seinem «Cogito, ergo sum» festgeschrieben hat, aufgeklärt zu haben. Die heutigen französischen Tiefenpsychologen haben gleicherweise die Unzulänglichkeit des cartesianischen Ansatzes bemerkt (Kirchhoff 1980, Lacan 1973). Es geht hier nicht darum, die historische Notwendigkeit zu schmälern, mit Hilfe des cartesianischen Zweifels endlich das Erkenntnisvermögen von allen Traditionen freigekämpft zu haben. Aber das historisch einmal Notwendige ist noch nicht das auf Dauer Hilfreiche. Konrad Lorenz hat 1980 ganz richtig bemerkt, dass die Unfähigkeit, nicht nur dem Mitmenschen, sondern auch der seelischen Präsenz des Tieres menschlich gerecht zu werden (er denkt dabei an das verbreitete Elend hochtechnisierter Tierhaltung), unzulässig mit dem solipsistischen Modell entschuldigt wird, man könne «wissenschaftlich» ja prinzipiell nie wissen, was in einem Tiere seelisch vorgehe.

Der Mensch – so Lorenz – habe eben doch die Fähigkeit zur «Du-Evidenz», sonst «gehört er in die psychiatrische Klinik wegen Schwäche der Du-Evidenz». Nur leider wehrte er sich erst im Alter gegen die üblichen Gutachten seiner zahlreichen Schüler aus der Verhaltensforschung, welche heute jedem Gericht testieren, dass man nie wissen könne, ob sich ein Tier im Batterie-Käfig wohlfühle oder nicht. Lorenz dazu:

«Der sogenannte Solipsismus, die Annahme, dass nur man selbst existiere, die ganze Welt aber, einschließlich aller Mitmenschen, nur ein Traum sei, kann logisch nicht widerlegt werden. Dennoch aber gibt es keinen Menschen, er sei denn völlig verrückt, der überzeugter Solipsist wäre ... Vielleicht am härtesten von diesen, im wahrsten Sinne, unmenschlichen Einstellung betroffen sind zunächst unsere Nutztiere, ebenso aber, was viel gefährlicher ist, die Kinder unserer Zivilisation. Es ist scheinbar ein weiter Schritt, der von grausam gemästeten Kälbern zu wohlgefütterten, aber seelisch verwahrlosten Wohlstandskindern führt, die geistige Grundhaltung aber, die den Verbrechen gegen Tiere wie gegen Kinder zugrunde liegt, ist genau dieselbe»(Lorenz 1980).

Dem temperamentvollen Votum von Lorenz können wir zustimmen. Nur – der Solipsismus kann durchaus mit wissenschaftlichen Mitteln enttarnt werden. Zwar natürlich nicht mit innerweltlicher Logik. Aber sie kann nie ein Einwand gegen die Wirklichkeit sein, wenn diese empirisch erfahrbar ist. Auf die geistige Empirik von Ich und Empfindungsleiblichkeit haben wir bei uns selbst und ebenso bei Steiner, Unger, von Weizsäcker u.a. aufmerksam gemacht. In solchen Grenzerfahrungen liegt die jedem nachvollziehbare Vorarbeit für die methodische Ergänzung der rationalistischen Aufklärung vor. Indem Descartes die

Aufklärung über die klare Erforschbarkeit der uns umgebenden Welt durch das Mittel der Vergegenständlichung in der Subjekt-Objekt-Trennung durchgesetzt hatte, blieb die Aufklärung jedoch gegenüber dem Subjekt selbst unfertig. Im Totalzweifel Descartes' wird dem Subjekt zuerst einmal allein die erste Realität zuerkannt und damit das prinzipielle Übergewicht über die Welt. Die umfängliche Selbstbeobachtung jedes Ich von sich in seinem Weltzusammenhang vervollständigt aber erst die Aufklärung und gibt der Welt ihren Wert zurück. Das Ich bemerkt nun erst, dass es sich der Welt verdankt, weil es letztlich in ihr ist. Die sozialen Folgen dieses Selbstvollzuges im Bewusstsein können nun aber auch in ihrer ungeheuren, heilsamen Tragweite von jedem sofort überblickt werden. Man denke nur an die brennende Ökologiefrage.

Karl Ballmer hat schon 1953 darauf hingewiesen, dass die anthroposophische Auflichtung des Doppelaspektes des Ich die sinnvolle Grundlage für die Lösung der psychischen Problematik der sogenannten motorischen Nerven ist. Nur hatte er sein Anliegen in einer solchen Polemik vorgebracht, dass das Gesprächsfeld damals bald vergällt war.

Das bedeutet, dass wir mit dem Problem – und es geht um das existentiellste Problem: um das von Ich und Welt – vorsichtig, ja «sozial» umzugehen haben. Das gegenständliche Bewusstsein findet sich und die Welt als getrennt, ja beide als miteinander inkommensurabel vor. Damit ist aber auch eindeutig, dass aus ihm heraus allein, bei noch so viel «Innerlichkeit» im Seelischen und noch so viel «objektiver» Faktenforschung im Räumlichen, das Steinersche Anliegen zum motorischen Nerven nicht einmal im Ansatz gesehen, geschweige denn gelöst werden kann.

Begibt man sich nun in der von Unger geschilderten Weise auf die imaginative, «physiognomische» Bewusstseinsebene, so treten Ich und Welt durchaus in die gegenseitige Ergänzung ein. Es schließen sich dann die zahlreichen, auf beiden Feldern eingehend gemachten differenzierten Erfahrungen eindrücklich zusammen:

Nicht nur in der Ichnatur des Menschen, sondern auch in der mit den höheren Tieren gemeinsamen Seelenkonfiguration, im Astralleib, sind wir beidesmal auf eine Doppelhaftigkeit gestoßen: Das wahre Ich ist Mitglied des Geistgehaltes der Welt, das Alltags-Ich ist leibgebundenes Selbstbewusstsein; der wahre Astralleib ist Geistwesen im Geistkosmos, der «scheinbare» Astralleib ist der eigensinnige Widerschein am physischen Leib und Lebensleib. Die gesamte seelisch-geistige Organisation des Menschen ist also dual-polarisch: inkarnativ-leibgebunden und, in für das leibgebundene Bewusstsein (aber nur für es) schwer zu fassender Weise, Weltinhalt selber.

Eben diese duale Polarität durchzieht offensichtlich die gesamte Nervenorganisation des Menschen und (in entsprechend abgewandelter Form) die der höheren Tiere. Dem zusammenschauenden Blick ergänzt sich der physiologische und morphologische Leitungsdualismus durch die übersinnliche Organisation: Dem sich am Gehirn bewusst werdenden Tages-Ich, das durch die hohe Autonomisierung des menschlichen Leibes, besonders des Großhirnes, weltentfremdet lebt, wird die von seinem Bewusstsein getrennte Außenwelt durch die zentripetalen, zu ihm afferent hinführenden Nerven vermittelt. Es ist dem im Ich punktuell aufscheinenden Tagesbewusstsein schon immer evident gewesen, dass die psychologische Deutung, diese Nerven dienten der seelischen Wahrnehmung, sachgerecht ist. Diese waren und sind schon immer in der Nervenlehre die *sensiblen* oder *sensitiven* Nerven.

Dem sich in der Welt vorfindenden Ich, das den Solipsismus empirisch überwindet, wird mehr der eigene Leib zur Außenwelt als die Weltfülle selber. Rudolf Steiner gebraucht für dieses Umwelt-Ich das Bild nicht eines punktuellen Zentrums, sondern einer umgestülpten Kugel (1919a, 10. Vortrag), die ihr Volumen im Umkreis besitzt. Dieses Sphären-Ich ist im liebevollen Inter-esse selbstvergessen «zwischen», «unter» und «in» den Dingen in Wirklichkeit anwesend und reicht so weit, wie der Mensch hingebungsvoll interessefähig ist. Außerordentlich viel geschieht davon nicht nur im Wachbewusstsein, sondern besonders auch im träumenden und tief-unbewussten existentiellen Verbundensein mit allem Anderen, eben im Urvertrauen zur Welt in der schlafdunklen Willenssphäre. Rückt diese unbewusste höhere Ichsphäre ins Bewusstsein, wie in herausgehobenen oder gar außerordentlichen Lebensaugenblicken, so wird wie von außen auf den Leib geblickt. Die durch Moody bekannt gewordenen Erfahrungen z.B. klinisch toter Patienten, die reanimiert wurden, enthalten solche Grenzerlebnisse, dem eigenen Leib und dem Unfallarzt von außen zuzusehen (Lieret 1977). Rudolf Steiner schildert diesen Erfahrungsbereich für den, der ihn im Leben kennt, so, dass er den Leib wie von außen her, und nicht mehr von «innen» her, bewegt und führt (1906, 1914 und 1921).

Dieses Vermögen hat aber auch schon jeder Mensch während des allgemeinen Tagesbewusstseins, nur nicht in diesem, sondern in dem ihm unbewussten Dauerschlafzustand seiner Willensorganisation. Damit ist nicht das gemeint, was wir uns zu wollen vornehmen, sondern was uns letztendlich befähigt, etwas einfach zu tun. Wir bewegen den Stoffwechsel und die Muskulatur nicht von «innen» (also vom Gehirn) her, sondern geistig von außen. Das heißt, im peripheren Erfolgsorgan selber ist ihr seelisch-geistiger Eingriff. Dorthin aber leiten alle zentrifugalen, efferenten

Nerven. Sie sind also in dieser Hinsicht auch *hinführende* Nerven zum «Außenmenschen». Ihre so geartete *«Afferenz»* wird erst ansichtig im Bewusstwerden für den weltinhaltlichen Anteil des wahren Ich und des wahren Astralleibes. Für die übersinnliche seelisch-geistige Organisation sind die zur Peripherie (im umfassenden Sinne) leitenden Nervenzustände die Grundlage der normalerweise unbewussten Wahrnehmungsfähigkeiten des geistig «sphärischen» Menschen. Er nimmt, selbst «Weltinnenraum», in geradezu umgestülpter Weise nun als eine eingestülpte Außenwelt den weitgehend entvitalisierten Anteil seiner leiblichen Gegebenheiten wahr: so die mehrfach miniaturisierte Repräsentanz des ganzen Menschen im Zentralnervensystem, insbesondere im Großhirnbereich, von der ja die zentrifugale Nervenorganisation ausgeht. Aber wie das übliche zentrische Bewusstsein nicht nur zur starren, naturgesetzlichen Seite der toten Welt seinen Interessenbezug hat, sondern doch auch zu der ihm so unbegreiflichen Welt des Lebendigen in der äußeren Natur, so wird das umkreishaft tätige Ich ein besonderes Interesse nicht nur an den stoffwechselverarmten Organstrukturen, sondern an den Stoffwechselvorgängen des Leibes selbst eine umso größere Zuwendung vollziehen. Das geschieht gerade im nächtlichen Aufbau des sich regenerierenden Leibes durch das schlafende Ich und den schlafenden Astralleib über das *vegetative Nervensystem*. So wird auch erstmals verständlich, warum gerade bei diesem die Efferenzen organologisch bei weitem überwiegen. Sie sind die hinführenden «Afferenzen» zu der im allgemeinen unbewussten, machtvollen Willensorganisation des eigentlichen, autonomen Seelisch-Geistigen von uns. Ihm sind die organologischen Efferenzen sensitive Organe. Sie überwiegen im Vegetativum.

Steiner schilderte etwas davon 1917 in Vorträgen, in

welchen er sich erstmals über die Dreigliederung des menschlichen Organismus äußerte:

«Und da zeigt sich uns bei einer durchgreifenden geistigen Beobachtung, dass dasjenige, was wir das Ich des Menschen nennen, tatsächlich, so wie der Mensch ist zwischen Geburt und Tod, gebunden ist – so grotesk es klingt, aber die Wahrheiten sind gewöhnlich verschieden von dem, was das Trivialbewusstsein sich vorstellt –, leiblich gebunden ist an dasjenige, was wir Unterleib nennen. Das Ich ist gebunden an die niedrigste Leiblichkeit des Menschen, und diese schläft fortwährend. Unser Ich, das kommt uns als solches in seiner Wahrheit, in seiner wirklichen Wesenheit ebensowenig zum Bewusstsein, wie uns die Vorgänge unserer Verdauung zum Bewusstsein kommen. Wir sehen oder nehmen unser Ich eigentlich niemals wahr, weder im Schlafe, wo wir überhaupt bewusstlos sind im normalen Zustand, noch im Wachen, denn das Ich schläft auch während des Wachens. Das wirkliche Ich kommt nicht ins Bewusstsein herein, sondern nur der Begriff, die Vorstellung, die wird heraufgespiegelt. Dagegen in der Zeit vom Einschlafen bis zum Aufwachen, da kommt wirklich dieses Ich zu sich selber, nur wird der Mensch im normalen tiefen Schlafe nichts davon wissen, weil er eben noch unbewusst ist während des Erdenzustandes in diesem tiefen Schlafe» (etwas gekürzt, 1917b).

Wir hatten im 2. Unterkapitel dieses Beitrages herausgestellt, dass das Problem der dualen Leitungsrichtung der Nerven nicht in einfacher Weise, sondern in dreifach unterschiedlicher Weise vom Organismus dargestellt wird. Wir kamen dazu anhand der unterschiedlichen Nervenbereiche des Vegetativum (Eingeweide-Nervensystem), der Sensomotorik (über das Rückenmark vermittelt) und des Sensoriums (Gehirn). Dann waren wir zu der doppelbödigen sowohl seelischen wie geistigen Konstitution des Menschen und der ihr deutlich entsprechenden dualen Reizleitung im neuralen Substrat gelangt: *Die zentripetalen Leitungsrichtungen stehen sensitiv dem zentrierten Seelenleben zur Verfügung, die zentrifugalen dem weltverwachsenen.* Nun werden wir darauf aufmerksam, dass Letzteres mit den vegetativen, unbewussten Stoffwechselabläufen in engster Verbindung steht.

Charakteristischerweise liegen die neuralen Verhältnisse der dualen Leitungsrichtungen im Großhirn umgekehrt. Die Efferenzen treten bei Auszählung aller abschätzbar beteiligten Nervenfasern zahlenmäßig zurück; die Afferenzen, z.B. der Einlauf aller Fernsinne, Hautsinne, Muskel-, Sehnen-, Gelenksinne etc. überwiegen, weshalb Rohen (1984) vom Großhirn als dem Sensorium spricht. Viele hirnvermittelte Funktionen, die wir als Denken bezeichnen, sind bei näherem Zusehen weitgehend Sinnesleistungen: so die Gestaltwahrnehmungen, der Lautsinn (nicht Hörsinn!) und das Erfassen mitgeteilter Bedeutungen im Sinne des Gedankensinnes (Steiner 1980), z.B. beim Verstehen jedes Wortes oder Textes wie hier.

Wir haben im 4. Unterkapitel zwischen dem produktiven Denken im schöpferischen Einfall und dem sich seiner selbst bewusst werdenden, sich kontrollierenden, erinnerungsfähigen Denken unterschieden. Letzteres ist sicher gehirngebunden. Ersteres hängt von der geistigen Weltoffenheit ab. Wir haben davon gesprochen, dass jede in die Welt eingreifende Handlung den realen Weltkontakt verstärkt. So ist der Bewegungsmensch mehr als der Kopfmensch als leibliches Intuitionsorgan tauglich. Achtet man allein auf die Intuitionen, welche ja sicher nicht nachschaffend, nicht bloß reproduzierend, sondern produktiv sind, so wird deutlich, dass ihr Sinngehalt nicht vom zentrischen Ich erzeugt, sondern vom sich aufschließenden Sachgehalt gegeben wird. Die Gehirnleistung ist nur, die bewusst verfügbare Fixierung derselben in Sprache und Gedächtnis zu erreichen.

Dass nicht das abgekapselte Selbst, sondern das dem Ich zufließende Andere und doch Vertraute erfahren werden kann, ist aber nicht nur in der Qualität intuitiven Erkennens der Fall, sondern verwirklicht sich in jeder weltgerechten Handlung – auch wenn man sie erst im Nachhinein ermisst. Aber gilt das nicht letztlich für jede unserer Tätigkeiten, dass wir erst im Rückblick, in der Reflexion ganz bemerken, was wir getan haben? Die Vorausplanung jeder Handlung ist eine Hilfestellung, und doch ist der Tathergang bei unbefangener Rechenschaft immer anders geworden als vorher vorgestellt. Wäre das nicht der Fall – und wieviel an möglichst abgesicherter Voraussage wird heute organisiert –, so wären wir nicht mehr bereit, aus unseren Handlungen zu lernen. Daher der hohe Grad auch an unbeabsichtigter Inhumanität im heutigen Zivilisationsgetriebe.

Wird jedoch vermehrt bemerkt, dass jede Handlung, ob bewusst oder nicht, intuitionsverwandt ist, so werden sich auch allmählich die Motive des Handelns verändern. Nicht mehr die eigenen Vorstellungen und Intentionen stehen dann im Vordergrund, sondern die Motive speisen sich frei gewollt aus der Bedürftigkeit des Umkreises. Nicht die beabsichtigte Selbstverwirklichung, sondern die Bedürfnisse des Anderen werden moralinfrei zur Veranlassung der geliebten Handlung, welche durch eine noch viel menschlichere «Art der Selbstverwirklichung», weil zurückgegeben, schicksalsartig geschenkt wird. Substantielles Schicksal gestaltet sich ja nicht nur aus der Kopfplanung heraus, wie es ebenso wenig nur passiv erlitten wird, sondern kann in der freien Welt- und Schicksalsannahme zum erhöhten Aktivum werden, in dem sich Ich und Weltgeschehen einigen. Jeder gute Psychiater weiß davon. Wird mit der Welt nur gehadert oder kann Schicksal aktiv angenommen werden? Goethe versuchte etwas davon der Lebensgefährtin Wilhelm Meisters in den Mund zu legen, die über sich selbst jedoch ihren Oheim zitiert. Der Humor erzeugt die vollkommene zwischenmenschliche Verschränkung:

«Bei solchen Gelegenheiten pflegte er meist über mich zu scherzen und zu sagen: Natalien kann man bei Leibesleben selig preisen, da ihre Natur nichts fordert, als was die Welt wünscht und braucht.»

Der Mensch: ein sich nicht nur aus seinem Inneren, sondern – je mehr er Mensch ist – ein sich frei aus seinem Umkreis motivierendes Wesen.

Nun wird erst verständlich, warum die psychologische Deutung der motorischen Nerven als den vermuteten «Willensnerven» im Denken Steiners auf so massive Vorbehalte stieß. Sonst wäre das Wesen des menschlichen Ich als ein prinzipiell von der Um- und Mitwelt Ausgeschlossenes allein im abgekapseltsten Teil des menschlichen Leibes, im Gehirn, vorhanden. «The lonely crowd» Riesmans, die Massengesellschaft, in welcher der trotzdem vereinsamte Einzelne mit der Angst vor noch mehr zwischenmenschlicher Anonymität dahinlebt, ist längst das sichtbare Ergebnis davon. Steiners Analyse ist schon nach dem ersten Weltkrieg deutlich:

«Sehen Sie, wir würden ja wirklich geistig-seelisch als Menschen sehr voneinander getrennt sein, wenn wir geistig-seelisch so einander gegenüberstünden, dass wir eigentlich alles Fühlen und Wollen durch unsere Nerven in unserem Innern entwickelten und der ganze Mensch in seiner Haut abgeschlossen gedacht werden müsste. Da wird das Seelische sehr isoliert. Und ich möchte sagen: So fühlen sich heute die Menschen, und ein getreues Abbild dieses Fühlens ist der antisozial und immer antisozialer werdende Zustand Europas» (GA 301).

Das soziale Erkenntnisanliegen Steiners besteht eben nicht darin, moralische Thesen zu verbreiten, denn das ist in praxi bekanntlich nutzlos, sondern die Gedankenkonstrukte zu identifizieren und offenzulegen, aus denen sich sozial-unfähige Einstellungen historisch speisen. Damit aber wird deutlich, dass nicht das physiologische Faktenfeld der Neurologie zur Debatte steht, denn dieses Faktenfeld steht, sondern die Aufklärung über die Ichnatur und die seelische Gestaltung des Menschen und ihrer vielseitigen Wechselverhältnisse mit der Leibesorganisation. Wer zentripetale Leitungsrichtungen der «motorisch» genannten Nerven zu beweisen versucht, um damit ihre von Steiner ausgesprochene Wahrnehmungsfunktion zu stützen, sieht nicht, dass er damit das Anliegen Steiners geradewegs unterläuft. Denn er bindet weiterhin den Zugriff des vollen Ich theoretisch an das Zentralnervensystem. Er denkt diesen Gedanken natürlich auch gehirngebunden im gegenständlichen Vorstellen, also bewusstseinsmäßig verengt.

Dann würde schon die Zweiweltentheorie des bekannten Neurologen Eccles hinreichen. Eccles übernimmt von Popper zwar eine Dreiweltentheorie. Was Popper als dritte Welt des objektiven Geistes dabei bezeichnet, ist aber nur die materiell kodifizierte Tradition («Welt 2 in Welt 1»; siehe Eccles 1987). Dieser anerkennt durchaus das Ich als die geistige Instanz, die aber allein in die Gehirnvorgänge einzugreifen in der Lage sei. Eccles' Denken steht hierbei auf dem Standpunkt eines persönlich vertretenen Katholizismus, trägt aber nichts zum viel gründlicher ansetzenden Anliegen Steiners bei. Das heißt nicht, dass die Anthroposophie diese Eingriffsmöglichkeit des Ich in die Gehirnfunktionen ablehnen würde. Sie beginnt aber erst da, wo die Einengung dieser gehirngebundenen Ichvorstellung bemerkt wird und das volle Tätigkeitsfeld des menschlichen Ich noch ganz woanders gefunden wird: nämlich mehr in der Welt selber als in den Nervenzentren. Denn diese haben, insoweit sie entvitalisierend wirksam sind, für das Ich nur Spiegelungswert.

Anthroposophische Medizin, Heilpädagogik und Pädagogik kommen nicht ohne die skizzierte Erweiterung des Ichverständnisses aus, sonst würden sie katholifizieren, was ebensowenig sozial weiterhülfe wie das Gegenteil: den mechanistischen Positivismus und Reduktionismus als alleinigen Diskussionsboden für das anstehende Thema einzunehmen. Letztere verlieren damit ebenso den Menschen wie der agnostische Dualismus, der Immanenz und Transzendenz nicht in ihrer Verbindung kennt.

Nimmt man Rudolf Steiner beim Wort, dass die Nerventätigkeit in seinem Sinne, als Grundlage des Bewusstseins, nicht als physiologische Aktivität zu beobachten ist, sondern mit der Herablähmung derselben zu tun hat, und dass jeder lebende Stoffwechsel seelisch mit Willensvollzügen zu tun hat, so darf man sagen, dass schon jeder Nerv, gleichgültig ob afferent oder efferent, beide Seiten in sich birgt. Der efferente Nerv hat ja auch z. B. für den Muskel nachweislich ernährende, trophische Funktionen ebenso wie der afferente Nerv für die angelaufenen Rindenfelder im Gehirn (Van der Loos 1988). Muskel oder auch Rindenfeld atrophieren sonst mit der Zeit. Die elektrischen Aktionsströme im Nerven sieht Steiner selbst eng mit Willensvorgängen verbunden:

«Und das Auftreten der physiologischen Elektrizität bei gewissen niederen Tieren, das ist nur ein sich an einer bestimmten Stelle der Natur äußerndes Symptom für eine sonst nicht bemerkbare, aber allgemeine Erscheinung: Überall, wo Wille durch den Stoffwechsel wirkt, wirkt ein den äußeren elektrischen und magnetischen Erscheinungen Ähnliches» (1920).

Der Nerv ist Träger von organgebundenem Willen, insoweit auch er Stoffwechselaufbau enthält; er ist Träger des Bewusstseins, insofern er unter abbauender Herablähmung steht. Selbst bei den Blutbahnen, die Steiner als die eigentlichen leiblichen Willenswerkzeuge bezeichnet, sind Nerventätigkeiten in Form der sie umspinnenden vegetativen Innervationen vorhanden; wie es auch in der weißen Substanz des Großhirns kein Neuron ohne einen Rest an Stoffwechsel gibt. Der Versuch, eine «chemisch reine» Trennung beider Gegensätze zu erkunden, ist unangemessen.

Wenn wir so unsere einteilenden Begriffe nicht als Skalpelle zum Durchschneiden der Wirklichkeit benutzen, sondern als Tastorgane für die Wirklichkeit, so können wir sagen: Alle Nerven haben die Möglichkeit, Empfindung *und* Wille, Wahrnehmen und Handeln zu vermitteln. Ist doch auch der Wahrnehmungsvorgang über die Sinnesorgane nicht ohne die psychische, zumindest unterschwellige Bereitschaft möglich, etwas erfahren zu *wollen.* Dann kann auch ebenso den «Handlungsnerven» Wahrnehmungsfähigkeit im psychischen Bereich zugesprochen werden.

Man beachte, was es für die Abklärung unseres Themas bedeutet, wenn wir ins Auge fassen, dass der oft genannte Gegensatz von Wahrnehmen und Handeln psychisch gesehen gar nicht so groß zu sein braucht, dass er ein völliger Gegensatz zwischen passiver Aufnahme und aktiver Reaktion wäre: Im Wahrnehmen seelisch intentional voll zuzugreifen, ist ein eminent aktiver Vorgang, der, solange wir die Wahrnehmungsinhalte nicht sogleich zu Vorstellungen abfangen, einen hohen Willenseinsatz fordert. Man braucht sich nur an einen lohnenden Museumsbesuch zu erinnern, nach dessen intensiven Wahrnehmungen wir so leicht ermüdet sind. Leibvermittelte Wahrnehmungen sind, wenn sie nicht nur physiologische Apperzeption bleiben, immer von Wille durchtränkt. Die Sprache hält z. B. für das Sehen eine ganze Steigerungsskala bereit: anstarren – glotzen – betrachten – sehen – beobachten – erspähen – anschauen – gewahren.

So wie es keine sinnvolle Wahrnehmung ohne Willenstätigkeit gibt, so auch keine gewollte leibliche Handlung ohne Wahrnehmung. Jede Körperbewegung wird von reichen, wenn auch zumeist dumpfen Wahrnehmungen begleitet. Darum sind Taube im negativen Falle taubstumm und «Gliedmaßentaube» gelähmt. Für die Leistungen des Vegetativums müssen wir deshalb ebenfalls nach den zugehörigen Wahrnehmungen fragen.

Wir haben es also mit kompliziert ineinander verwobenen Funktionskreisen zu tun. Hinzu kommen noch die unterschiedlichen Sprachebenen. «Nerventätigkeit» im stoffwechselaktiven Sinne wirkt auf Dauer auch vitalisierend (man denke an den Muskelschwund als Restschaden einer Poliomyelitis). «Nerventätigkeit» im Steinerschen Sprachgebrauch spricht hingegen die entvitalisierenden Vorgänge im Nervensystem an. Der Übersicht halber ist es wohl hilfreich, die physiologischen und die psychischen Vorgänge sich für die polaren Nervensysteme im Menschen erst einmal getrennt zu verdeutlichen und dann die Arbeitsweise im Rückenmarkssystem einzuschätzen. Aber nicht nur das ist im Auge zu behalten. Es ist dabei auch zu beachten, ob die seelisch-geistigen Tätigkeiten von Wahrnehmen und Handeln vom weltentfremdeten oder weltverwachsenen Anteil des menschlichen Ich her gesehen und verstanden werden. Damit fassen wir das bisher Vorgebrachte in einem ersten Entwurf zusammen. Dabei bedeutet «Z» Nervenzentrum und «P» peripheres Organ innerhalb des jeweiligen neuralen Funktionskreises.

Vom zentrischen Ich her gesehen:

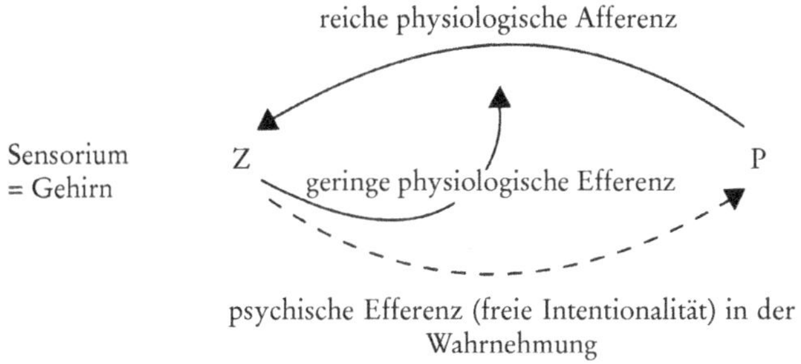

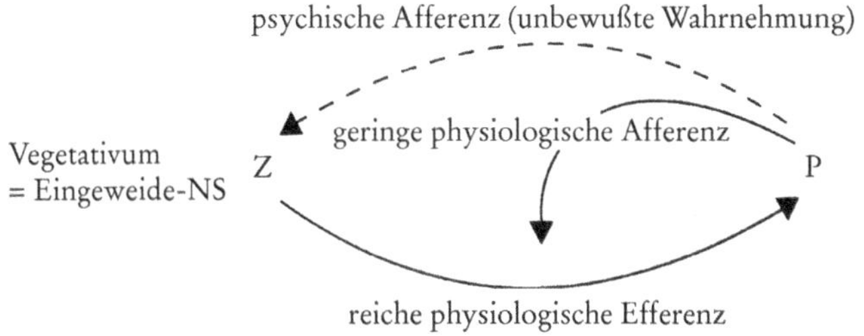

Im Gehirn laufen die physiologischen Afferenzen der meisten Sinnesorgane zusammen. Die geringe physiologische Efferenz optimiert reflektorisch die Funktion jener, z.B. beim Pupillenreflex. Die seelische Beteiligung in der willentlichen Aufmerksamkeitsintentionalität an der Sinneswahrnehmung ergänzt die physiologische Efferenz in freier Weise, so dass der sonst ungleichgewichtige Funktionskreis ausgewogen wird. Die seelische Aktivität vervollständigt also das leibliche Substrat.

Im vegetativen Nervensystem herrscht die physiologische Efferenz z.B. in der vielfach spontanen Biorhythmik vor, begleitet von der unbewussten Willensbereitschaft der leibgebundenen Psyche als ihrem durchgängigen Lebenswillen. Ist letzterer verunsichert, so treten die psychosomatischen Dysregulationen auf: charakteristischerweise nicht im Gehirn, sondern gehäuft in den Oberbauchorganen (Magen, Duodenum, Galle, Pankreas, Colon). – Die physiologischen Afferenzen sind an den hier enggekoppelten Reflexen vielfältig beteiligt, doch oftmals nicht allein zuständig. Welche Afferenzen lösen etwa im Hormonstoffwechsel z.B. den Beginn einer Geburt aus? Die nur modulierende Beteiligung von afferent vermittelten Zeitgebern stabilisierter, endogener Organrhythmen ist der Chronobiologie reich bekannt. Ebenso die langfristige physiologische Wirkung tiefenpsychologisch relevanter, unbewusst aufgenommener oder ins Unbewusste verdrängter Wahrnehmungen. Sie betreffen den leibgebundenen, inkarnierten Anteil des unbewussten Ich. Wieder ergänzt das psychische Vermögen die unausgewogenen physiologischen Verhältnisse wesentlich.

Die damit angesprochenen Gegebenheiten sind noch am leichtesten verfolgbar, sind wir doch gewohnt, von der Zentrik unseres Ich her zu denken. Wie wir schon zu zeigen versucht haben, ist aber das Leib-Seele-Verhältnis ebenso vom erweiterten Ichverständnis her mitzuerfassen. Es führt dann zu einem erweiterten Einbezug der physiologischen Organisation etwa in der folgenden Weise:

Vom peripheren Ich her gesehen:

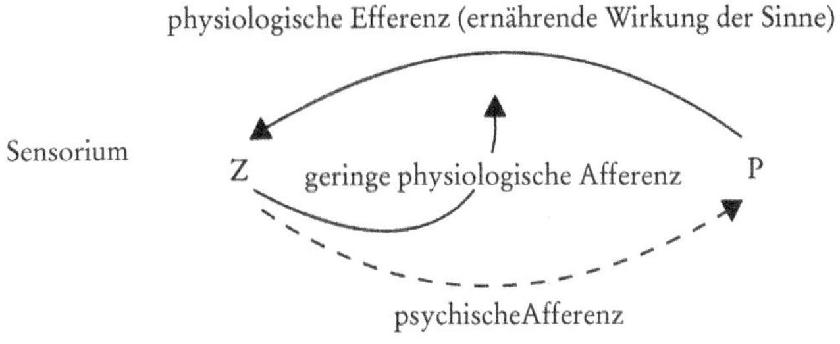

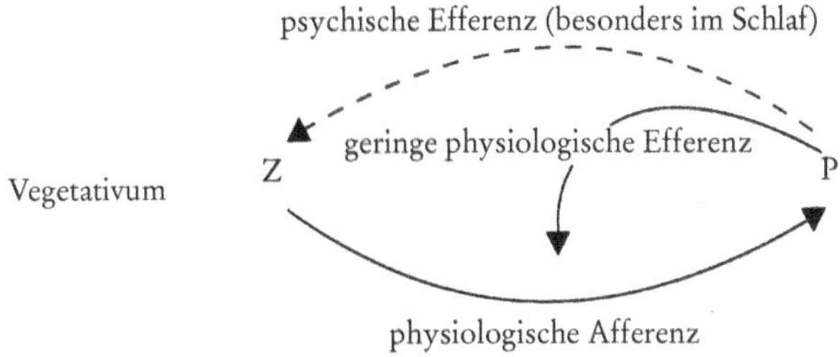

Das Hauptansatzgebiet des weltverbundenen Ichbereiches ist der vom vegetativen Nervensystem vorzüglich innervierte Organbereich. Was an reichen Efferenzen hier physiologisch aktiv ist, bedeutet in seinen auch vorhandenen entvitalisierenden Anteilen die physiologische *Afferenz* für das von der funktionellen Peripherie her eingreifende höhere Ich. Es betätigt so eine Leibwahrnehmung vom Umkreis her. Der Leib wird hierbei in der Weise zu einer Art Außenwelt, wie es die sogenannte Außenwelt außerhalb des Leibes für das zentrisch sich erlebende Ich in selbstverständlicher Weise ist. Hier gilt ganz der Vorschlag Steiners, dass die «motorischen Nerven» in Wirklichkeit sensitive Nerven sind.

Die sonst als vegetative Afferenzen aufgefassten Leitungsfasern werden nun als physiologische Efferenzen ersichtlich. Ihnen stehen starke, besonders im Schlaf wirksame, übersinnliche Regulationen zur Seite, die aus ihrer weltumfänglichen Einbettung jene harmonische Ordnung einbringen, die die morgendliche Erfrischung, ja jede Art von konstitutioneller Regeneration des Organismus ermöglicht. Davon liegt ein reicher anthroposophischer Kenntnisbereich vor, der hier nur angerührt werden soll (Steiner 1913a, S. 87).

Der Gehirnbereich ist vom peripheren Ich-Anteil noch schwerer zu erfassen. Aber auch hier dürfen wir davon ausgehen, dass das, was vom zentrischen Ich her als afferente Nerven deklariert wird, für das periphere Ich zu efferenten Organen wird. Gerade in dem Ausmaße, wie wir in der aktiven Sinneswahrnehmung selbst weltverwachsen werden, erfährt die beteiligte Nervenorganisation eine Belebung und Erfrischung, die den umgekehrt wirksamen, physiologisch aufbauenden Willen zeigt, den jedes offene Weltinteresse erzeugt. Hier treffen wir auf eine ernährende Wirkung durch die Sinne; etwas, von dem Steiner angelegentlich gesprochen hat (1924c, S. 87/88).

Was uns als physiologische Efferenz im Sensorium bisher galt, ist nun als die Afferenz hin zum «Welt-Ich» zugleich denkbar geworden. Was dieses wahrnehmen wird, ist die eingestülpte Außenwelt: das den Todesprozessen so nahe stehende Gehirn insbesondere in seiner weißen Substanz. Seine entvitalisierenden Prozesse sind das zu seiner vollen Außenwelt gewordene Gegenüber, das uns normalerweise völlig unbewusst bleibt. Die Schilderungen reanimierter klinisch Verstorbener, die ihrem Leib wie von außen zusehen, enthalten etwas davon (Lieret 1977, Moody 1977). Auch hier wird in Zukunft der Umgang mit den intimeren Schilderungen der Anthroposophie weiterhelfen.

Sensorium und Vegetativum im Vergleich zeigen jedesmal,

dass die maximale Möglichkeit zur funktionellen Trennung zwischen Wahrnehmen und Handeln speziell durch das vom Großhirn vermittelte Vorstellungsleben gegeben ist. Dieser Dualismus ist in den vom Vegetativum beherrschten Bauchhöhlenorganen am geringsten, weil hier der Hiatus am schwächsten ist. Zentrum und Peripherie sind schon räumlich mit nur kurzen Abständen über das Erfolgsorgan hin weitgehend diffus verteilt. Die anatomische Morphologie entspricht eng den psychischen Korrelaten.

Gehen wir nun zur Betrachtung der Senso-Motorik des Rückenmarks über, so ist zu fordern, dass beide am Sensorium und Vegetativum aufgezeigten Ordnungen in beidseitiger Annäherung soweit verfolgt werden können, dass der komplementäre Ausgleich auch hier ersichtlich wird. Die Verknüpfung des Rückenmarks mit dem Cortex des Gehirns und dessen Einfluss auf die Rückenmarksbahnungen sind ebenso gegeben wie die Anknüpfung an den Sympathicus-Grenzstrang des Vegetativum. Wir kommen darauf in der Schlussbetrachtung zurück.

Bei all diesen Betrachtungen blieb bisher die Frage offen, wo und wie denn nun genau die übersinnliche in die leibliche Organisation eingreift. Tragen wir noch einmal die dafür wichtigen, schon genannten Ergebnisse zusammen. Der im Nervensystem auffindbare räumliche Leitungsdualismus steht nicht in erster Linie im Zusammenhang mit dem Scheindualismus von Wahrnehmen und Wollen, sondern mit der Doppelnatur des leibgebundenen und weltverbundenen Ich. Diese Doppelnatur kennzeichnet ebenso den übersinnlichen Empfindungsleib, weshalb wir ähnliche Verhältnisse beim höheren Tier vorfinden. Zentrifugale und zentripetale Leitungen sind Organe der inkarnierten und der exkarnierten Seiten sowohl der seelisch-emotionalen wie auch der geistigen Existenz. Die Bewusstwerdung durch Vorstellungen geschieht überall da, wo nicht physischer Aufbau, sondern Abbau vorkommt. Beide Vorgänge gehören zu jedem Stoffwechselfunktionskreis, doch finden sich vielfältige Präponderanzen. Die Nervenzellen selber stehen mehr im Stoffwechsel, ihre Markscheiden mehr im zur Ruhe gekommenen Abbau; die graue Nervensubstanz mehr im Aufbau, die weiße mehr im Abbau; die intrazellulären Vorgänge mehr im Aufbau, die extrazellulären, z.B. in den Synapsen, mehr im Abbau. Das Vegetativum als Ganzes steht den Aufbauleistungen näher, das Großhirn mehr dem Abbau.

Bei all diesen räumlichen Aspekten wird damit aber deutlich, dass ihr zeitliches Verhalten maßgeblich ist. So sind die physiologischen Elektropotentialschwankungen der Nerven-Aktionsströme unentwegt von wechselnder Polarisation und Depolarisation bestimmt. In der Polarisation werden durch Ionenwanderungen gegen das energetische Gefälle elektrische Spannungen aufgebaut, bei der Depolarisation fällt die Spannung wieder zusammen. In der Polarisation können wir nach allem Gesagten die Mitbeteiligung des organgebundenen Willens erkennen, in der Depolarisation die Grundlage des ans Nervensystem gebundenen bewussten Vorstellens. Nicht ein einzelner Ort (das wäre die Morgensternsche Kirchturmspitze) ist das Geschehen, sondern die ganze Hierarchie wechselseitig ineinandergreifender Auf- und Abbauvorgänge auf molekularer, organell-artiger, zellulärer, zellkomplexhafter, organhafter, Organsysteme umgreifender Ebenen, ja des ganzen Organismus und seiner Einbettung in das Weltgeschehen. Wir bemerken: Hier ist die Lokalisationssuche verfehlt, sondern entscheidend werden die Zeitvorgänge, die Prozesse. Was entlang der Nerven geleitet wird, sind Rhythmen:

Spannungsfrequenzen, die vielseitig nach Veranlassung moduliert werden. Erst das Instrumentarium der Chronobiologie wird den engeren Leib-Seele-Zusammenhang beschreiben können. Bei Steiner selbst finden wir dazu die ersten Hinweise, indem er auf die Brücke rhythmisierter Zeit, auf das Wesen des Musikalischen, das auch in der Organik des Nervensystem da ist, aufmerksam zu machen versuchte:

«Was den Muskel in Bewegung bringt, was irgendeine Bewegung des Muskels hervorruft, das hängt zusammen mit dem Astralleib, und zwar so, dass im Astralleib selber zur Bewegung des Muskels eine Art Tonentwicklung, eine Art Schallentwicklung stattfindet. Etwas wie eine Art Musikalisches durchdringt unsern Astralleib, und der Ausdruck dieser Tonentwicklung ist die Muskelbewegung ... Ganz trivial können sich die Menschen davon überzeugen, wenn sie den Bizeps, den Oberarmmuskel, recht anspannen und ihn dann ans Ohr bringen: wenn sie sich einige Übung dafür aneignen, nur den Muskel recht anspannen und den Daumen anlegen, dann können sie den Ton hören. Es soll das kein Beweis sein, sondern nur etwas, wodurch man trivial illustrieren kann, was damit gemeint ist. – So sind wir musikalisch durchdrungen und leben es aus in unseren Muskelbewegungen. Und dass wir etwas von unseren Muskelbewegungen kennen, dazu haben wir die motorischen Nerven, wie man sie unrichtig nennt.»

Dabei ist nur zu beachten, dass es im Ansatz um die Mitwirkung des weltinhaltlichen, unbewussten Astralleibes geht:

«Es wird gar nicht viel Zeit dazu gehören, so werden die Menschen es einsehen, dass der Muskel allerdings nicht in Bewegung gebracht wird durch Nerven, sondern dass er in Bewegung kommt durch unseren astralischen Leib, und zwar durch das in unserem Astralleibe, was in diesem zunächst nicht unmittelbar so wahrgenommen wird, wie es ist. Denn das ist ein Gesetz, dass das, was wirken soll, nicht unmittelbar wahrgenommen wird» (1911c).

Wie stehen dazu die neueren Versuche von Walter, Kornhuber und Deecke? Kurz vor beabsichtigten Fingerbewegungen konnte an der Großhirnrinde der Versuchspersonen das Anschwellen von Bereitschaftspotentialen gemessen werden. Sie engen sich dann flächenmäßig auf den zuständigen motorischen Cortex im Gyrus praecentralis ein, woraufhin dann die Fingerbewegung erfolgen kann. Dabei handelt es sich um Abläufe, die unter Beteiligung von wachen Vorstellungen und ebenso bewusstem Vorsatz und Entschluss vom Gehirn zum muskulären Erfolgsorgan reichen. Ist also doch der bewusste Vorsatz der erste Anreger der zur Handlung führenden cerebralen Bereitschaftspotentiale? Die Zeitmessungen von Hans Helmut Kornhuber ergaben, dass die zum Bewusstsein kommende Entscheidung nach dem Beginn der physiologischen Einleitung des Potentialaufbaues erst da ist, und zwar mindestens eine Drittelsekunde später. Diese Ergebnisse bestätigen, was schon die anthroposophische Seelenkunde aufgedeckt hat: dass der Wille prinzipiell nicht im sich bewusst werdenden Tagesbewusstsein liegt – wir betrieben sonst nur eine Vorstellungspsychologie –, sondern unabhängig davon eine autonome seelische Kraft ist. Das normale Bewusstsein hinkt diesen wahren, physiologisch wirksamen Willensvorgängen immer hinterher.

Wozu dann aber überhaupt noch die Bewusstwerdung? Sie kann in die physiologische und psychologische Handlungsbereitschaft intervenieren und den begonnenen Anlauf stoppen. In der Ablähmung der erst dumpf angelegten Handlungsmöglichkeit liegt die Freiheit des Normalbewusstseins, nicht in ihrer Veranlassung. Sprechen wir innerhalb dieses abgeschatteten Tagesbewusstseins von unserem «freien Willen», so wird dabei gewöhnlich nur auf die trivialen Formen von Absicht, Vorsatz und Entschluss geblickt, die wir im Alltagsbewusstsein benutzen, nicht auf die viel machtvolleren Instanzen von Wunsch, Vorsatz und Entschluss, welche in jenem unbewussten «zweiten Menschen» wirksam sind, den Steiner (1919a, 4. Vortrag) und auch die Tiefenpsychologen kennen. Es handelt sich ersichtlich nur um jene im Tagesbewusstsein sich abspielenden Vorgänge, die die bloßen Spiegelbilder jener Tiefenschichten sind. Ohne Frage gibt es diesen Handlungsverlauf – sogar in reicher Fülle. Indem wir vielfach von vorgestellten Wünschen und Intentionen ausgehen, «dressiert sich der Intellekt den Willen» (Steiner 1919a, 11. Vortrag). Die bekannten Folgen sind die weltfremden Handlungen, im innenweltlichen Selbstbezug ausgedacht, voller Überzeugung ausgeführt und doch neben der Weltwirklichkeit liegend.

Wer im motorischen Cortex das Ich als ein «willentlich» Eingreifendes vermutet, hat Recht, aber nur für die Abbilder seines Ich und Astralleibes und vertritt damit weiterhin einen Cartesianismus, der nur statt der Zirbeldrüse eben andere Stellen des Gehirns, besonders den motorischen Cortex des Stirnhirnes als Ich-Instrument sieht. Das ist zwar der Fall, nur besteht die Selbsttäuschung, man habe mit dem vollen eigenen Ich und Astralleib zu tun. Hier liegt eine besondere Schwierigkeit im Grundsätzlichen unseres Problems: Wir kennen uns im allgemeinen nur im Spiegelbild. Die Möglichkeit der Spiegelung gibt uns die Möglichkeit der Freiheit, eben auch der Isolation von der Weltwirklichkeit. So auch die Abtrennung des gehirngebundenen Ichbewusstseins von seiner vollen Ichwirklichkeit. Nur – was machen wir mit der gewonnenen Freiheit? Steiners Anliegen ist, sie für den Weltzusammenhang erneut einzusetzen. Dazu muss das Spiegelbewusstsein durchbrochen werden. Darum geht es bei der anthroposophischen Interpretation des Nervensystems.

Ein näherer Blick ins Tierreich zeigt, dass die dem Menschen so geläufige Kluft zwischen Wahrnehmen und Handeln sich erst im evolutiven Geschehen herausgebildet hat. Werfen wir dazu noch einen Blick auf die stammesgeschichtliche Entwicklung des Gehirnes. Jedes Gehirn ist durch drei Typen von Nervenzellen gekennzeichnet (Pöppel 1997):

Typ 1: Sinnesaktive (afferente) Zellen, die für die Leib- und Weltwahrnehmung offen sind.

Typ 3: Nervenzellen (Efferenzen), die in den Erfolgsorganen (Muskeln, Drüsen etc.) tätig sind.

Typ 2: Die zwischen diesen zentripetal und zentrifugal leitenden Zellen das vermittelnde «intermediäre Nervennetz» ausmachen.

Bei den ursprünglichen mehrzelligen Tieren, z.B. Polypen, gibt es nur eine Sorte, die in jeder Nervenzelle die Funktionen vom Typ 1 und 3 besitzt. Funktionen des Typ 2 gibt es nicht.

Im weiteren niederen Tierreich, unter den wirbellosen Tieren sind die Sinnes- und Bewegungsfunktionen zellulär eindeutig getrennt. Doch auf der Organebene hängen sie oft noch eng zusammen. Manche Heuschrecken haben ihr Trommelfell samt Gehörgang im Schienbein, manche Schmetterlinge ihre Geschmacksorgane an den Spitzen der Vorderbeine, und die Tastantennen der Krebse sind umgewandelte Gliedmaßen. Suchantke (1983, S. 81) spricht deshalb von einem regelrechten «Sinnes-Gliedmaßen-System» im Insektenreich. Alle Gliedertiere bilden ein strickleiterartiges Bauchmark aus: das Nervensystem ist noch engstens den den Bodenkontakt wahrnehmenden Sinnesfeldern angeschlossen. Fast alles geschieht hier so reflektorisch, wie bei uns nur im vegetativen Nervensystem. – Erst mit der völligen Umpolung von Vorne und Hinten (Neumünder) und Oben und Unten (Rückenmarkstiere) kommt es zur Ausbildung der höheren Tierwelt und damit zu den Wirbeltieren. Das nun erst voll von der Anlage her zentralisierte Nervensystem geht auf räumliche und funktionelle Distanz zum Bodenkontakt (beim aufgerichteten Menschen am meisten) und schließt sich in Knochenröhren (Wirbelkanal) und Knochenkapseln (der Schädelkalotte) vom Umweltzugang zunehmend ab. Zwischen Afferenzen und Efferenzen werden soviele Zwischenvorgänge gelegt, dass organologisch die Freiheitsgrade zwischen Wahrnehmung und Bewegung immer mehr ausgebaut werden. Die intermediären Nervennetze nehmen mehr und mehr zu, welche die zunehmenden Freiheitsgrade für Lernen, Spielen und Planen vermitteln, die mehr sind als eine 1 : 1 – Reizantwort, was beim Menschen seinen Höhepunkt findet. So besitzt er in seinem Gehirn an einlaufenden Nervenfasern größenordnungsmäßig 500 Millionen, an auslaufenden Nervenfasern 2 Millionen und im vermittelnden Nervennetzwerk etwa 10^{12} = 1 Billion (Pöppel 1997). Dieser evolutiv erworbene Hiatus ist beim heutigen Menschen die konstitutive Voraussetzung seines überlegten freien Handelns. Ein Hydra-Polyp hat keine Freiheitsgrde. Dem Menschen hingegen ist eine große Entscheidungsfreiheit als organologische Potenz vorgegeben (Pöppel 1984).

Somit stellt sich die Makroevolution des Tierreiches als eine Emanzipation vom direkten Eingriff und Durchgriff der Umwelt dar: von einer außengeleiteten extrinsischen Adaptation zur intrinsisch sich verstärkenden und steigernden Antiadaptation. Wenn man letztere Bezeichnung neodarwinistisch unbedingt vermeiden will, so muss man den Terminus

Adaptation begrifflich erweitern und differenzieren und von der makroevolutiven Entwicklung einer passiven Adaptation zur sich steigernden aktiven Adaptation sprechen, wie es in der Humanmedizin der Fall ist (Hensel 1972).

Zu den früher vorgebrachten Lösungsversuchen sei noch erwähnt, dass es sinnlos ist, den efferenten Fasern der motorischen Nerven zentrengerichtete Leitungsfunktionen zuschreiben zu wollen. Wie sollte man dann die zentrengerichtete Leitung der Afferenzen unserer Sinnesorgane beurteilen – auch entgegengesetzt? – Die Efferenzen, z.B. zu den quergestreiften Muskeln, kommen als sensitive Nerven des Lebenssinnes ebensowenig in Frage. Nach den Darstellungen Steiners über das psychische Tableau des Lebenssinnes ist dieser für Leibwahrnehmungen zuständig, die, leicht bemerkbar, hochgradig über das vegetative Nervensystem verlaufen, nicht aber über Efferenzen des Zentralnervensystems: Sich gesund oder krank, wohl oder übel, ausgeschlafen oder schlafensmüde zu fühlen, sind Vermittlungen des Vegetativums, die uns erst in sekundärer Verarbeitung im Tagesbewusstsein über afferente Nerven zum Zentralnervensystem weitergereicht werden. Die Efferenzen des ZNS haben mit dem Lebenssinn direkt nichts zu tun.

6. *Efferenzen ohne Nervenvermittlung*

Damit treten wir in die Schlussfrage ein. Ist denn nicht auch die hier vorgebrachte anthroposophische Darstellung letztlich doch ein Hinweis auf die dualistische Grundnatur des Menschen? Wenn die Duplizitätstheorie des Nervensystems von räumlicher Afferenz und Efferenz physiologisch unbestreitbar ist, wenn die übersinnliche Natur des Seelenleibes in einem inkarnierten und einem exkarnierten Anteil vorliegt und wenn der Geistkern des Menschen, sein Ich, sich selbst sowohl als ein selbstbezogenes Ich wie andererseits auch als ein sozialfähiges Ich bemerkt, spricht das nicht letztlich alles für die Gespaltenheit des Menschen durch und durch? Das kann die schmerzliche Selbsterkenntnis nur bestätigen. Und schon die Tatsache, dass Selbsterkenntnis wohl immer schmerzlich ist, zeigt jene immer vorhandene Spaltung der menschlichen Wesenheit an.

Doch die Weisheit des Organismus spricht schon morphologisch auch davon, dass der Mensch nicht nur ein zwiespältiges Wesen ist. In der gesamten Nervenorganisation stellen sich das Stammhirn und Rückenmark zwischen das Großhirn und Vegetativum. Wir haben davon gesprochen, dass hier zentripetale und zentrifugale Leitungsrichtungen, also beide «Afferenzen», zueinander im Gleichgewicht stehen. Für die übersinnliche Organisation legt die leibliche Ordnung nahe, dass hier die beiden so entgegengesetzten Seiten zumindestens des Astralleibes sich nähern, ergänzen, gegenseitig aufhelfen können.

Aber damit tritt auch eine eigentümliche Gefährdung der menschlichen Dimensionen auf (Schad 1978). Diese beruhen ja erst einmal auf dem Hiatus von Subjekt und Objekt, Selbstbezug und Weltbezug, weil erst darin der Freiheitsraum sich bilden kann. Die prägnante Polarisierung zwischen Großhirnausbildung und Vegetativum nahm in der Evolutionsreihe dauernd zu und ist im Menschen extrem. In den Rückenmarksreflexen erscheint sie hingegen weitgehend aufgehoben. Sieht man sich hier nach dem biologischen Maximum um, so sind es die Dinosaurier des Erdmittelalters, deren gewaltige Dominanz des Rückenmarks sogar noch am fossilen Skelett abzulesen ist. Schon die Körperlänge bis zu 50 m Länge (Seismosaurus) wird bei diesen Riesenechsen weitestgehend von der Wirbelsäule und einem entsprechenden, äußerst langen Rückenmarkstrang geliefert. Der Schädel ist extrem klein, das Gehirn darin oft nur walnussgroß. Die neurale Koordination des Riesenleibes erfolgt fast vollständig über das Rückenmark. Es ist dafür in der Lendenregion zu einem «Rückenmarksgehirn» (Lendenhirn) so aufgeschwollen, dass allein im Knochenkanal eines Lendenwirbels der ganze Schädel leicht Platz finden würde. Diese Reflexkolosse sind leibgewordene Gier vereinseitigter Rückenmarksdominanz. Eine Apotheose der seelischen Bereiche der Rückenmarksfunktionen des Menschen führt, wie z.B. bei den immer wieder reaktivierten Kundalini-Bräuchen überlebter orientalischer Psychoströmungen, nur zur Anregung der Emotionalität und schaltet damit die Selbstkontrolle durch den klaren Kopf aus.

In der Evolution des Menschen hat gerade mit der Aufrichtung der Wirbelsäule eine Einschränkung der Rückenmarksfunktionen eingesetzt. Der Beckenbau und die Beinregion verstärkten sich im Zuge der neuen Bewegungsart. Das Ende des Rückenmarks reicht nur noch bis in die obere Lendenregion herab, und sein oberer Bereich wurde zunehmend von der Großhirnausbildung des nun frei getragenen Kopfes überformt. Der Schwanz fehlt schon den höchststehenden Affen. Was am menschlichen Embryo als Schwanz erscheint, ist nicht dem Tierschwanz homolog: Wie das Gehirn, so prescht in der 4. und 5. Woche auch das Neuralrohr der Entwicklung der anderen Organe so voraus, dass sein Ende, nur von wenig Hüllgewebe umgeben, aus der Rumpfplastik herausragt. Es verkürzt sich in der 6. Woche (Blechschmidt 1982) und wird anschließend von der Lenden- und Beckenregion überwachsen. Der Schwanz ist beim jeweiligen Tier eine Zusatzbildung.

Eine qualitativ gesteigerte Vermittlung zwischen der Polarisierung von Großhirn und Vegetativum leben in ganz anderer Weise, nämlich im zeitlichen Geschehen, die zentralen rhythmischen Organe vor: die Atmungstätigkeit und der Herzschlag. In der Lungenatmung greifen willkürliche, über das Zentralnervensystem vermittelte Leistungen der quergestreiften Muskulatur (Zwischenrippen-, Zwerchfell-, Bauchdecken-Muskulatur) ebenso ein wie die über die Medulla des obersten Rückenmarks laufenden Reflexbögen; hinzu kommt die völlig unbewusste, vegetative Mitbeteiligung der glattmuskulären Umhüllung des Bronchialbaumes. Dass sie zur Zusammenarbeit integriert werden, hängt mit jenen sich permanent aneinander anschließenden, reflektorischen Vorgängen zusammen, die neurophysiologisch als Kettenreflexe bezeichnet werden: Die Einatmung löst reflektorisch die Ausatmung aus – und die Ausatmung die Einatmung, so dass die volle Auslage selbst ihre Rückführung in den sich umkehrenden Vorgang mitveranlasst. Solche Kettenreflexe sind im seelischen Bereich oft von dumpf-traumhaften Gefühlen begleitet.

Ihren Gipfel erreichen die Kettenreflexe in der Herztätigkeit. Hier liegen besondere, nur dem Herzen zukommende Gestaltungen vor. Die Muskulatur, in allen Aderwandungen rein glattfaserig, wird im Herzen schwach quergestreift. Dabei liegt ein Zustand zwischen zellularer und plasmodialer Feinstruktur vor (Schad [2]2012: 44), wie ihn sonst kein Muskel und erst recht kein Nerv besitzt. Das Herz schlägt sogar unabhängig vom Vegetativum und Zentralnervensystem, etwa bei Unterbrechung der neuralen Verbindungen zum Sympathikus und Vagus, weiter: Es hat ein autonomes Nervensystem. Dessen Reizleitung geschieht zum erheblichen Teil nicht so sehr über Neurone, sondern über Herzmuskelzellen selber, die sich für diese

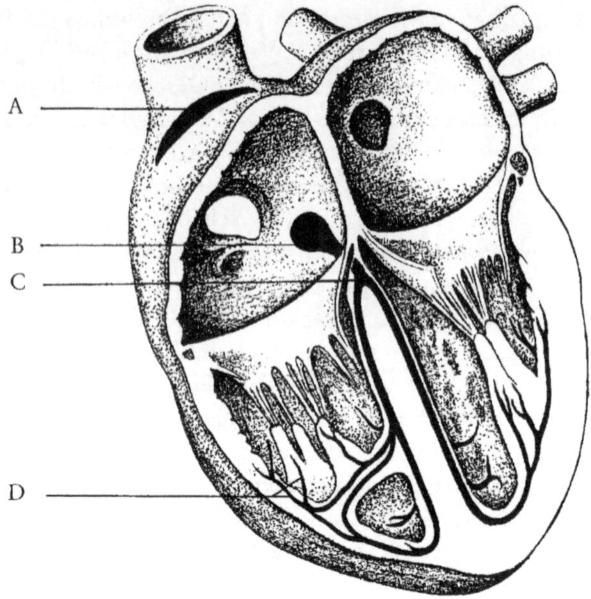

Abb. 6: Blick in den rückwärtigen Teil des menschlichen Herzens. A Sinusknoten, B Atrioventrikular-Knoten, C Hissches Bündel, D Purkinjesche Fasern. Zwischen dem Sinusknoten und Atrioventrikular-Knoten geschieht die interne Reizleitung in der rechten Vorhofwandung rein muskulär, zwischen dem Atrioventrikular-Knoten und der Kammermuskulatur durch abgewandelte, selbst nicht mehr kontraktile Herzmuskelfasern. Sie reichen als Hissches Bündel über einen rechten und linken Ast in die Purkinjeschen Fasern beider Kammern (nach Rohen 1984).

Funktion zum Teil zu den «Hisschen Bündeln» umbauten. Die Kettenreflexe werden hier also nicht so sehr neuronal als durch die Bewegungselemente, durch die Muskelfasern selbst betätigt. Wahrnehmen und Handeln sind im Herzen organologisch dadurch sehr viel näher gerückt, ja teilweise identisch geworden, anders als in den meisten anderen die Wahrnehmungen und das Handeln zusammenschließenden Funktionskreisen des Organismus. Indem die Hisschen Bündel ihre Kontraktilität verloren haben, deuten sie zwar Entvitalisierungsqualitäten an, die sie der Wahrnehmung und deren Reizleitung näher bringen als die Herzmuskelfasern selber. Beide Gewebe befinden sich jedoch in engster Annäherung.

Nerven entwickeln sich vor der Geburt allein im Embryo bzw. im Fötus, nie in seinen Embryonalhüllen (Dottersack, Amnion, Allantois, Plazenta und Nabelschnur), auch keine vegetativen Nerven an deren Blutgefäßen, obgleich sie alle die gleiche rein kindliche Genetik enthalten, also zum ganzen Kind gehören und vieles zu leisten haben. So finden in diesen ebenfalls reiche Funktionskreise statt, deren Afferenzen und Efferenzen aber nicht neural, sondern humoral, also über Hormonausschüttungen und damit über Blut und Lymphe laufen. Dadurch verlaufen sie nicht in der so raschen Reizleitung der Nerven, sondern zeitlich gemäßigter ab. So wird z.B. der plazentare Blutrückfluss zum Fötus hin durch die kapillaren Kontraktionen in den Plazentazotten rein hormonal von der Plazenta selbst reguliert (Langen 1954).

Nach der Geburt werden in manchen Hormonkreisläufen die anregenden Afferenzen schon von sensitiven Nervenfasern vermittelt und doch noch der efferente Schenkel des Funktionsbogens durch die Hormonausschüttung, also ohne efferente Nerven. So bewirkt der Saugreiz des Säuglings über sensitive Nervenfasern der Brustwarze die anschließende Ausschüttung des milchbildenden Hormons Prolaktin der Hypophyse, das über den Blutstrom die Brustdrüse erreicht. Das Blut selber ist hier die ergänzende Efferenz.

Gibt es eine noch engere Abstimmung von Wahrnehmen und Handeln? Ja, interessanterweise in der Embryonalentwicklung der Sauropsiden: der Echsen und Vögel (Schad 2000). Schon der Begründer der Embryologie, der Balte Carl Ernst von Baer, berichtete 1828, dass die Kükenanlage im Ei rhythmische Schaukelbewegungen erfährt. Im durchscheinenden Licht sind sie vom 5. bis zum 8. Bebrütungstag gut zu sehen. Remak berichtete 1854, dass es sich dabei um Eigenbewegungen der Fruchtblase (des Amnions) handelt. Verzár (1908) fand sternförmig verzweigte, glatte Muskelzellen, deren Kontraktionen peristaltisch über das Amnion hinweglaufen und den Embryo schaukelnd wiegen. Die Amnionrhythmik vollführt in der frühen Kükenentwicklung im Mittel 15 Kontraktionen pro Minute, zugleich schlägt das embryonale Herz 240-mal pro Minute; die Abstimmung ist also 1 : 16, vier Oktaven.

Dieses Amnionschaukeln gibt es nur bei Kriechtieren und Vögeln, nicht bei Säugetieren und Mensch, wo es wahrscheinlich durch zarte Uteruskontraktionen ersetzt wird.

Das Bedeutsame der Amnionrhythmik ist, dass es sich hierbei um eine muskuläre Motorik ohne irgendeine Beteiligung von Nerven handelt. Nicht einmal vegetative Innervierungen waren im Elektronenmikroskop auffindbar (Bautzmann et al. 1960a). Das Amnion ist, wie alle Embryonalhüllen, nervenfrei. Und doch betätigt es seinen Stoffwechsel (es bildet das Fruchtwasser) und die rhythmischen Bewegungen. Trotz fehlender Nervenbeteiligung ist ein dem Elektrokardiogramm entsprechendes Elektroamniogramm ableitbar. Die Reizleitung geschieht hier durch die Amnionmuskelzellen und das sie umgebende Bindegewebe selber. Tatsächlich ist die Feinstruktur der Amnionmuskulatur der Vögel nur mit den Frühstadien der Herzmuskulatur vergleichbar: sie ist ein glattmuskuläres Syncytium

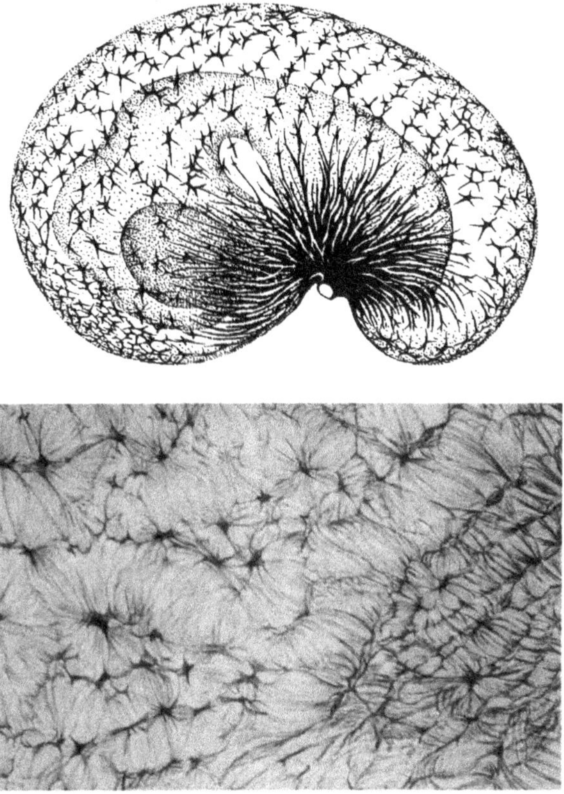

Abb. 7a/7b: Oben das glattfaserige, syncytiale Muskelsystem der Amnionblase des Hühnchenembryo. Bündelung des Muskelgeflechtes zum Nabelschnuransatz hin. Vom Embryo schimmert die dunkle Pigmentschicht der großen Augenanlage am auffälligsten durch (halbschematisch).
Darunter das Amnionmuskelgeflecht des Hühnchenembryo vom 10. Bebrütungstag in der Ausschnittvergrößerung. Die sternförmigen Muskelzellen bündeln sich in Längsrichtung zum Nabelschnuransatz hin (aus Bautzmann u. Schröder 1953).

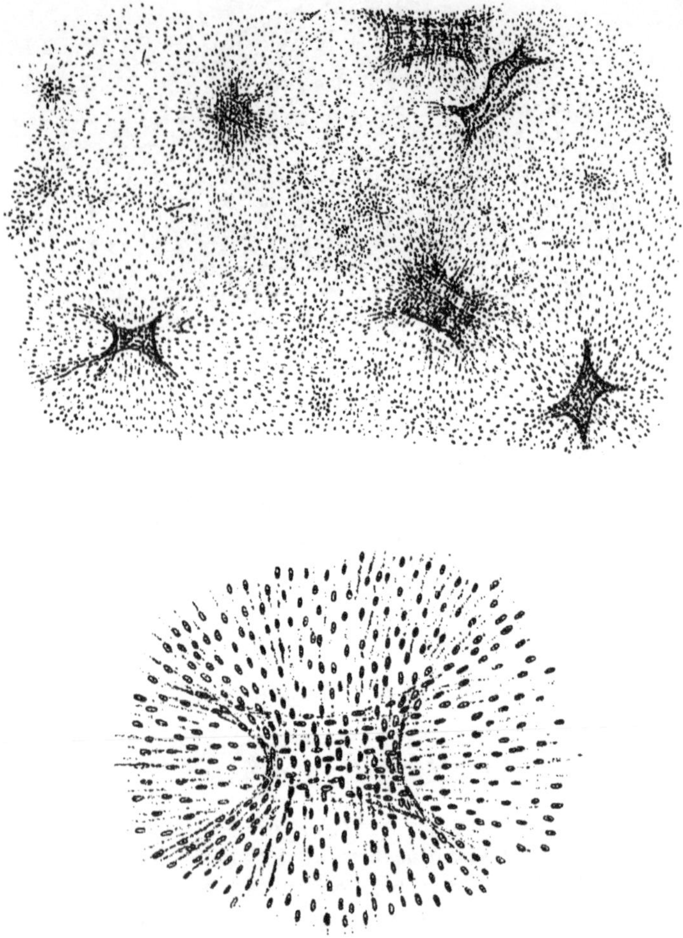

Abb. 8a/8b: Histologischer Feinbau des Hühnchen-Amnions. Die glatten Muskelzellen zeigen eine hyperbelscharen-artige Anordnung (aus Verzar 1908, Tafel 14). Näheres zum Gestaltwert der Hyperbel siehe Bindel 1926, 1963.

(Bautzmann 1960b, S. 311). Bewegung ist also nicht notwendigerweise immer mit Nervenversorgung verbunden.

Am ehesten kommt im Menschen diesen Verhältnissen wohl noch das Herz nahe. Damit zeigt der Organismus von sich aus, dass der Mensch eben doch nicht insgesamt dualistisch gespalten ist. Die Gegensätze von zentrifugaler und zentripetaler Nervenleitung sind da, die Gegensätze von zentralisiertem und dezentralisiertem Nervensystem (Hirn und Vegetativum) ebenso. Beide Gegensatzpaare sind, wie wir gesehen haben, eng aufeinander bezogen. Und doch gibt es manches, was sich in Lunge und Herz und noch mehr zwischen Lunge und Herz abspielt, was sich im rhythmischen Wechsel von Kettenreflexen regulativ vermittelnd einfindet. Unsere Gedankenformen können sich selbst davon belehren lassen. Nicht ein schlichter Monismus und auch nicht ein bloßer Dualismus macht die menschliche Organisation aus, sondern ein dauernd aktiver Vollzug, den vorhandenen Dualismus *integrativ* einzubeziehen. Auch in den Dreigliederungstendenzen des Nervensystems bemerkten wir einen dynamischen Monismus, der die Vielfalt nicht ohne die Fähigkeit zur Gemeinsamkeit lässt.

Eine daran sich selbst anschließende Tiefenfrage des menschlichen Selbstverständnisses ist nun nicht minder: Gilt diese Weisheit des Leibes auch für die Rätselnatur des menschlichen Ich? Steht es sich hierin nicht selbst viel zu nah, um sich umfänglich klar genug sehen zu können? Was ist uns hierbei wirklich möglich? Versucht sich das Ich voll anzusehen, so findet es ein reines Nichts, ein vollkommenes Dunkel (Steiner 1922, S. 73f.; 1919b, 1921 und 1923b, siehe auch Kant 1781). Denn es erfährt sich nie im Anschauen, sondern in der Tätigkeit. Ist es sich mühend, ringend oder arbeitsfreudig tätig, dann achtet es nicht auf sich. Das Ich *ist* nur, wenn es *schafft*. Das Ich lebt nicht im

Sein, sondern im Werden. Zu verschwinden in der Vorstellung und zu werden im Willen, das ist seine Natur. Will es diesen Zwiespalt überwinden, so treten ebenso Gefahren wie hilfreichste Erfahrungen auf (Schad 1978). Es kann sich missverstehen, und es kann sich geborgen finden. Selbstbezogenes und weltverwobenes Ich greifen hier ineinander und kommen zur sich gegenseitig ersetzenden Ergänzung. Das aber gelingt nie völlig aus dem Eigenvermögen des Ich heraus (Steiner 1912a). Hier geht die Anthroposophie in die Christologie über. –

Bei allen Gliedmaßenbewegungen aber haben wir es mit dem Zusammenwirken aller drei Nervensysteme zu tun. Im Durchblutungsvorgang ist das vegetative Nervensystem z.B. in der Innervierung aller Gefäßwände und damit in der Regulation von Durchblutung und Blutdruck anwesend. Die Grundreflexe und damit die fortwährende Bereitschaft zur Ausgleichsbewegung sind durch das Rückenmark, das Kleinhirn und die extrapyramidalen Areale präsent. Durch den Anschluss an den Großhirnkortex und die Pyramidenbahnen können die Reflexmuster wahlweise unterdrückt werden, wodurch wir die uns notwendigen Freiheitsgrade selbstentworfenen Handelns haben. Nur werden in dem aus Freiheit weltverwachsenen Handeln die Efferenzen zum Wahrnehmungsgeschehen und die Afferenzen zu einem Handlungsgeschehen an uns selbst, um dadurch weltgemäß zu werden. So liegt in der erweiterten Neuinterpretation des gesamten menschlichen Nervensystems auch eine der so notwendigen Voraussetzungen sozialen Vermögens. Denn nicht nur der Mitmensch, sondern die gesamte Umwelt ist inzwischen zu unserem auf uns angewiesenen Sozialpartner geworden.

7. Zusammenfassung

Nimmt man nochmals Steiner beim Wort, dass er nur als «Nerventätigkeit» bezeichnet sehen wollte, was nicht Stoffwechselablauf und nicht rhythmischer Vorgang im Nerven ist (GA 21: 156/157) (wir sehen darin die dem Stoffumsatz weitgehend entzogenen hungerfesten Fettverbindungen der Nerven-Markscheiden), so wird zum Schluss deutlich, was sich als physiologische Seite für die Empfindungsfähigkeit und den Willensbereich jeweils anbietet: Die sensitiven Empfindungen werden nur über markscheidenhaltige Nervenbahnen bewusst. Der unbewusst bleibende und doch wirksame Willenseinsatz für die Muskelbewegung (nicht die Vorstellung, dass man wolle) hat seinen physiologischen Ansatz in nun mehreren beschreibbaren Stufen:

- Zum einen sind es Stoffwechselabläufe innerhalb der Nervenzellen (Neuronen) selber,
- zum anderen die hormonalen, also humoralen Anregungen mittels des Blutstromes,
- und drittens das Blut als Zufuhr des nährenden Aufbaues, ohne den kein Muskel energetisch kontraktionsfähig wäre. Er muss dafür ja durchblutet sein.

Nun ist der Naturwissenschaftler darauf eingestellt, die heute so ausgezeichnet bekannten chemophysikalischen Abläufe in der Leibesphysiologie aus Prinzip ohne irgendeinen Einbezug seelischer Einflussnahme zu verfolgen. Das ist sein gutes Recht, welches ihm Steiner an entscheidender Stelle gerne zugesteht (GA 35: 141): Gerade deshalb kennen wir ja die messbaren Fakten inzwischen so gut.

Wenn aber die messbaren Afferenzen und Efferenzen vom Neurophysiologen entgegen seinem ursprünglich gefassten Methodenprinzip trotzdem durch ihn selbst psychisch unterlegt werden, wie es mit dem Einbezug solcher Begriffe wie

Empfindung und Wille fortwährend geschieht, so ist die Suche nach der Brücke nicht nur im physiologischen Abbau für die bewusst werdende Empfindung, sondern ebenso in allem physiologischen Aufbau und Umsatz für den vorstellungslosen Willen angezeigt. Im rhythmischen Aufbau und Zusammenbruch der Elektropotenziale entlang den Markscheiden, also in den elektrischen Begleitvorgängen, sah schon Steiner selbst die Wirksamkeit unbewusster Willensbeteiligung (GA 320: 161).

Die klinisch so relevante Psychosomatik rechnet schon lange nicht nur mit der Tagespsyche, sondern ebenso mit der Tiefenpsyche. Sie wirkt am stärksten in den organischen Aufbauprozessen mit, weshalb ja gerade die Bauchhöhlenorgane durchweg unbewusst in permanent aktivem Schlaf arbeiten. Sie aber sind auch der Hauptbereich,wo die Traumatisierungen der Tiefenpsyche organisch manifest werden, und keineswegs das Gehirn.

In diesem Bereich siedelt nun Steiner auch den Zugriff des wahren Ich, des «höheren Ich» an. Da liegt nun dem alltäglichen Ichbewusstsein die Frage nahe, ob die Anthroposophie nicht damit das Ich des Menschen ins Numinose überhöht. Das Gegenteil ist der Fall. Denn jede redliche Selbstanalyse bringt zutage, dass jeder meist mehr von sich hält, als er ohne Schonung seiner selbst von sich vorfindet. Wir spielen zu oft eine Inszenierung, mit der wir uns vor uns selbst schützen. Viele gesellschaftliche Einrichtungen sehen ihre Aufgabe deshalb darin, dem Individualismus des Einzelnen zu misstrauen und seine konstitutionelle Unzulänglichkeit, seit Jahrhunderten der Sündhaftigkeit beschuldigt, wohlmeinend zu kompensieren – notfalls unter Druck.

Darin steckt zwar ein Korn Wahrheit, aber die bloß kollektive Kompensation durch Kirche und/oder Staat hat nie viel genutzt. Die nähere Kenntnis des Menschen, eben die

«Anthroposophie», was Steiner gerne als «Bewusstsein des eigenen Menschentums» übersetzte, begegnet dieser Gespaltenheit des menschlichen Ich ohne Vorwurfshaltung, sondern hilft durch ihre Aufklärung – als ein Angebot zur freilassenden Selbstaufklärung. Dann ergibt sich, dass dem Menschen sein wahres Ich gütigerweise erst einmal verborgen, ebenso unbewusst, ist, weil es noch so wenig ist, nämlich nur erst ein bloßer Keim, sodass er sonst zutiefst darüber erschrecken würde (GA 13: 377 ff.). Er muss selbst erst die Kraft entwickeln, diese anstehende Enttäuschung bewältigen zu können (s. auch Schad 1979). Eine solche Selbstentdeckung führt umso mehr zur Bescheidenheit vor sich selbst.

Nicht die ausgeführte Rolle ist sein wahres Ich, sondern seine durchgängige Entwicklungsfähigkeit. Nicht ein vorfindbarer Status, sondern die reine Entwicklungspotenz, nicht das Sein, sondern das pure Werden machen sein wahres Ich aus. Und nur in diesem Sinne kann von Steiner die Bezeichnung «höheres Ich» gemeint sein, weil es alle Zukunftsoffenheit enthält.

Jeder erlebt es am ehesten in jeder ihm gelingenden weltgemäßen Handlung, die eben – noch so gut gemeint – nicht von dem reflektierenden Kopf direkt ausgeht, sondern aus der willentlichen Identifikation mit dem Anderen in der Welt. Darum Steiners Kampf gegen die Fehlinterpretation der vom Zentralnervensystem nach außen leitenden efferenten Nerven als den vermuteten Auslösern jeglicher Handlung.

Wir möchten mit einer Überlegung und einem Bild schließen. Die Beobachtung des tätigen Menschen sei vorausgeschickt. Es gibt alltäglich zahllose Vorstellungen, die wir nicht durch Handeln verwirklichen. Ja, gerade die mit besonders reichem Vorstellungsleben gesegneten Mitmenschen sind durchaus nicht die zupackendsten, sondern wissen allein zumeist nur besser, wie es andere machen müssten. Die Vermutung, die Absicht einer Handlung setze sich unmittelbar per se auch in die Handlung um, ist bei etwas Lebenserfahrung ein bald durchschauter trügerischer Kurzschluss. Wir produzieren fortwährend viel mehr Absichten, als wir in die Tat umsetzen. – Was uns von der bloßen Vorstellung eines Handlungsablaufes zu ihm selbst bringt, ist immer zuerst einmal eine sympathische Regung für die Handlung, also ein ganz kurzes Gefühl, das «dafür» spricht. Es muss nur fähig sein, nicht Gefühl zu bleiben, sondern sich in Handlungsstärke zu verwandeln; das ist der Akt des Vorsatzes. Erst er führt gleichsam wie durch eine Art Ruck zum Entschluss, aus dem dann die gewollte Handlung entspringen kann. Zwischen Vorstellung und Handlung schieben sich so Wunsch, Vorsatz und Entschluss dazwischen. Nur zeigt die Selbstbeobachtung, dass diese seelischen Vorgänge so verlaufen, dass der größte Teil davon unreflektiert-unbewusst bleibt. Nur die vorausgegangene Vorstellung und die nachfolgende Wahrnehmung der getätigten Handlung fallen leicht ins Bewusstsein, weshalb dieses oft nur jene beiden bemerkt.

Wo ist das Ich zwischen Vorstellung und Tat? Zuerst einmal: nicht in der Selbstreflexion, sondern, im Ansatz noch am leichtesten beobachtbar, in der Liebe zur Tat: in dem von der Welt nahegelegten und von mir ergriffenen Motiv. Der Beweggrund des eigenen Handelns wird in Hingabe der Welt entnommen, nicht mehr nur der eigenen Vorstellung. Das geschieht – nur viel schwerer beobachtbar – auch bei der unangenehmen Handlung (Gefahr, Prüfung, Zwang). Auch hier ist trotz aller Antipathie noch ein Rest an Sympathie möglich, sonst ist die Tat nicht ausführbar, und wenn es auch nur die Sympathie zur Selbstüberwindung, Selbstbewährung, Opferbereitschaft oder allein noch der die Weiterexistenz bejahende Überlebenswille ist. Es wird zu etwas ja gesagt, was mehr als die selbstbezogene Vorstellung hergibt. Immer ist so die seelische Voraussetzung zum Handeln ein Über-sich-selbst-Hinauskommen.

Das gilt sogar ebenso, wenn der Mensch – umgekehrt – ganz egozentrisch-selbstisch vorstellend in die Welt eingreift. Selbst wenn er zum Beispiel voller Jagdlust ein Tier schießt, kann er nicht allein vorstellungsgebunden handeln. Sich überstürzende Vorstellungen würden ihn sogar rasch verfehlt handeln lassen. Er muss wenigstens einen Moment von der geistesgegenwärtigen Identifikation mit der Situation, in der sich das Tier befindet, sein Handeln bestimmen lassen, um Handlungserfolg zu haben.

Was wir hier auf seelischer Ebene bei genauerer Aufmerksamkeit vorfinden, das weitet die Anthroposophie in die geistige Dimension aus. Sie macht darauf aufmerksam, dass Wunsch, Vorsatz und Entschluss in ihrer vollen Kraft, also unsere Willensfähigkeiten, fern des normalen Bewusstseins angeschlossen sind an das Gesamt der Welt, so dass wir keinen Muskel willentlich bewegen könnten, wenn nicht der ganze Kosmos mitbeteiligt wäre. In die Glasscheiben der blauen Südfenster des Goetheanum ließ Rudolf Steiner dieses Motiv eingravieren. Nicht etwa nur die von Idealen bewegte Tat, sondern auch jede banalste, wie hier die eines Jägers, der auf einen Vogel schießt, bezieht den Kosmos mit ein. Der menschliche Wille durchläuft erst die weltinhaltliche Sphäre, bevor er von dort in den Bewegungsmenschen eingreifen kann, bei guten wie bei unguten Taten. Und mit welchen unserer Taten greifen wir denn nicht erst einmal störend in die Umwelt ein? Ein Wissen um diesen, vom sinnesgebundenen und gehirngebundenen Bewusstsein so selbstverständlich in Anspruch genommenen Bereich des zumeist Unbewussten, zeigt erst auf, welchen unaussprechbaren Vertrauensvorschuss der Mensch von der ihn tragenden Welt erhält. Das zu erkennen, bewirkt in uns, dass wir die kosmische Mitverantwortung unserer Taten freiheitlich übernehmen wollen – oder auch nicht. Wenn ja, so wird daraus das künftige soziale Vermögen entstehen.

8. *Anthroposophischer Ausblick*

Es sei zuerst eine Selbstverständlichkeit ins Bewusstsein gehoben, weil sie vielfach keine Selbstverständlichkeit ist. Die meisten spirituellen und theistischen Weltbilder gehen davon aus, dass ein intelligentes und gütiges Wesen die Welt geschaffen hat und deshalb alles in voller Harmonie ist. Die Gegenposition ist, dass alles aus dem Widerstreit hervorgegangen ist. Darwin sah so den «struggle for life» – übernommen vom «struggle for existence» seines Zeitgenossen Herbert Spencer – als Beweis dafür, dass Gott nicht die Welt geschaffen habe, denn so etwas Grausames, wo einer den anderen frisst, hätte ein gütiger Gott nicht gemacht. Er rettete mit diesem Anthropomorphismus sein eigenes Gottesbild.

Die Anthroposophie vertritt keines dieser verabsolutierten Weltbilder, sondern das Evolutionsgeschehen zwischen jenen beiden: Welt und Mensch sind einem göttlichen Entwurf entsprungen. Aber beide sind nicht so geworden, wie von den Hierarchien gewollt. Hätte sich deren Wille erfüllt, so könnte der Mensch auch heute nur das Rechte und Gute tun, aber eben nur als ein Automat des Gutseins. Die Schöpfermächte ließen den Eingriff von ebenfalls geistigen Mächten, den Gegenmächten, zu, die den Menschen von seinen Ursprüngen trennten und ihn zur isolierten, immer weltfremderen Existenz werden ließen. Diese brachten ihm zu früh die Gabe des Ichbewusstseins, noch bevor er aus seinem individuellen Ich verantwortlich im Sinne des Weltzusammenhanges hätte handeln können (Steiner 1910, 1912c).

So erwachte in jedem von uns das Ichbewusstsein schon mit drei Jahren (heute auch schon eher). Verantwortlich handeln aus dem eigenen Ich können wir aber vielfach erst ab einundzwanzig Jahren (juristischer Beginn der vollen Strafmündigkeit).

In der Zeit zwischen Drei und anfangs der Zwanziger ist jeder ein hochriskiertes, geistig hilfloses Wesen, das in seiner existentiell gespaltenen Not deshalb kulturellen Schutz, Pflege und Erziehung braucht. Der Mensch ist davon seit seiner Urgeschichte zunehmend gezeichnet.

Der geistige *Bringer* des so beglückenden *Lichtes* des Eigenbewusstseins, wörtlich *Luz-ifer,* brachte aber eben dadurch das Element der Freiheit in die Evolution ein. Offensichtlich war Gott ein aus Freiheit ihn suchendes Wesen lieber als ein an ihn unfrei gebundenes. Eigenwesen entstanden und damit der Kampf zwischen ihnen. Nicht nur die Menschen, sondern auch die höheren Tiere, ja selbst die Erde und der planetarische Kosmos wurden anders als ursprünglich veranlagt (Steiner 1909).

Dadurch sind Mensch und Welt auf eine Heilung ihres Verhältnisses zueinander angewiesen. Dieses Heilsgeschehen sieht die Anthroposophie im Christentum.

Nicht nur seelisch, sondern auch geistig ist durch den luziferischen Eingriff der Mensch gespalten worden in ein diesseitiges, leibgebundenes Seelenverhalten und Selbstbewusstsein (unter dem er, trotz allen Stolzes auf sein Eigensein leidet) – und andererseits in die wahre Existenz seines Sternenleibes = «Astralleib» und seiner ewigen Individualität, die ihn auch im Hier und Jetzt begleiten als der «idealische Mensch», von dem Schiller sprach.

Von dieser Spaltung ist nicht nur seine Geistnatur und sein Seelenvermögen beeinträchtigt, sondern ebenso auch seine Leibeskonstitution: In seinen Nervenzentren blitzt sein leibgebundenes Eigenwesen auf, und andererseits wirkt in seinen weltgemäßen Tathandlungen sein wahres Menschentum.

«Es gibt nichts Gutes –
außer man tut es.»
(Kästner)

Erst so wird das dem Kopf so schwer verständliche Anliegen Rudolf Steiners einsichtig und einfühlbar: den Menschen in seinem leiblichen Telegrafenamt, inmitten seiner Nervennetze sitzend, darauf aufmerksam zu machen, dass er in Wahrheit Weltinhalt ist, von wo er das Wunder seines besonderen Leibes aus dem Umkreis wahrnimmt und handelnd einsetzt. Seine Motive kommen nun immer weniger aus der eigenen Reflexion, sondern aus den Anrufen und Bedürfnissen seiner nahen und weiten Umgebung, der er sich verbunden weiß. Das ist die beginnende Ausheilung seiner seit langem eingetretenen Weltfremdheit und darf damit als ein christliches Anliegen in der Anthroposophie bezeichnet werden. «Christlich» in dem Sinne Rudolf Steiners, dass das Christentum mehr ist als nur Religion, sondern alle Lebensgebiete durchziehen kann (GA 102, S. 161).

Alle Versuche, die efferent leitenden Nervenfasern als afferent hin zum Zentrum leitende umzuinterpretieren, waren – nun einsehbar – daran gescheitert, dass man allein vom eigenen zentrischen Ich meinte ausgehen zu müssen, ohne diesen seinen Scheinwert, geboten von Luzifer, zu durchschauen. Hingegen darin besteht die anthroposophische Selbstaufklärung in der eigenen Selbsterkenntnis, die bescheidener macht.

Damit ist aber auch deutlich: Vom zentrischen Ichbewusstsein her ist das Problem des motorischen Nerven gar nicht lösbar, ja nicht einmal die Fragestellung und das Anliegen Steiners nachvollziehbar; man mag es drehen oder wenden, wie man will. Das war schon die Erfahrung Steiners selbst gewesen, nachdem er im Bolognavortrag am 8. April 1911 das Ich als Weltinhalt vorgebracht hatte und ein solches nachvollziehbar zu machen versucht hatte. Zehn Jahre später konstatierte er auch über die anthroposophische Mitgliedschaft: «Aber diesen Vortrag hat ja bis heute keiner noch verstanden. Ich habe da versucht zu zeigen, wie es eigentlich mit dem Ich ist.» (GA 205, 16. 7. 1921). Wir stecken eben erst einmal alle im zentrischen Bewusstsein darinnen. So verwundert es durchaus nicht, wenn Steiners Interpretation der motorischen Nerven kürzlich wieder als völliger Irrtum bezeichnet wurde (Ziemke 2013), dazu noch mit dem Vorwurf fehlender «intellektueller Redlichkeit» seiner Nachfolger. Eine solche wünscht man sich natürlich erst recht bei diesem Thema. Doch wurde nicht einmal der Diskussionsstand in der 1. Auflage dieses Buches vor zweiundzwanzig Jahren berücksichtigt. Wo bleibt dann die angemahnte wissenschaftliche Redlichkeit? Auch die naturwissenschaftlich-medizinische Forschung ist durchaus weiter als die Lehre (Kux 2013). Und ohne Tiefenpsychologie in der Anthroposophie geht es sowieso nicht. Aber natürlich nachvollziehbar muss sie sein. Die Entdeckung des peripheren Blickes macht dann den sinnvollen Fragenaufwurf und die Lösung möglich (Schad 2014).

Man kann die existentielle Problematik des heutigen Menschen an Karl Marx verdeutlichen. Sein fraglos mitmenschliches Anliegen, für den geschundenen Teil der Gesellschaft etwas zu tun, schlug nur deshalb in die sozialistischen und kommunistischen Totalitarismen um, weil er seine materialistische Philosophie allein aus seinem zentrischen Ich herausholte. Jedoch in einem Satz sind Marx und Steiner identisch: «Der Mensch ist nicht dazu da, die Welt zu interpretieren, sondern sie zu verändern.» Wie aber? Das muss der Welt situativ im Handeln abgespürt werden – ohne noch so gut gemeinte Vorausprogramme, die doch nur gehirngebundene Vorstellungen und damit Schein sind.

Im handelnden Gliedmaßenmenschen, nicht im Kopf, quillt der Geist auf, der sich im Kopf nur seiner bewusst wird. Das ist der von Steiner neugewonnene Geistbegriff (GA 293, 1.9.1919), und auf ihm beruht die Fruchtbarkeit der sozialen Tätigkeitsfelder der Anthroposophie. Alle hier getriebene Reflexion ist nur erst die Voraussetzung für eine immer lebenspraktischer werdende Zukunft.

Literatur

Baer, C. E. von (1828): *Über Entwicklungsgeschichte der Tiere. Beobachtungen und Reflexion.* S. 92. Königsberg.

Ballmer, K. (1953): *Briefwechsel über die motorischen Nerven.* Verlag Fornasella, Besazio/Schweiz.

Baumgarten, R. J.von (1981): Zur Physiologie des Bewusstseins und der Bewusstseinsstörungen. *Zeitschrift für Allgemeinmedizin*, Jg. 57, H. 31, S. 2099-2111, Stuttgart (Hippokrates).

Bautzmann, H. u. R. Schröder (1953): Studien zur funktionellen Histologie und Histogenese des Amnions beim Hühnchen und beim Menschen. *Zeitschrift für Anatomie und Entwicklungsgeschichte*, Bd. 117, S. 166-214.

Bautzmann, H. und R. Schröder (1958): Comparative studies on the histology and function of the anmion. *Acta anatomica*, Bd. 33, S. 38-49.

Bautzmann, H., W. Schmidt und P. Lemburg (1960a): Experimental electron- and light-microscopical studies on the function of the amnion-apparatus of the chick, the cat und man. *Anatomischer Anzeiger*, Bd. 108, H. 18/24, S. 305 – 310.

Bautzmann, H., R. Schröder und E. Dunker (1960b): Amniomotoric and rocking movements of the embryo (embryokinesis) in the hen's egg. *Anatomischer Anzeiger*, Bd. 108, H. 18/24, S. 311. Siehe auch den 16mm-Film «Das Amnionschaukeln des Hühnchens im Ei». Institut für den wissenschaftlichen Film Göttingen, Best.-Nr. W 85.

Bichat, M.F.X. (1802): *Anatomie générale, appliquée à la physiologie et à la médicine.* Paris.

Bindel, E. (1926): Die Kegelschnitte in menschengemäßer Behandlung im Schulunterricht. In *Gäa-Sophia*, Jahrbuch Bd. 1, S. 53-99. Dornach 1926.

– (1963): *Die Kegelschnitte.* Freies Geistesleben, Stuttgart.

Birbaumer, N. und R. F. Schmidt (1990): *Biologische Psychologie.* Berlin, Heidelberg, New York (Springer).

Blechschmidt, E. (1982): *Die Erhaltung der Individualität. Fakten zur Humanembryologie.* S. 66-67. Neuhausen b. Stuttgart.

Carus, C. G. (1846): *Psyche. Zur Entwicklungsgeschichte der Seele.* Pforzheim.

Copei, Fr. (1969): *Der fruchtbare Moment im Bildungsprozess.* Heidelberg.

Deecke, L., P. Scheid u. H. Kornhuber (1969): Distribution of readiness potential, pre-motion positivity and motor potential of the human cerebral cortex proceeding voluntary finger movement. *Experimental Brain Research*, Vol. 7, S. 158ff.

Descartes, R. (1644): Principia philosophiae. Deutsch: Die Prinzipien der Philosophie. In: *Philosophische Werke*, übersetzt von Artur Buchenau. Philosophische Bibliothek, Bd. 28.

Eccles, J. C. (1987): *Gehirn und Seele. Erkenntnisse der Neurophysiologie.* München (Piper).

Feigl, H. (1973): Leib – Seele, kein Scheinproblem. In: Gadamer, H. G. und. P. Vogler (Hrg.): *Neue Anthropologie*, Bd. 5: Psychologische Anthropologie, S. 3ff. Stuttgart (Thieme/dtv).

Fortlage, C. (1869): Acht psychologische Vorträge. 1. Vortrag: *Über die Natur der Seele.* Jena.

Fromm, E. (1974): *Anatomie der Destruktivität.* S. 320-321. Stuttgart (dva).

Fujita, T., K. Tanaka, und J. Tokunaga (1986): *Zellen und Gewebe. Ein REM-Atlas für Mediziner und Biologen.* Stuttgart (G. Fischer).

Gall, Fr. J. (1979): *Franz Joseph Gall, Naturforscher und Anthropologe. Ausgewählte Texte*, eingel., übers. u. kommentiert von E. Lesky. S. 66. Bern, Stuttgart, Wien (Huber).

Gall, Fr. J. u. J. C. Spurzheim (1809): *Untersuchungen über die Anatomie des Nervensystems überhaupt und des Gehirns insbesondere.* Paris, Straßburg.

Goethe, J. W.: *Wilhelm Meisters Lehrjahre.* 2. Teil, 8. Buch, 5. Kapitel.

Gregory, R. L. (1966): *Auge und Gehirn. Zur Psychophysiologie des Sehens.* München (Kindler).

Hassenstein, B. (1965): *Biologische Kybernetik, eine elementare Einführung.* S. 134-138, Heidelberg (Quelle & Meyer).

Hegel, G. Fr. W. siehe Litt, Th.

Hensel, H. (1972): Anpassung in der Physiologie des Menschen

– Erkenntnisse medizinischer Forschung. *Universitas* 27 (11): 1163-1172. Stuttgart.
Herbart, J. Fr. (1806): *Allgemeine Pädagogik*. 3. Buch, 4. Kapitel.
Hildebrandt, G. (1963): Störungen der rhythmischen Koordination und ihre balneotherapeutische Beeinflussung. *Zeitschrift für angewandte Bäder- u. Klimakunde*, Bd. 10, S. 402-420.
– (1984): Zur Physiologie des rhythmischen Systems. Abb. 3. *Erfahrungsheilkunde*, Jg. 33, H. 11, S. 776 – 788.
– (1997): Rhythmusforschung als Aufgabe einer anthroposophisch-goetheanistischen Naturwissenschaft. *Der Merkurstab* 50 (6), S. 329-336. Berlin.
Husemann, Fr. (1921): Zur Frage der «motorischen Nerven». In: *Mitteilungen der Vereinigung anthroposophisch forschender Ärzte*, Nr. 2, Oktober 1921. Nachdruck in: *Ärzte-Rundbrief* (hrsg. von der Anthroposophischen Gesellschaft, Ärzte-Gruppe Stuttgart), Nr. 9/10, S. 15-20, Febr./März 1948.
Ilg, F. L. u. L. B. Ames (1965): *School readiness*. S. 236ff. New York (Harper).
Kahle, W. (1976): Nervensystem und Sinnesorgane. In: Kahle et al.: *dtv-Atlas der Anatomie* Bd. 3. München.
Kaneko, A. u. H. Shimazaki (1976): Synaptic Transmission from Photoreceptors to the Second-Order Neurons in the Carp Retina. Aus: Zettler, F. und R. Weiler (Hrg.): *Neural Principles in Vision* (Symposion München 1975). Berlin, Heidelberg, New York (Springer).
Kant, I. (1781): *Kritik der reinen Vernunft*. II. Teil, 1. Auflage, S. 384, 385. Werkausgabe Bd. IV, Darmstadt 1983.
– (1793): *Kritik der Urteilskraft*. 2. Auflage, S. XXIII. Werkausgabe Bd. VIII, Darmstadt 1983
– (1798): *Anthropologie in pragmatischer Hinsicht*. Werkausgabe Bd. X, Darmstadt 1983.
Kirchhoff, B. (1980): Ich denke da, wo ich nicht bin. In: *Die Zeit*, Nr. 48, 28.11.1980, S. 49.
Koehler, O. (1933): Das Ganzheitsproblem in der Biologie. S. 158. *Schriften der Königsberger Gelehrten Gesellschaft, Naturwiss. Klasse*, Jg. 9, H. 7, S. 139-204. Halle/Saale (Niemeyer).
Koenigsberger, L. (1902): *Hermann von Helmholtz*. S. 130-131. Braunschweig (Vieweg).

Kornhuber, H. H. (1974): Cerebral Cortex, Cerebellum and Basal Ganglia: An introduction to their motor functions. In: Schmitt, F. O. und F. G. Worden (Hrg.): *The Neurosciences 3. Study Program*. MIT-Press, S. 268ff. Cambridge/Mass. und London/England.

Kornhuber, H. H. u. L. Deecke (1965): Hirnpotentialänderungen bei Willkürbewegungen und passiven Bewegungen des Menschen. Bereitschaftspotential und re-afferente Potentiale. *Pflügers Archiv der gesamten Physiologie*, Bd. 284, S. 1-17.

Kranich, E. M. (1967): Elemente der Menschenerkenntnis III. *Erziehungskunst*, Jg. 31, H. 5, S. 149-159. Stuttgart.

Lacan, J. (1973): Das Spiegelstadium als Bildner der Ichfunktion. In: Ders. *Schriften* I, S. 61ff., Olten, Freiburg i.Br.

Langen, C. D. de (1954): The placenta as an example of peripheral heart. *Cardiologica* 24 (6): S. 346-352.

Lieret, J. (1977): «Seit meinem Tod bin ich ein anderer Mensch.» *ADAC-Motorwelt* H. 7, S. 8-11. München.

Litt, Th. (1953): *Hegel. Versuch einer kritischen Erneuerung*. Kapitel: Menschliche Existenz und geistiger Gehalt. Heidelberg (Quelle & Meyer).

Lorenz, K. (1968): *Haben Tiere ein subjektives Erleben?* S. 24-26. München (Piper).

– (1980): «Tiere sind Gefühlsmenschen». *Der Spiegel*, Nr. 47, S. 251-264.

Man, E. H., M. E. Sandhouse, J. Burg und G. H. Fischer (1983): Accumulation of D-Aspartic Acid with Age in the Human Brain. *Science*, Vol. 220, S. 1407-1408. Siehe auch *Frankfurter Allgemeine Zeitung* vom 15.12.1983.

Moody, R. A. (1977): *Leben nach dem Tod*. Reinbek (Rowohlt).

Morell, P. u. W. T. Norton (1980): Myelin. *Spektrum der Wissenschaft*, H. 7, S. 13-22.

Mountcastle, V. (1988): in Rakic, P. u. W. Singer (Hrg.): *Dahlem Workshop on Neurobiology of the Neocortex*. Chichester. Siehe auch *Naturwiss. Rundschau*, Jg. 41, H. 3, S. 110/111.

Müller, E. F. und G. W. Brooks (1967): Harnsäure und Erfolgsstreben. *Bild der Wissenschaft*, H. 5, S. 402-408.

Müller, L. R. (1950): *Die Einteilung des Nervensystems nach seinen Leistungen*. Stuttgart (Thieme).

Oeser, E. und F. Seitelberger (1988): *Gehirn, Bewusstsein und Erkenntnis*, Darmstadt (Wiss. Buchgesellschaft).

Pöppel, E.: Erlebte Zeit und die Zeit überhaupt. In Horvat, M.: *Das Phänomen Zeit* S. 134-144. (Literas) Wien 1984.

– : Systemzustände und Hirnprozesse. In Weizsäcker, E. U. von (Hrsg.): *Grenzenlos* S. 95-110 (Birkhäuser) Berlin, Basel, Boston 1997.

Poggio, T. u. Chr. Koch (1987): Wie Synapsen Bewegung verrechnen. *Spektrum der Wissenschaft*, H. 7, S. 78-84.

Poppelbaum, H. (1932): Die Notwendigkeit neuer Vorstellungen von der Nervenfunktion. *Das Goetheanum*, Jg. 11, Nr. 29, S. 232-233. Nachdruck in: Poppelbaum H.: *Menschengemäße Naturerkenntnis.* Basel 1942, S. 9-12, und im Bd. 2 der 1. Auflage dieses Bandes 1992, S. 105-108.

– (1950): Warum nannte Rudolf Steiner sensible und motorische Nerven wesensgleich? *Der Beitrag der Geisteswissenschaft zur Erweiterung der Heilkunst – ein anthroposophisch-medizinisches Jahrbuch.* Bd. 1, S. 333-346. Dornach-Basel 1950. Nachdruck im Bd. 2 der 1. Auflage dieses Bandes 1992, S. 109-122.

Remak, R. (1854): Die Zusammenziehung des Amnions. *Archiv für Anatomie, Physiologie und wissenschaftliche Medizin*, S. 369.

Riesman, D. (1982): *Die einsame Masse (The lonely crowd).* Reinbek (Rowohlt).

Rohen, J. (1978): *Funktionelle Anatomie des Nervensystems*, S. 54 ff. u. 79ff. 1. Aufl. 1971 Stuttgart, New York (Schattauer).

– (1984): *Funktionelle Anatomie des Menschen.* S. 307. Stuttgart, New York (Schattauer).

Schad, W. (1978): Das Problem der Mitte. *Mitteilungen aus der anthroposophischen Arbeit in Deutschland*, Jg. 32, H. 3 (Nr. 125), S. 185-194. Stuttgart.

– (1979): Die Scham als Entwicklungsraum des Menschen. *Die Drei* 49 (12), S. 745-755. Stuttgart.

– (1981): Zur Menschenkunde des Jugendalters – Vom Wesen des Astralleibes. In: *Zur Menschenkunde der Oberstufe – Gesammelte Aufsätze.* Manuskriptdruck der Pädagogischen Forschungsstelle beim Bund der Freien Waldorfschulen. Stuttgart.

– (1985): Das Denken in der Naturwissenschaft als ein Weg zum

Ätherischen. In: Bockemühl, J. (Hrg.): *Erscheinungsformen des Ätherischen.* Stuttgart (Freies Geistesleben).
– (Hrsg.) (1992): *Die menschliche Nervenorganisatio und die soziale Frage.* Bd. 1 u. 2. (Freies Geistesleben) Stuttgart.
– (1994): *Erziehung ist Kunst – Pädagogik aus Anthroposophie.* Kapitel: Vom Rätsel des Ich. 3. Aufl. Stuttgart (Freies Geistesleben).
– (1989): Zur Organologie und Physiologie des Lernens – Aspekte einer pädagogischen Theorie des Leibes. In Lippitz, W. und Chr. Rittelmeyer (Hrg.): *Phänomene des Kinderlebens. Beispiele und methodische Probleme einer pädagogischen Phänomenologie.* Bad Heilbrunn (Klinkhardt).
– (2000): Das Amnionschaukeln bei den Sauropsiden. Von den rhythmischen Umgebungsbedingungen der Herzentwicklung. *DerMerkurstab* 53 (5): S. 297-304.
– (2003): Chronobiologie ist Ätherforschung. *Tycho de Brahe-Jahrbuch für Goetheanismus.* S. 20-36. Niefern-Öschelbronn.
– (2006): Gehrin und Geist. Zur Überwindung des hirnzentrierten Menschenbildes. *Die Drei* 76 (6), S. 27-35.
– (2006): Der wissenschaftliche Zugang zum Ätherischen. *Tycho de Brahe-Jahrbuch,* S. 82-140. Niefern-Öschelbronn.
– (2011): Was bin ich? Wer bin ich? *Der Merkurstab* 64 (4), S. 321-331. Berlin.
– (2012): Ich und Leib. *Rundbrief der Pädagogischen Sektion am Goetheanum,* Sonderausgabe, S. 4-22. Dornach/Schweiz.
– (^{2}2012): *Säugetiere und Mensch. Ihre Gestaltbiologie in Raum und Zeit.* Bd. 1 u. 2. Stuttgart (Freies Geistesleben).
– (2014): *Der periphere Blick. Die Vervollständigung der Aufklärung.* Stuttgart (Freies Geistesleben).
Schad, W. und A. Suchantke (1990): Ökologische Krise und Waldorfpädagogik. Die Umweltproblematik als Denkfolge und Erziehungsaufgabe. In: Bohnsack, F. und E. M. Kranich (Hrsg.): *Erziehungswissenschaft und Waldorfpädagogik.* Weinheim.
Silvestro, J. (1977): Second dentition and school readiness. *New York State Dental Journal,* Vol. 43, S. 155ff. New York.
Silvestro, J. und J. A. Baust (1978): The Use of Dental Development as a Measure of School Readiness. *Journal of Dentistry of Children,* S. 23f.

Spitteler, C. (1986): *Meine frühesten Erlebnisse.* Zürich und München (Artemis).

Springer, S. P. und G. Deutsch (1987): Linkes – rechtes Gehirn. Funktionelle Asymmetrie. S. 123. *Spektrum der Wissenschaft.* Heidelberg.

Steiner, R. (1904): *Theosophie. Einführung in übersinnliche Welterkenntnis und Menschenbestimmung.* 1. Kapitel. GA 9. Dornach 1987.

– (1906): Populärer Okkultismus, 14. Vortrag vom 11.7.1906. In: *Kosmogonie.* GA 94. Dornach 1979.

– (1908): *Das Hereinwirken geistiger Wesenheiten in den Menschen.* Vorträge vom 24.3. und 13.5.1908. GA 102. Dornach 2001.

– (1909): *Geistige Hierarchien und ihre Widerspiegelung in der physischen Welt.* 5. u. 6. Vortrag vom 14. u. 15.4.1909, S. 89 u. 105. GA 110. Dornach 1991.

– (1910a): *Die Geheimwissenschaft im Umriss.* S. 377. GA 13. Dornach 1989.

– (1910b): *Die Mission einzelner Volksseelen.* 4. Vortrag vom 10.6.1910, S. 69 ff. GA 121. Dornach 1962.

– (1911a): Die psychologischen Grundlagen und die erkenntnistheoretische Stellung der Anthroposophie. Vortrag auf dem 4. Internationalen Philosophie-Kongress in Bologna am 8.4. 911. In: *Philosophie und Anthroposophie, Gesammelte Aufsätze 1904–1918.* Siehe insbesondere S. 139ff. GA 35. Dornach 1984.

– (1911b): *Von Jesus zu Christus.* 8. Vortrag vom 12. 10. 1911. GA 131. Dornach 1988.

– (1911c): *Exkurse in das Gebiet des Markus-Evangeliums.* 8. Vortrag vom 7.3.1911. GA 124. Dornach 1963.

– (1912a): *Erfahrungen des Übersinnlichen.* Vortrag vom 16.4. 1912. GA 143. Dornach 1983.

– (1912b): *Von der Initiation.* 4. Vortrag vom 28.8.1912. S. 75. GA 138. Dornach 1986.

– (1912c): *Erfahrungen des Übersinnlichen. Die drei Wege der Seele zu Christus.* Vortrag vom 16.4.1912. S. 119 ff. GA 143. Dornach 1994.

– (1913a): *Die Schwelle der geistigen Welt. Aphoristische Ausführungen.* S. 37ff. GA 17. Dornach 1987.

– (1913b): *Das Leben zwischen Tod und neuer Geburt im Verhältnis zu den kosmischen Tatsachen.* 8. Vortrag vom 11.2.1913. GA 141. Dornach 1983.
– (1914): *Okkultes Lesen und okkultes Hören.* 1. Vortrag vom 3.10.1914. GA 156. Dornach 1987.
– (1916): *Notwendigkeit und Freiheit im Weltgeschehen und im menschlichen Handeln.* 5. Vortrag vom 8.2.1916. GA 166. Dornach 1982.
– (1917a): *Von Seelenrätseln.* 1. Kapitel: Anthropologie und Anthroposophie. GA 21. Dornach 1983.
– (1917b): *Bausteine zu einer Erkenntnis des Mysteriums von Golgatha.* 5. Vortrag vom 6.3.1917. GA 175. Dornach 1982.
– (1919a): *Allgemeine Menschenkunde als Grundlage der Pädagogik.* 2. u. 10. Vortrag vom 22.8. u. 1.9.1919. GA 293. Dornach 1980.
– (1919b): *Soziales Verständnis und geisteswissenschaftliche Erkenntnis.* 9. Vortrag vom 19.10.1919. GA 191. Dornach 1989.
– (1920): *Geisteswissenschaftliche Impulse zur Entwicklung der Physik.* 9. Vortrag vom 2.1.1920. GA 320, S. 161. Dornach 1987.
– (1921): *Menschenwerden, Weltenseele und Weltengeist.* 12. Vortrag vom 16.7.1921. GA 205, S. 219. Dornach 1987.
– (1922): Psychologische Aphorismen. In: *Der Goetheanum-Gedanke inmitten der Kulturkrisis der Gegenwart.* GA 36, S. 74. Dornach 1961.
– (1923a): *Menschenwesen, Menschenschicksal und Weltentwicklung.* 1. Vortrag vom 16. 5. 1923. GA 226. Dornach 1988.
– (1923b): *Initiationswissenschaft und Sternenerkenntnis.* Vortrag vom 2.9.1923 (London). GA 228. Dornach 1985.
– (1924a): *Meditative Betrachtungen und Anleitungen zur Vertiefung der Heilkunst.* 7. Vortrag vom 8.1.1924. GA 316. Dornach 1987.
– (1924b): *Anthroposophie. Eine Zusammenfassung nach einundzwanzig Jahren.* 5. Vortrag vom 2.2.1924. GA 234. Dornach 1981.
– (1924c): *Geisteswissenschaftliche Grundlagen zum Gedeihen der Landwirtschaft.* 4. Vortrag vom 12.6.1924. GA 327. Dornach 1984.
– (1924d): *Heilpädagogischer Kurs.* 2. und 11. Vortrag vom 26. und 28.6.1924. 2. Farbtafel. GA 317. Dornach 1985.
– (1980): *Zur Sinneslehre.* Ausgewählte Vorträge, hrg. von Chr.

Lindenberg (Themen aus dem Gesamtwerk Bd. 3). Stuttgart (Freies Geistesleben).
Steiner, R. u. I. Wegman (1925): *Grundlegendes für eine Erweiterung der Heilkunst nach geisteswissenschaftlichen Erkenntnissen.* 6. Kapitel: Blut und Nerv. GA 27. Dornach 1984.
Suchantke, A. (1983): Die Buckelzirpen (Membracidae) und die Formensprache der Insekten. In: Schad, W. (Hrg.): *Goetheanistische Naturwissenschaft*, Bd. 3: *Zoologie.* S. 74-90. Stuttgart (Freies Geistesleben).
Tetens, J. N. (1775): *Über die allgemeine speculative Philosophie. Philosophische Versuche über die menschliche Natur und ihre Existenz*, Bd. 1. Bützow u. Wismar. Reprint Berlin 1913.
– (1777): *Philosophische Versuche über die menschliche Natur und ihre Entwicklung.* Leipzig.
Unger, C. (1910): Das Ich und das Werden des Menschen. In: *Die Grundlehren der Geisteswissenschaft auf erkenntnistheoretischer Grundlage.* Berlin (Philos.-Theos. Verlag). Wiederabdruck unter dem Titel *Die Grundlehren der Anthroposophie* in: *Schriften*, Bd. 1, S. 109ff. Stuttgart 1964 (Freies Geistesleben).
Uslar, D. von (1973): Ontologische Voraussetzungen der Psychologie. In: Gadamer, H. G. und P. Vogler: *Neue Anthropologie*, Bd. 5: *Psychologische Anthropologie*, S. 402ff. Stuttgart (Thieme/dtv).
Van der Loos, H. (1988) nach M. P. Stryker in Rakic, P. u. W. Singer (Hrg.): *Dahlem Workshop on Neurobiology of the Neocortex.* Chichester. Siehe auch *Naturwiss. Rundschau*, Jg. 41, H. 2, S. 75.
Verzár, F. (1908): Über die Anordnung der glatten Muskelzellen im Amnion des Hühnchens. *Internationale Monatsschrift für Anatomie und Physiologie*, Bd. 24, S. 292-303.
Walter, W. G. (1964): *Die Beziehung zwischen elektrischen Signalen der Erwartung im menschlichen Gehirn und der autonomen Funktion während instrumenteller und klassischer bedingter Reflexe.* Internat. Symposion über kortico-viscerale Physiologie und Pathologie. Berlin.
Weizsäcker, V. von (1940): Der *Gestaltkreis. Theorie der Einheit von Wahrnehmen und Bewegen.* S. 121. Stuttgart.

Ziehen, Th. (1902): *Leitfaden der physiologischen Psychologie.* 15. Vorlesung. 6. Aufl. Jena.
– (1907): *Psychophysiologische Erkenntnistheorie.* 2. Aufl. Jena (Fischer).
Ziemke, A. (2013): Steiner hat sich geirrt! *Info 3*, 38 (5), S. 544-56. Maiheft.

Die Darstellungen Rudolf Steiners zu den «motorischen» Nerven in chronologischer Reihenfolge

GA

1. 11. 1910 (Berlin):
115 *Anthroposophie, Psychosophie, Pneumatosophie*

7. 3. 1911 (Berlin)
124 *Exkurse in das Gebiet des Markus-Evangeliums*

23. 1. 1914 (Berlin)
151 *Der menschliche und der kosmische Gedanke*

5. 8. 1916 (Dornach)
170 *Das Rätsel des Menschen. Die geistigen Hintergründe der Geschichte*

6. 11. 1916 (Dornach)
172 *Das Karma des Berufes des Menschen in Anknüpfung an Goethes Leben*

15. 3. 1917 (Berlin)
66 *Geist und Stoff, Leben und Tod*

September 1917 (Berlin)
21 *Von Seelenrätseln* IV/6

2.12.17 (Dornach)
179 *Geschichtliche Notwendigkeit und Freiheit. Schicksalseinwirkungen aus der Welt der Toten*

23. 4. 1919 (Stuttgart)
192 *Geisteswissenschaftliche Behandlung sozialer und pädagogischer Fragen*

8. 6. 1919 (Stuttgart)
192 *Geisteswissenschaftliche Behandlung sozialer und pädagogischer Fragen*

9. 6. 1919 (Stuttgart)
192 *Geisteswissenschaftliche Behandlung sozialer und pädagogischer Fragen*

11. 7. 1919 (Stuttgart)
330 *Neugestaltung des sozialen Organismus*

22. 8. 1919 (Stuttgart)
293 *Allgemeine Menschenkunde als Grundlage der Pädagogik*

28. 10. 1919 (Zürich)
332a *Soziale Zukunft (Fragenbeantwortung zum 4. Vortrag)*

7. 12. 1919 (Dornach)
194 *Die Sendung Michaels. Die Offenbarung der eigentlichen Geheimnisse des Menschenwesens*

12. 12. 1919 (Dornach)
194 *Die Sendung Michaels. Die Offenbarung der eigentlichen Geheimnisse des Menschenwesens*

23. 3. 1920 (Dornach)
312 *Geisteswissenschaft und Medizin*

9. 4. 1920 (Dornach)
312 *Geisteswissenschaft und Medizin*

21. 4. 1920 (Basel)
301 *Die Erneuerung der pädagogisch-didaktischen Kunst durch Geisteswissenschaft*

25. 4. 1920 (Dornach)
201 *Entsprechungen zwischen Mikrokosmos und Makrokosmos. Der Mensch – eine Hieroglyphe des Weltalls*

1. 5. 1920 (Dornach)
201 *Entsprechungen zwischen Mikrokosmos und Makrokosmos. Der Mensch – eine Hieroglyphe des Weltalls*

21. 9. 1920 (Stuttgart)
302a *Erziehung und Unterricht aus Menschenerkenntnis (Meditativ erarbeitete Menschenkunde)*

9. 10. 1920 (Dornach)
314 *Physiologisch-Therapeutisches auf der Grundlage der Geisteswissenschaft – Zur Therapie und Hygiene*

8. 1. 1921 (Stuttgart)
323 *Das Verhältnis der verschiedenen naturwissenschaftlichen Gebiete zur Astronomie*

14. 4. 1921 (Dornach)
315 *Heileurythmie*

17. 4. 1921 (Dornach)
313 *Geisteswissenschaftliche Gesichtspunkte zur Therapie*

2. 7. 1921 (Dornach)
205 *Menschenwerden, Weltenseele und Weltengeist*

2. 1. 1922 (Dornach)
303 *Die gesunde Entwicklung des Menschenwesens*

11. 4. 1922 (Den Haag)
82 *Die Bedeutung der Anthroposophie im Geistesleben der Gegenwart*

28. 10. 1922 (Stuttgart)
315 *Heileurythmie*

3. 9. 1923 (London)
319 *Anthroposophische Menschenerkenntnis und Medizin*

2. 10. 1923 (Wien)
319 *Anthroposophische Menschenerkenntnis und Medizin*

Zur Frage der motorischen und sensitiven Nerven

Auszüge aus dem Gesamtwerk Rudolf Steiners in chronologischer Reihenfolge,
zusammengestellt und mit einer Einleitung versehen von Herbert Hensel und Hans-Jürgen Scheurle (1979).

Einleitung

Das vorliegende Studienmaterial wurde in der Absicht zusammengestellt, die Ausführungen Rudolf Steiners zur Frage der sensitiven und motorischen Nerven in ihrer Gesamtheit überschaubar zu machen. Wir folgen damit einem vielfach geäußerten Wunsch nach einer möglichst vollständigen Übersicht, wie sie unseres Wissens bisher noch nicht vorliegt. Vorausgesetzt wird dabei, dass die an diesem Material Interessierten mit dem Werk des Begründers der Anthroposophie vertraut sind. Es gibt offenbar nur eine einzige authentische schriftliche Äußerung über sensible und motorische Nerven von Steiner selbst, und zwar in einem Anhang seines Buches *Von Seelenrätseln*, der nachfolgend im Ganzen wiedergegeben wird. Im Übrigen existieren über dieses Thema nur mehr oder weniger genaue Nachschriften seiner Vorträge, von denen Auszüge in chronologischer Reihenfolge gebracht werden. Nicht aufgenommen wurden die unveröffentlichten Vorträge: Stuttgart, 14. Mai 1917, München, 21. Mai 1917 und Basel, 20. Oktober 1919.

Eine Durchsicht dieser Vorträge ergibt, dass sie im Wesentlichen die gleichen Gesichtspunkte zur Nervenfunktion enthalten, wie sie in den veröffentlichten Vorträgen zu finden sind. Systematische Ausführungen zum Problem der sensitiven und motorischen Nerven finden sich weder in den schriftlichen noch in den mündlichen Äußerungen Rudolf Steiners, vielmehr klingt dieses Thema skizzenhaft im Rahmen übergreifender Gesichtspunkte an. Die nachfolgenden Zitate aus den Vorträgen sind bewusst knapp gehalten und auf das Thema der motorischen und sensiblen Nerven beschränkt; sie können deshalb nur als Anregung verstanden werden, den weiteren Zusammenhängen, in denen sie stehen, nachzugehen. Andererseits ergibt gerade die Gesamtüberschau der Äußerungen eine Vielfältigkeit der Aspekte, die sich jeder einseitigen Festlegung oder gar Dogmatisierung entzieht.

Es lassen sich allerdings aus der folgenden Übersicht einige Schwerpunkte darstellen, auf die Rudolf Steiner immer wieder zurückkommt. Ein wesentlicher Gesichtspunkt ist von 1917 an mit der Idee der «Dreigliederung» des menschlichen Organismus gegeben. Diese anthroposophische Grundkonzeption, die den Zusammenhang der geistig-seelischen Vorgänge mit den organisch-leiblichen Prozessen im Menschen in umfassender Weise entwickelt, führte zu einer besonderen Interpretation des Nervensystems, die auch für die Deutung der motorischen und sensitiven Nerven ausschlaggebend war. Die funktionelle Gliederung der menschlichen Organisation in drei Bereiche zeigt eine Polarität zwischen dem aufbauenden System des Stoffwechsels und der Bewegung, dem «Stoffwechsel-Gliedmaßen-System» und dem hemmenden oder abbauenden «Nerven-Sinnes-System». Dazwischen steht als vermittelnder Funktionsbereich das «Rhythmische System» (vor allem repräsentiert durch Puls und Atmung). In diesem Zusammenhang hat Steiner immer wieder die *funktionelle* Natur dieses Systems betont, dessen Glieder sich zwar in den genannten Organsystemen besonders ausprägen, darüber hinaus aber alle Organsysteme durchdringen. So finden sich z.B. im Nerv selbst wiederum «Nervenprozesse», «rhythmische Prozesse» und «Stoffwechselprozesse». Während der «Aufbau» dem vegetativen Leben angehört, ist der durch das Nervensystem bewirkte «Abbau» die Bedingung für die Entfaltung des bewussten Seelenlebens. Damit erhält das Nervensystem seine Bestimmung und Deutung aus dem übergeordneten Ganzen. Sowohl motorischer wie sensitiver Nerv haben Bewusstseins- oder Wahrnehmungsfunktion. Dabei ist allerdings zu berücksichtigen, dass diese Funktion nach Steiner bereits eine Sekundärentwicklung und Metamorphose der ursprünglicheren und umfassenderen Nervenfunktion als Träger von Gestaltungsprinzipien im Organismus darstellt (vgl. hierzu R. Steiner: *Physiologisch-Therapeutisches auf Grundlage der Geisteswissenschaft,* Gesamtausgabe, Bibliographie-Nummer 314, Dornach 1975, S. 145ff.).

Der Polarität von Aufbau und Abbau entsprechen Wollen und Vorstellen. Im Zusammenhang mit der Motorik versteht Steiner unter «Wollen» das Vermögen, bewusste Bewegungen real auszuführen und nicht das bloße Vorstellen von Bewegungen. Das Wollen ist stets mit Aufbau, mit Tun und Erwerben von Fähigkeiten verbunden. Vorstellen und Erkennen dagegen setzen schon etwas voraus, ein Geschehen, das erkannt wird. Indem wir uns dessen bewusst werden, halten wir die Lebensvorgänge an. Organisch entsteht Ruhe, Hemmung von Bewegung, Abbau von Lebenssubstanz.

So wie das Willensleben aufbauend ist und sich unmittelbar, aber nicht auf dem Nervenwege, mit den Stoffwechselfunktionen z.B. bei der Muskelbewegung verbindet, so entfaltet sich das Gefühlsleben auch unmittelbar auf den Schwingungen des Rhythmischen Systems, das zwischen «oberen» und «unteren» Kräften vermittelt; es bedarf zu seiner Entstehung gleichfalls nicht des Nervs. Nur insofern Wille und Gefühl in unserem Bewusstsein auftreten, könnte man nach Steiner von Nervenfunktion sprechen. Aber auch hier darf nun nicht das Missverständnis auftreten, als wäre das Erkennen und Vorstellen lokal im Nervensystem enthalten, sondern der Nerv bietet, eben durch seine abbauende Funktion, nur die Grundlage, dass Vorstellung möglich wird. «Aber mit dem eigentlichen Erkennen hat das Gehirn und das Nervensystem überhaupt nichts zu tun, sondern nur mit dem Ausdruck des Erkennens im physischen Organismus.» (*Allgemeine Menschenkunde als Grundlage der Pädagogik*, Bibl.-Nr. 293, Dornach 1980, S. 42). Hierfür verwendet Steiner den Begriff der «Spiegelungsfunktion» des Nervensystems: Ein Spiegel ist die Bedingung für das Auftreten von Spiegelbildern, aber bestimmt nicht das Wesen des Gespiegelten.

Die ersten Äußerungen Steiners über das Problem der motorischen und sensiblen Nerven liegen aus dem Jahre 1910 vor. In der gleichen Zeit und z.T. im Zusammenhang damit stehen erste Ausführungen über die Sinneslehre. Obwohl in den meisten Vorträgen von einer Wahrnehmungsfunktion der motorischen Nerven gesprochen wird, wird diese bemerkenswerterweise an keiner Stelle als Sinnesfunktion bezeichnet oder einem bestimmten Sinnesgebiet, etwa dem des «Eigenbewegungssinns» zugeordnet. Die Unterscheidungen Steiners sind hier besonders subtil. So beziehen sich seine Ausführungen über die Sinneslehre auf die Wahrnehmung der «äußeren» oder physischen Welt. Dies gilt auch für den Eigenbewegungssinn. Dieser Sinn nimmt das äußere Ergebnis der Eigenbewegung wahr, wie auch die übrigen Sinne die Wahrnehmung einer gegebenen Welt vermitteln. Dagegen ermöglicht der motorische Nerv, soweit sich dies aus einem Überblick über die Gesamtheit der Andeutungen Steiners sagen lässt, die innere Wahrnehmung der «Bewegung», des «Wollens» und des damit verbundenen «Stoffwechselgeschehens», also von Wirkendem, von Tätigkeiten und Prozessen. Indem der motorische Nerv dazu da ist, «dass die Bewegung nicht unbewusst ausgeführt wird», ist hier wie an anderen Stellen der Ausdruck «Eigenbewegungssinn» oder «Sinnesorgan für die Eigenbewegung» vermieden worden. Damit wären die Sinneswahrnehmungen und die durch den motorischen Nerv vermittelte «Wahrnehmung» in gewisser Hinsicht als Polarität aufzufassen, auch wenn sensitiver und motorischer Nerv in Bezug auf ihre allgemeine Wahrnehmungsfunktion, nach einem Ausdruck Steiners, «wesensgleich» sind.

Bis 1923 lässt sich das Thema der motorischen und sensiblen Nerven durchgängig verfolgen, wobei vor allem die Zeit um 1919 und 1920, in der Steiner sich intensiv mit der sozialen Problematik befasste, besonders zahlreiche Ausführungen enthält.

Wesentliche Gründe für seinen Kampf gegen die Theorie der motorischen Nerven sah Steiner in den Lehren der zeitgenössischen Psychologie, die das Seelische auf das Wahrnehmungs- und Vorstellungsleben reduzierte, diesem höchstens noch eine gewisse gefühlsmäßige Tönung zugestand, aber das Willens- und Bewegungsleben als selbstständiges, zum Vorstellen polares Seelenvermögen nicht in den Blick bekam. Die Spuren dieser Überbewertung des Kognitiven gegenüber dem Volitiven lassen sich bis in unsere heutige Psychologie hinein verfolgen. Die Bedeutung der Dreigliederung für das Menschenbild wird verdunkelt, wenn das Seelische, das in der Dreiheit von Denken, Fühlen und Wollen lebt, allein «dem Nervensystem aufgehalst» und der Wille ins Gehirn verlegt wird. Aus diesem umfassenden Zusammenhang sind die manchmal schroffen und pointierten Äußerungen Steiners in seinen Vorträgen zu verstehen, die sich nur scheinbar auf physiologische Einzelfragen beziehen. (So auch die Erwähnung der Tabes dorsalis, die eine rein sensible Störung darstellt und die Funktion der motorischen Nerven nicht näher erklärt.)

Neben der Gefahr, die Bedeutung des Menschen in seiner leiblichen Existenz zu verkennen, sah Steiner auch die einer Verfälschung der sozialen Begriffe als Auswirkung der Theorie von den motorischen Nerven gegeben. So könne der Begriff der «Arbeit» so lange nicht richtig verstanden werden, wie die menschliche Tätigkeit als von den motorischen Nerven veranlasst und der Wille als vom Gehirn ausgehend angenommen werden. Dem Bild von einer mechanischen Nervenleitung des Willens wird an dieser Stelle der Begriff eines «unmittelbaren Zusammenseins mit der Außenwelt» entgegengesetzt. Der Wille ist eins mit den Stoffwechselvorgängen, wie sie z.B. die Muskelbewegung begleiten. Der Wille wird nicht von den Nerven weitergeleitet, sondern greift unmittelbar ein, ist der Welt zugehörig.

Neben den Hauptgesichtspunkten des dreigliedrigen Menschenbildes, des «ganzen Menschen» und des «Sozialen» kann noch als weiterer Gesichtspunkt die «moralische Verantwortung» des Menschen gegenüber der Welt genannt werden, die durch die lokalisierende Nerventheorie eine Einbuße erleidet. Wenn Bewusstsein, Gefühl und Wille ins Gehirn projiziert werden, so ist die Seele zu einem isolierten Subjekt geworden. Alle Verbindung zur Welt geht dann von den zentralen Nervenfäden aus, in deren Mitte das Subjekt sitzt, dessen Beziehung zur Welt dünn und fragwürdig geworden ist. Anders ist es mit der moralischen Verantwortung, wenn in den Willens- und Bewegungsvorgängen der

Mensch direkt mit der Außenwelt eine Einheit im Tun bildet. Dann sind die Nervenwirkungen auch nur ein Teil dieser Einheit, aber kein gesonderter Träger des Seelenlebens. Denn alles Moralische beruht auf einem Verhältnis des Gesamtmenschen zur Außenwelt (vgl. hierzu Rudolf Steiner: *Vom Menschenrätsel*, GA 20, S. 35. Dornach 1984).

In den Äußerungen über sensitive und motorische Nerven sind viele Einzelheiten (wie z.B. die erwähnte Frage der Tabes) nur kurz angesprochen und enthalten keine abschließende Deutung. Diese hat Steiner der medizinischen Forschung überlassen. Nichts lag ihm dabei ferner, als etwa gegen die Ergebnisse dieser Forschung zu polemisieren. Vielmehr betonte er wiederholt, seine Auffassungen über die Nervenfunktion stünden im vollen Einklang mit den damals bekannten naturwissenschaftlichen Tatsachen. Gerade im Zusammenhang mit dem Problem der sensorischen und motorischen Nerven forderte er ein gründliches Studium der internationalen wissenschaftlichen Originalliteratur – nicht der Lehrbuchmeinungen – und daran anknüpfend die Planung neuer Forschungsaufgaben in eigenen Forschungsinstituten.

Auf dem Gebiet der Medizin sah Rudolf Steiner eine besondere Aufgabe der anthroposophischen Geisteswissenschaft darin, die Art des Fragens in neue Bahnen zu lenken und Richtlinien für die empirische Forschung zu geben. Über das Verhältnis der geisteswissenschaftlichen zur empirisch-medizinischen Forschung äußerte er im Jahre 1922: «Und wenn sich eine – um diesen Goethe'schen Ausdruck zu gebrauchen – geistgemäße Betrachtungsweise über den Menschen, über seine Gesundheit und Krankheit heute irgendwie betätigen will, so darf sie nicht gegen die naturwissenschaftliche Forschung, sondern allein mit der naturwissenschaftlichen Forschung sich betätigen ... Wenn jemand etwa glauben wollte: nun, es ist unsinnig, sinnenfällige

Empirie in der Physiologie, in der Biologie zu treiben, wozu braucht man die spezielle Fachwissenschaft, man entwickelt sich geistige Fähigkeiten, schaut in die geistige Welt hinein, kommt dann zu einer Anschauung über den Menschen, über den gesunden, über den kranken Menschen, und kann gewissermaßen eine geistige Medizin begründen – so wäre das ein großer Irrtum. Es tun ja das manche auch; aber es kommt nichts dabei heraus. Höchstens das, dass sie wacker schimpfen auf die empirische Medizin, aber sie schimpfen dann eben über etwas, das sie nicht kennen. Also darum kann es sich nicht handeln, dass wir etwa einen Strich machen gegenüber der gewöhnlichen sinnenfälligen empirischen Wissenschaft und aus geistigen Wolkenkuckucksheimen herunter eine Geisteswissenschaft begründen. So ist es gar nicht gegenüber den empirischen Wissenschaften, das heißt demjenigen, was man heute empirische Wissenschaften nennt, was ich hier sinnenfällig-empirische Wissenschaft nennen möchte. So ist es gar nicht. Sie können zum Beispiel, wenn Sie geisteswissenschaftlich forschen, nicht etwa auf dasselbe kommen, was Sie mit dem Mikroskop erforschen. Sie können ruhig jemanden, der Ihnen den Glauben beibringen will, dass er aus der Geisteswissenschaft heraus dasselbe finden kann, was man unter dem Mikroskop findet, als einen Scharlatan auffassen. Das ist nicht so. Dasjenige, was empirische Forschung in heutigem Sinne gibt, besteht. Und um die Wissenschaft auch im Sinne geisteswissenschaftlicher Anthroposophie vollständig zu machen auf irgendeinem Gebiet, dazu ist nicht etwa ein Hinwegräumen des sinnenfällig Empirischen statthaft, sondern es ist durchaus ein Rechnen mit dieser sinnenfälligen Empirie notwendig. Nirgends wird derjenige, der, wenn ich mich dieses Ausdruckes bedienen darf, in anthroposophischer Geisteswissenschaft Fachmann ist, etwas anderes finden, als dass man dadurch, dass man Geisteswissenschaft treibt, erst recht sich im Sinne des sinnenfällig Empirischen mit den Erscheinungen der Welt befassen muss.» (R. Steiner: *Physiologisch-Therapeutisches auf Grundlage der Geisteswissenschaft*, Bibl.-Nr. 314, Dornach 1975, S. 80f.)

Während der rund hundert Jahre, die seit den Ausführungen Steiners über sensitive und motorische Nerven vergangen sind, hat die Forschung auf dem Gebiet des Nervensystems eine kaum mehr zu übersehende Fülle neuer Tatsachen und bedeutsamer Befunde zu diesem Thema zutage gefördert. Die Aufarbeitung dieser Ergebnisse ist eine dringende Aufgabe, die den Rahmen dieser Vorbemerkungen bei weitem überschreiten würde. Nur eines sei hierzu noch bemerkt: Neben der Kenntnisnahme dieser Ergebnisse kommt es auch entscheidend darauf an, die in ihnen implizit enthaltenen Grundbegriffe und Hypothesen kritisch zu durchleuchten. Denn was gemeinhin als sogenannte objektive wissenschaftliche Tatsache gilt, ist bereits in kaum durchschaubarer Weise mit hypothetischen Vorstellungen durchsetzt. Diese stecken schon in der Fragestellung, in der Planung und Methodik von Versuchen, sie bestimmen die Deutung der Ergebnisse, ja, sie beeinflussen sogar den Beobachtungsvorgang selbst. Hinzu kommt, dass jeder auf Grund bestimmter wissenschaftlicher Vorstellungen geplante experimentelle Eingriff in den lebenden Organismus diesen in unvorhersehbarer Weise verändern kann, sodass man zwar Resultate erhält, deren Interpretation aber im Hinblick auf die ungestörte Funktion fragwürdig ist. Dies alles ist zu bedenken, wenn man die Bedeutung physiologischer oder pathologischer Befunde für die Theorie der Nervenfunktion beurteilen will.

Anthroposophie, Psychosophie, Pneumatosophie

1. 11. 1910, Berlin / Bibl.-Nr. 115 / 3. Auflage 1980 / S. 118f.

Sie können in vielen physiologischen Büchern nachlesen: Wenn wir irgendwie die Hand oder das Bein bewegen, so komme das daher, weil wir innerhalb unseres Organismus nicht nur solche Nerven haben, die zum Beispiel von den Sinnesorganen zum Gehirn hingehen und gleichsam die Botschaften der Sinnesorgane von den Sinnesorganen zum Gehirn oder auch zum Rückenmark hinleiten; sondern überall wird die Sache so dargestellt, als ob diesen Nerven andere gegenüberstünden – selbstverständlich stehen sie ihnen auf dem physischen Plan gegenüber –, die man, im Gegensatz zu den Empfindungs- oder Wahrnehmungsnerven, die Bewegungsnerven nennt. Und man sagt nun: Wenn ich einen Gegenstand sehe, so wird die Botschaft dieses Gegenstandes durch den Nerv, der von dem Sinnesorgan zum Gehirn führt, also zunächst zu diesem Zentralorgan geführt, und dann wird der Reiz, der dort ausgeübt wird, gleichsam übertragen auf einen andern Nerv, der wiederum vom Gehirn zum Muskel geht, und dieser Nerv spornt dann den Muskel an, in Bewegung zu geraten. So unterscheidet man Empfindungsnerven und Bewegungsnerven.

Nun ist vor der Geisteswissenschaft diese Sache gar nicht so. Was da Bewegungsnerv genannt wird, ist als physisches Gebilde wirklich vorhanden, aber nicht um die Bewegung zu erregen, sondern um die Bewegung selber wahrzunehmen, um die Bewegung zu kontrollieren, um ein Bewusstsein von der eigenen Bewegung zu haben. Geradeso wie wir Nerven haben, mit denen wir einen äußeren Farbeindruck empfangen, so haben wir auch Nerven, die es uns ermöglichen, das, was wir tun, zu kontrollieren, um es dem Bewusstsein zu überliefern. Das ist ein Kapitalfehler, der im weitesten Umkreise heute grassiert und der die ganze Physiologie, wie sie heute getrieben wird, und auch die ganze Psychologie verdorben hat.

Exkurse in das Gebiet des Markus-Evangeliums

7. 3. 1911, Berlin / Bibl.-Nr. 124 / 3. Auflage 1963 / S. 162ff.

So wird heute noch manches so angesehen werden, dass diejenigen «von Sinnen» sind, welche aufmerksam machen auf die selbstverständliche Weisheit, dass die heute gebräuchliche Einteilung der Nerven in motorische und sensorische ein Unding ist. Nerven, die motorische sein sollen, gibt es nicht. Es gibt nur Empfindungsnerven. Die motorischen Nerven sind auch Empfindungsnerven; nur sind sie dazu da, die entsprechenden Bewegungen in den Muskeln selbst zur Empfindung zu bringen. Es wird gar nicht viel Zeit dazu gehören, so werden die Menschen es einsehen, dass der Muskel allerdings nicht in Bewegung gebracht wird durch Nerven, sondern dass er in Bewegung kommt durch unsern astralischen Leib, und zwar durch das in unserem Astralleibe, was in diesem zunächst nicht unmittelbar so wahrgenommen wird, wie es ist. Denn das ist ein Gesetz, dass das, was wirken soll, nicht unmittelbar wahrgenommen wird. Was den Muskel in Bewegung bringt, was irgendeine Bewegung des Muskels hervorruft, das hängt zusammen mit dem Astralleib, und zwar so, dass im Astralleib selber zur Bewegung des Muskels eine Art Tonentwickelung, eine Art Schallentwickelung stattfindet. Etwas wie eine Art Musikalisches durchdringt unsern

Astralleib, und der Ausdruck dieser Tonentwickelung ist die Muskelbewegung. Es ist wirklich so, wie wenn wir bei den bekannten Chladnischen Klangfiguren leicht beweglichen Staub auf eine Metallplatte bringen und diese dann mit einem Violinbogen streichen: da bekommen wir eine Figur.

Von lauter solchen Figuren – die aber Tonfiguren sind – ist auch unser Astralleib durchzogen, die zusammen bewirken, dass unser Astralleib eine bestimmte Lage annimmt. Das ist eingeprägt in dem Astralleib. Ganz trivial können sich die Menschen davon überzeugen, wenn sie den Bizeps, den Oberarmmuskel, recht anspannen und ihn dann ans Ohr bringen: wenn sie sich einige Übung dafür aneignen, nur den Muskel recht anspannen und den Daumen anlegen, dann können sie den Ton hören. Es soll das kein Beweis sein, sondern nur etwas, wodurch man trivial illustrieren kann, was damit gemeint ist. – So sind wir musikalisch durchdrungen und leben es aus in unsern Muskelbewegungen. Und dass wir etwas von unsern Muskelbewegungen kennen, dazu haben wir die motorischen Nerven, wie man sie unrichtig nennt. Es spricht heute, wie die Dinge in der Physiologie gruppiert werden, noch vieles dagegen, aber nur scheinbar.

Dies ist jedoch nur eine Art von solchen Wahrheiten, die immer mehr und mehr die Menschen davon überzeugen werden, dass der Mensch wirklich ein geistiges Wesen ist, wirklich eingesponnen ist in die Weltensphärenharmonien, bis in seine Muskeln hinein. Und gerade die Geisteswissenschaft, die berufen ist, den sechsten Zeitraum in Bezug auf die geistige Erfassung der Welt vorzubereiten, wird es mit allem einzelnen in Bezug auf solche Wahrheiten vom Menschen als von einem Geistwesen zu tun haben. Gerade wie der Ton in einer gewissen Beziehung in eine höhere Sphäre heraufkommt, wenn er aus dem musikalischen Ton zum menschlichen gesprochenen Wort wird, so ist es auch im Weltenzusammenhange: die Sphärenharmonie wird etwas Höheres, wenn sie zum Weltenwort, zum Logos wird. Das wird sie, wenn alles, was als Sphärenharmonie wirkt, Wort, Logos wird. Nun haben wir in der physischen Organisation des Menschen als das nächst Höhere – physiologisch – das Blut. Gerade so nun, wie der Muskel eingespannt ist in die Sphärenharmonien, so ist das Blut eingespannt in den Logos und kann immer mehr und mehr Ausdruck des Logos werden, wie es dies unbewusst seit der Menschwerdung ist. Das heißt es besteht auf dem physischen Plan die Tendenz, dass in seinem Blut, das der Ausdruck des Ich ist, vom Menschen bewusst der Ausdruck des Logos empfunden wird. Und wenn die Menschen im sechsten Kulturabschnitt sich als Geistwesen kennengelernt haben, werden sie nicht mehr an der Phantasterei festhalten, dass die Muskeln durch die motorischen Nerven in Bewegung kommen, sondern sie werden erkennen, dass die Muskeln aus der persönlich gewordenen Sphärenharmonie heraus bewegt werden. Und im siebenten Kulturzeitraum werden dann die Menschen bis in das Blut hinein sich durchsetzt fühlen können vom Logos und werden dann erst fühlen können, was eigentlich im Johannes-Evangelium ausgedrückt ist. Denn erst im siebenten Kulturzeitraum wird das Johannes-Evangelium erkannt werden können in seiner Wissenschaftlichkeit. Und dann wird man nach und nach fühlen, wenn man die Wissenschaftlichkeit des Johannes-Evangeliums erkannt haben wird, dass in jedem Buche über Physiologie die ersten Worte des Johannes-Evangeliums stehen müssten, dass alles in der Wissenschaft hintendieren müsste auf diese Worte. Am besten ist es, wenn man sagt: Man kann heute schon vieles davon begreifen, aber noch lange nicht alles. Man kann es als ein Ideal sich vorhalten.

Der menschliche und der kosmische Gedanke

23. 1. 1914, Berlin / Bibl.-Nr. 151 / 5. Auflage 1980 / S. 82f.

Die Welt ist ein Unendliches, qualitativ und quantitativ. Und ein Segen wird es sein, wenn sich einzelne Seelen finden, die klar sehen wollen gerade in Bezug auf das, was in unserer Zeit so furchtbar auftritt an sich überhebender Einseitigkeit, die ein Ganzes sein will. Ich möchte sagen, mit blutendem Herzen spreche ich es aus: Das größte Hindernis für eine Erkenntnis der Tatsache, wie eine vorbereitende Arbeit der denkerischen Tätigkeit im Gehirn geübt wird, wie das Gehirn dadurch zum Spiegel gemacht wird und das Seelenleben zurückstrahlt – eine Tatsache, deren Erkenntnis unendliches Licht auf viele andere physiologische Erkenntnisse werfen könnte –, das größte Hindernis für die Erkenntnis dieser Tatsache ist die wahnsinnig gewordene Physiologie der Gegenwart, welche da von zweierlei Nerven spricht, von den motorischen und den sensitiven Nerven. Ich habe auch diese Sache schon in manchen Vorträgen berührt. Um diese überall in der Physiologie herumspukende Lehre hervorzubringen, musste tatsächlich die Physiologie vorher allen Verstand verlieren. Dennoch ist das heute eine über die ganze Erde hin anerkannte Lehre, die sich jeder wahren Erkenntnis von der Natur des Gedankens und der Natur der Seele hindernd in den Weg legt. Niemals wird der menschliche Gedanke erkannt werden können, wenn die Physiologie ein solches Hindernis der Erkenntnis des Gedankens bildet. Wir haben es aber so weit gebracht, dass eine haltlose Physiologie heute jedes Lehrbuch der Psychologie, der Seelenkunde, eröffnet und von sich abhängig macht. Damit versperrt man sich zugleich den Weg zur Erkenntnis des kosmischen Gedankens.

Was der Gedanke im Kosmos ist, das lernt man erst erkennen, wenn man erfühlt, was der Gedanke im Menschen ist, wenn man sich in der Wahrheit dieses Gedankens fühlt, der als Gedanke mit dem Gehirn nichts anderes zu tun hat, als dass er selber der Herr dieses Gehirnes ist. Aber wenn man also den Gedanken in seiner Wesenheit in sich selber als menschlichen Gedanken erkannt hat, dann fühlt man sich schon mit diesem Gedanken im Kosmischen darinnen, und unsere Erkenntnis von der wahren Natur des menschlichen Gedankens weitet sich aus auch zur Erkenntnis der wahren Natur des kosmischen Gedankens.

Das Rätsel des Menschen. Die geistigen Hintergründe der menschlichen Geschichte

5. 8. 1916, Dornach / Bibl.-Nr. 170 / 2. Auflage 1978 / S. 64ff.

Sie wissen, dass die heutige Wissenschaft davon spricht, dass der Mensch zweierlei Nerven hat: sogenannte sensitive Nerven, die zur Empfindung, zur Wahrnehmung da sind, und motorische Nerven, die die Willensregungen, die Willenshandlungen des Menschen vermitteln sollen. Sensitive Nerven, die von der Peripherie hineingehen in das Innere des Menschen, motorische Nerven, die von dem Innern des Menschen nach der Peripherie gehen. Und es würde also ein Nerv, der von dem Gehirn aus vermittelt, dass ich die Hand hebe, ein motorischer Nerv sein; wenn ich etwas berühre, es als warm empfinde oder als glatt, so würde es ein sensitiver Nerv sein. Also zweierlei Nerven gibt es, so nimmt der heutige Anatomie-Physiologe an. Dies ist ein völliger Unsinn.

Aber man wird das noch lange nicht als einen Unsinn erkennen. Obwohl man weiß, anatomisch weiß, dass es einen Unterschied zwischen motorischen und sensitiven Nerven nicht gibt, wird man doch noch lange nicht gelten lassen, dass es nur eine Art von Nerven gibt, und dass auch die motorischen Nerven nichts anderes sind als sensitive Nerven. Die motorischen Nerven dienen nämlich nicht zur Erregung des Willens, sondern sie dienen dazu, den Vorgang, der durch den Willen ausgelöst wird, wahrzunehmen. Also, wenn ich eine Hand bewege, so muss ich, damit ich mein volles Bewusstsein habe, die Handbewegung wahrnehmen. Es handelt sich nur um einen inneren sensitiven Nerv, der die Handbewegung wahrnimmt. Ich kenne natürlich ganz gut alles das, was dagegen einwendbar ist, wie es ist bei Rückenmarkskranken und dergleichen; aber wenn man die Dinge in der entsprechenden Weise versteht, so sind sie keine Einwände, sondern gerade Beweise für das, was ich jetzt sage.

Also es gibt nicht diese zweierlei Nerven, die heute in der materialistischen Wissenschaft spuken, sondern nur einerlei Nerven. Die sogenannten motorischen Nerven sind nur da, damit die Bewegung wahrgenommen werden kann; sie sind auch Wahrnehmungsnerven, indem innerlich gelegene Wahrnehmungsnerven sich nach der Peripherie des Körpers hin erstrecken, um wahrzunehmen. Doch, wie gesagt, das wird man erst nach und nach erkennen; und dann erst wird man das Verhältnis einsehen können, in dem die Moralität zum Willen und unmittelbar zum ganzen Menschen steht, weil die Moralität wirklich unmittelbar auf das wirkt, was wir das Ich nennen. Von da aus wirkt es dann herunter in den Astralleib, in den Ätherleib, und von da in den physischen Leib. Wenn also aus Moralität eine Handlung begangen wird, so strahlt gewissermaßen der Moralitätsimpuls in das Ich, von da in den Astalleib, von da in den Ätherleib, von da in den physischen Leib. Da wird er Bewegung, da wird er dasjenige, was der Mensch äußerlich tut, was erst wahrgenommen werden kann durch die sogenannten motorischen Nerven.

Moralität ist wirklich etwas, was unmittelbar aus der geistigen Welt in den Menschen hereinwirkt, was stärker aus der geistigen Welt heraus wirkt, als zum Beispiel Schönheit und Wahrheit. Bei der Wahrheit liegt die Sache so, dass wir die rein geistigen Wahrheiten hineingestellt finden in eine Sphäre, in der auch die physischen Wahrheiten mitsprechen müssen. In einer ähnlichen Weise wie die gewöhnliche physische Wahrnehmung durch die Sinne vermittelt wird, kommen auf dem Umwege durch den Kopf die geistigen Wahrheiten in uns herein. Die moralischen Impulse, auch wenn wir sie ganz geistig fassen als moralische Ideen, kommen nicht auf dem Umwege des Kopfes, sondern die berühren den ganzen Menschen. Das ist als Tatsache festzuhalten: die wirken auf den ganzen Menschen.

Das Karma des Berufes des Menschen in Anknüpfung an Goethes Leben

6. 11. 1916, Dornach / Bibl.-Nr. 172 / 4. Auflage 1980 / S. 57f.

Ich habe öfter betont, das Nervensystem des physischen Organismus ist eine einheitliche Organisation, und eigentlich ist es nichts weiter als ein bloßer Unsinn, der nicht einmal durch eine Anatomie gerechtfertigt wird, die Nerven zu teilen in sensitive und motorische Nerven. Die Nerven sind alle einheitlich organisiert und sie haben alle eine Funktion. Die sogenannten motorischen Nerven unterscheiden sich nur dadurch von den sogenannten sensitiven Nerven, dass die sensitiven darauf eingerichtet sind, der Wahrnehmung der Außenwelt zu dienen, während die sogenannten motorischen Nerven der Wahrnehmung des eigenen Organismus dienen. Ein motorischer Nerv ist nicht dazu bestimmt, meine Hand zu bewegen – das ist ein bloßer Unsinn –, sondern der motorische Nerv, der sogenannte motorische Nerv, ist dazu bestimmt, die Bewegung der Hand wahrzunehmen, also innerlich wahrzunehmen, während der sensitive Nerv dazu bestimmt ist, bei der Wahrnehmung der Außenwelt zu dienen. Das ist der ganze Unterschied. Nun teilt sich unser Nervensystem, wie Sie ja wissen, in drei Glieder: in diejenigen Nerven, deren Hauptzentrum das Gehirn ist, also die im Haupte zentriert sind, dann in diejenigen Nerven, die im Rückenmark zentriert sind, und diejenigen Nerven, die wir zum sogenannten Gangliensystem rechnen. Das sind im Wesentlichen die drei Arten von Nerven, die der Mensch hat. Nun handelt es sich darum, zu erkennen: Welche Beziehungen herrschen zwischen diesen drei Arten von Nervensystemen und den geistigen Gliedern unseres Organismus? Welches ist gewissermaßen das vorgerückteste, feinste Glied des Nervensystems und welches ist das am wenigsten vorgerückte Glied des Nervensystems? Dieses Nervensystem des Gehirnes hängt im Wesentlichen zusammen mit der ganzen Organisation unseres Ätherleibes. Selbstverständlich sind überall weitere Beziehungen vorhanden, sodass natürlich unser ganzes Gehirnsystem auch Beziehungen zum astralischen Leib oder zum Ich hat, aber dies sind sekundäre Beziehungen. Die primären, die ursprünglichen Beziehungen sind zwischen unserem Gehirnnervensystem und zwischen unserem Ätherleib. Das hat nichts zu tun mit der Anschauungsweise, die ich einmal auseinandergesetzt habe, dass das ganze Nervensystem mit Hilfe des astralischen Leibes zustande gebracht worden ist; das ist etwas ganz anderes, das muss man durchaus unterscheiden. Das ist zustande gebracht worden in seiner ursprünglichen Veranlagung während der Mondenzeit, aber das hat sich weiterentwickelt und andere Beziehungen sind eingeleitet worden seit der ersten Bildung, sodass in der Tat unser Gehirnnervensystem innigste und bedeutsamste Beziehungen hat zu unserem Ätherleib. Das Rückenmarkssystem hat die innigsten und primärsten Beziehungen zu unserem Astralleib, so wie wir ihn jetzt als Menschen an uns tragen, und das Gangliensystem zu dem Ich, zu dem eigentlichen Ich. Das sind die primären Beziehungen, wie wir sie jetzt haben.

Geist und Stoff, Leben und Tod

15. 3. 1917, Berlin / Bibl.-Nr. 66 / 2. Auflage 1988 / S. 122f., S. 131f., S. 135-140

Die Physiologie, sagt nun Hartmann, meint, objektiv geschehe das Folgende: In meinem Nervensystem, wenn ich die eine Person bin, bildet sich irgendein Vorgang, welcher sich im Bewusstsein spiegelt als Illusion «ich bitte um Zucker». Dann setzt dieser selbe Vorgang, der nichts zu tun hat mit dem Bewusstseinsvorgang, die Sprachmuskeln in Bewegung; da kommt wieder irgendwas Objektives draußen zustande, von dem man nicht weiß, was es ist, was aber wieder im Bewusstsein gespiegelt wird, wodurch man den Eindruck empfängt, man spreche die Worte «ich bitte um Zucker». Dann gehen diese Bewegungen, die in der Luft hervorgerufen werden, zu einer anderen Person, die man wieder hypothetisch annimmt, hinüber, erzeugen in deren Nervensystem Schwingungen. Dadurch, dass in diesem Nervensystem die sensitiven Nerven schwingen, werden die motorischen Nerven in Bewegung gesetzt. Und während dieser rein mechanische Vorgang sich abspielt, spiegelt sich wieder im Bewusstsein der anderen Person so etwas ab wie: «ich gebe dieser Person die Zuckerdose», und was weiter damit zusammenhängt, was wahrgenommen werden kann, die Bewegung und so weiter.

Da haben wir die eigentümliche Ausdeutung, dass das, was wirklich außer uns vorgeht, einem unbekannt bleibt, nur hypothetisch ist, aber so erscheint, dass es Nervenvorgänge sind, die hinüberschwingen durch die Luft in die andere Person, dort von den sensitiven zu den motorischen, den Bewegungsnerven hinüberspringen und die äußere Handlung vollziehen. Das ist ganz unabhängig von dem, was etwa in den zwei Bewusstseinen vorgeht, das vollzieht sich automatisch. Dadurch kommt man aber allmählich dazu, überhaupt nicht mehr einen Einblick gewinnen zu können in den Zusammenhang dessen, was sich draußen automatisch vollzieht, mit dem, was wir eigentlich erleben. Denn was wir erleben, hat, wenn man den Standpunkt der Allbeseelung annimmt, nichts zu tun mit irgendetwas, was draußen objektiv wäre. Merkwürdigerweise wird da ganz in die Seele hereingenommen, ich möchte sagen, die ganze Welt. Und einzelne Denker haben schon ganz Gewichtiges eingewendet. Wenn zum Beispiel ein Kaufmann ein Telegramm erwartet mit einem bestimmten Inhalt, so braucht nur ein einziges Wort zu fehlen, und statt Freude kann bei ihm Unlust, Leid, Schmerz in der Seele ausgelöst werden. Kann man da sagen, dass das, was man in der Seele erlebt, nur innerhalb des Seelischen vorgeht, oder muss man da nicht nach den unmittelbaren Ergebnissen annehmen, dass wirklich draußen sich etwas vollzogen hat, was im Seelischen miterlebt wird? (...)

Fühlen hat nichts zu tun zunächst in seiner Entstehung mit dem Nervenmechanismus, sondern mit dem, was mit dem Atmungsorganismus zusammenhängt. Aber nun, wenigstens ein Einwand, der so nahe liegt, sei hier angebracht: Ja, aber die Nerven erregen doch all das, was mit der Atmung zusammenhängt! Ich werde beim Wollen auf diesen Einwand noch einmal zurückkommen. Die Nerven erregen gar nichts von dem, was mit dem Atmen zusammenhängt, sondern gerade so, wie wir durch unsere Sehnerven Licht und Farbe wahrnehmen, so nehmen wir durch diejenigen Nerven, die vom Zentralorganismus nach dem Atmungsorganismus hingehen, nur in dumpferer Weise, den Atmungsvorgang selber wahr. Diese Nerven, die gewöhnlich als motorische Nerven für das Atmen bezeichnet werden, sind nichts anderes als sensitive Nerven. Sie sind da, um, wie die Gehirn-Nerven, nur dumpfer, die Atmung selber, wahrzunehmen. Entstehung des Gefühls, in alledem, was da vorliegt vom Affekt bis hinauf zum leisen Fühlen, das hängt leiblich zusammen mit alledem, was sich abspielt im Menschen als Atmungsprozess, und dem, was dazugehört, was seine Fortsetzung nach der einen oder anderen Richtung im menschlichen Organismus ist. Man wird ganz anders denken über das, was das Fühlen leiblich charakterisiert, wenn man einmal durchschauen wird, wie man nicht sagen kann: Von irgendeinem Zentralorgan, von dem Gehirn, gehen gewisse Strömungen aus, die erregen die Atmungsvorgänge, sondern umgekehrt ist es eben der Fall. Die Atmungsvorgänge sind da, sie werden wahrgenommen durch gewisse Nerven; dadurch kommen sie mit ihnen in eine Beziehung. (...)

Und wenn wir nun zum Willensleben kommen da ist die Sache schon so, dass, wenn man beginnt, gerade als Geistesforscher über die Tatsache zu sprechen, man als ein arger Materialist verschrieen werden kann. Aber der Geistesforscher muss schon, wenn er von dem Verhältnis der Menschenseele zum Menschenleibe spricht, die ganze Seele im Verhältnis zum ganzen Leibe betrachten, nicht nur, wie es heute vielfach geschieht, im Verhältnis zum Nervensystem. Die Seele drückt sich aus im ganzen Leibe, in all dem, was im Leibe vorgeht. Will man nun das Willensleben betrachten, womit muss man beginnen? Man muss beginnen bei den untersten, den allertiefstliegenden Willensimpulsen, die noch ganz an das Leibesleben gebunden erscheinen, im Leibesleben aufgehen. Wo ist ein solcher Willensimpuls? Nun, ein solcher Willensimpuls äußert sich einfach, wenn wir zum Beispiel Hunger haben, wenn gewisse Stoffe in unserem Organismus verbraucht sind und ersetzt werden müssen. Wir kommen hinunter in das Gebiet, wo die Ernährungsvorgänge verlaufen. Wir sind heruntergestiegen von den Vorgängen im Nervenorganismus durch die Vorgänge im Atmungsorganismus und kommen zu den Vorgängen im Ernährungsorganismus; und die alleruntergeordnetsten Willensimpulse finden wir gebunden an den Ernährungsorganismus. Geisteswissenschaft zeigt nun, dass wir überhaupt, wenn wir von Beziehungen des Wollens sprechen zum Organismus, sprechen müssen von dem Ernährungsorganismus. Eine ähnliche Beziehung wie zwischen dem Vorstellen und Empfinden und dem Nervenmechanismus, wie zwischen dem Atmen und dem Gefühlsleben, nur eine noch losere, besteht zwischen dem Ernährungsorganismus und dem Willensleben der menschlichen Seele. Allerdings hängen damit nun weitergehende Dinge zusammen. Und da muss man sich einmal vollständig über eines klar sein, das heute im Grunde nur die Geisteswissenschaft behauptet. Ich habe es in engeren Kreisen seit vielen Jahren vertreten, was ich jetzt auch hier öffentlich als ein Ergebnis der Geisteswissenschaft klarlege. Die heutige Physiologie glaubt sich darüber klar zu sein, dass, wenn ein Sinneseindruck auf uns geschieht, er sich fortpflanzt zum sensitiven Nerv und – wenn sie eine Seele zugibt, die Physiologie – so von der Seele aufgenommen wird. Dann aber gibt es außer diesen sensitiven Nerven sogenannte motorische, Bewegungsnerven für die heutige Physiologie. Solche Bewegungsnerven – ich weiß, wie ketzerisch das ist, was ich jetzt ausspreche – gibt es für die Geisteswissenschaft nicht. Ich habe mich mit der Sache wirklich seit vielen Jahren beschäftigt und ich weiß selbstverständlich, dass man an dieser Stelle kommen kann mit alledem, was so gut begründet erscheint. Man nehme einen Tabeskranken oder irgendjemand, dem das Rückenmark durchquetscht ist, bei dem von einem gewissen Organ an sein unterer Organismus wie tot ist, und dergleichen. Alle diese Dinge sind nicht eine Widerlegung dessen, was ich sage, sondern wenn man sie in der richtigen Weise durchschaut, sind sie gerade ein Beweis für das, was ich sage. Es gibt keine motorischen Nerven. Was die heutige Physiologie noch als motorische Nerven, als Bewegungsnerven, als Willensnerven ansieht, das sind sensitive Nerven. Wenn das Rückenmark an einer Stelle durchquetscht ist, dann wird einfach das, was im Bein, im Fuß vorgeht, nicht wahrgenommen, und dann kann auch der Fuß, weil das nicht wahrgenommen wird, nicht bewegt werden; nicht weil ein motorischer Nerv durchschnitten wird, sondern weil ein sensitiver Nerv durchschnitten ist, der einfach nicht wahrnehmen kann, was da im Bein geschieht. Doch ich kann dies nur andeuten, denn ich muss zu den wichtigen Ergebnissen dieser Sache fortschreiten.

Derjenige, der sich Gewohnheiten aneignet in Bezug auf das seelisch-leibliche Erleben, weiß, dass es sich zum Beispiel bei dem, was wir eine Übung nennen, bei Klavierspiel und dergleichen, um etwas ganz anderes handelt als um das, was man heute «Ausschleifen der motorischen Nervenbahn» nennt; darum handelt es sich nicht. Denn bei alledem, was wir vollziehen an Bewegungen aus unserem Willen heraus, kommt zunächst überhaupt als Leibesvorgang nichts in Betracht als ein Stoffwechselvorgang. Seiner Entstehung nach ist dasjenige, was aus dem Willensimpuls heraus kommt, aus dem Stoffwechsel heraus. Bewege ich einen Arm, so kommt zunächst nicht das Nervensystem in Betracht, sondern der Wille selbst, den die Physiologen, wie Sie gesehen haben, gerade leugnen; und der Nerv hat nichts anderes damit zu tun, als dass das, was als Stoffwechselvorgang infolge des Willensimpulses stattfindet, wahrgenommen wird durch den motorischen Nerv, der in Wirklichkeit ein sensitiver Nerv ist. Wir haben es mit Stoffwechselvorgängen in unserem ganzen Organismus zu tun als leiblichen Erregern derjenigen Vorgängen die dem Willen entsprechen. Weil alle Systeme im Organismus ineinander greifen, sind natürlich diese Stoffwechselvorgänge auch im Gehirn und mit Gehirnvorgängen verbunden. Der Wille aber hat in Stoffwechselvorgängen seine leiblichen Ausgestaltungen; Nervenvorgänge als solche haben in Wirklichkeit damit nur zu tun dadurch, dass sie die Wahrnehmung der Willensvorgänge vermitteln. Das alles wird auch die Naturwissenschaft in Zukunft zeigen. Wenn wir aber den Menschen auf der einen Seite als Nervenmenschen betrachten, auf der anderen Seite als Atmungsmenschen und alles, was damit zusammengehört, und als drittes ihn betrachten als Stoffwechselmenschen – wenn ich den Ausdruck gebrauchen darf –, dann haben wir den ganzen Menschen. Denn alle Bewegungsorgane, alles, was sich im menschlichen Leib bewegen kann, hängt in seiner Bewegung selbst mit Stoffwechselvorgängen zusammen. Und auf die Stoffwechselvorgänge wirkt der Wille unmittelbar. Der Nerv ist nur da, um sie wahrzunehmen.

Es ist in einer gewissen Weise misslich, wenn man in dieser Art einer, wie es scheint, so gut begründeten Anschauung, wie der von den beiderlei Nerven, widersprechen muss; allein dabei steht einem ja wenigstens das zu, dass bis jetzt weder mit Bezug auf die Reaktion noch mit Bezug auf den anatomischen Bau irgend jemand einen Unterschied gefunden hat, der erheblich wäre, zwischen einem sensitiven und einem motorischen Nerven. Sie sind mit Bezug auf alles gleich. Wenn wir uns Übung in irgendetwas aneignen, dann eignen wir uns diese Übung dadurch an, dass wir lernen, durch unseren Willen die Stoffwechselvorgänge zu beherrschen. Das ist dasjenige, was das Kind lernt, nachdem es zuerst nach allen Richtungen zappelt und keine geregelte Willensbewegung ausführt: die Stoffwechselvorgänge, wie sie sich in ihren feineren Gliederungen abspielen, zu beherrschen. Und wenn wir zum Beispiel Klavier spielen oder ähnliche Fähigkeiten haben, dann lernen wir, die Finger in einer gewissen Weise bewegen, die entsprechenden feineren Stoffwechselvorgänge mit dem Willen beherrschen. Die sensitiven Nerven, die aber die sonst sogenannten motorischen Nerven sind, die merken es immer mehr und mehr, welches der richtige Griff und die richtige Bewegung ist, denn diese Nerven sind nur dazu da, um das, was im Stoffwechsel geschieht, nachzufühlen. Ich möchte einmal jemand, der wirklich seelisch-leiblich beobachten kann, fragen, ob er nicht bei einer genaueren Selbstschau nach dieser Richtung fühlt, wie er nicht motorische Nervenbahnen ausschleift, sondern wie er lernt, die feineren Vibrationen seines Organismus, die er durch den Willen hervorbringt, zu fühlen, wahrzunehmen, dumpf vorzustellen. Es ist wirklich Selbstwahrnehmung, die wir da üben. Wir haben es zu tun im ganzen Bereich mit sensitiven Nerven. Es soll nur jemand einmal nach dieser Richtung das Sprechen beobachten, wie es sich aus dem Lallen beim Kinde entwickelt. Es beruht durchaus darauf, dass der Wille in einen Sprechorganismus lernt einzugreifen. Und was das Nervensystem lernt, ist nur die feinere Wahrnehmung desjenigen, was als feinere Stoffwechselvorgänge vorgeht.

Wir haben es also beim Willen zu tun mit etwas, was sich leiblich im Stoffwechsel ausdrückt. Und der Ausdruck des Stoffwechsels sind Bewegungen, selbst bis in die Knochen hinein. Das ließe sich sehr leicht zeigen, wenn man auf die wirklichen naturwissenschaftlichen Ergebnisse der Gegenwart eingehen würde. Aber dieser Stoffwechsel drückt noch weniger als die Atmung das aus, was sich seelisch-geistig abspielt. Wenn ich verglichen habe den Nervenorganismus mit einem Bild, den Atmungsorganismus mit einer Bilderschrift, so kann ich den Stoffwechselorganismus vergleichen mit einer bloßen Zeichenschrift, wie wir sie heute haben im Gegensatz zu der Bilderschrift der alten Ägypter oder der alten Chaldäer. Das sind bloß Zeichen, da muss das Seelische noch mehr innerlich werden. Dadurch aber, dass im Wollen das Seelische noch mehr innerlich wird, kommt die Seele, die sich, ich möchte sagen, im Stoffwechsel nur lose mit dem Leiblichen beschäfigt, mit dem größten Teil ihres Wesens in die Region des Geistigen hinein. Sie lebt im Geistigen. Und so, wie sie durch die Sinne die Seele mit dem Stoff verbindet, so verbindet sie sich durch den Willen mit dem Geiste.

Seele

Von Seelenrätseln

September 1917, Berlin / Bibl.-Nr. 21 / 5. Auflage 1980 / S. 150-163

IV. Skizzenhafte Erweiterungen des Inhalts dieser Schrift

6. Die physischen und die geistigen Abhängigkeiten der Menschen-Wesenheit

Skizzenhaft möchte ich nun auch darstellen, was sich mir ergeben hat über die Beziehungen des Seelischen zu dem Physisch-Leiblichen. Ich darf wohl sagen, dass ich damit die Ergebnisse einer dreißig Jahre währenden geisteswissenschaftlichen Forschung verzeichne. Erst in den letzten Jahren ist es mir möglich geworden, das in Frage Kommende so in durch Worte ausdrückbare Gedanken zu fassen, dass ich das Erstrebte zu einer Art vorläufigen Abschlusses bringen konnte. Auch davon möchte ich mir gestatten, die *Ergebnisse* hier nur andeutend darzulegen. Ihre Begründung kann durchaus mit den heute vorhandenen wissenschaftlichen Mitteln gegeben werden. Dies würde der Gegenstand eines umfangreichen Buches sein, das in diesem Augenblicke zu schreiben, mir die Verhältnisse nicht gestatten.

Sucht man nach der Beziehung des Seelischen zum Leiblichen, dann kann man nicht die von Brentano gegebene auf Seite 86ff. dieser Schrift gekennzeichnete Gliederung des seelischen Erlebens in Vorstellen, Urteilen und in die Erscheinungen des Liebens und Hassens zugrunde legen. Diese Gliederung führt beim Aufsuchen dieser Beziehungen zu einer solchen Verschiebung aller in Betracht kommenden Verhältnisse, dass man nicht zu sachgemäßen Ergebnissen gelangen Lit.

kann. Man muss bei einer derartigen Betrachtung von der von Brentano abgewiesenen Gliederung in Vorstellen, Fühlen und Wollen ausgehen. Fasst man nun zusammen alles dasjenige Seelische, das als Vorstellen erlebt wird und sucht man nach den leiblichen Vorgängen, mit denen dieses Seelische in Beziehung zu setzen ist, so findet man den entsprechenden Zusammenhang, indem man dabei in weitgehendem Maße den Ergebnissen der gegenwärtigen physiologischen Psychologie sich anschließen kann. Die körperlichen Gegenstücke zum Seelischen des Vorstellens hat man in den Vorgängen des Nervensystems mit ihrem Auslaufen in die Sinnesorgane einerseits und in die leibliche Innenorganisation andrerseits zu sehen. So sehr man vom anthroposophischen Gesichtspunkte aus manches wird anders zu denken haben, als es die gegenwärtige Wissenschaft tut: eine Grundlage vorzüglicher Art ist in dieser Wissenschaft vorhanden. Nicht so steht es, wenn man die leiblichen Gegenstücke für das Fühlen und Wollen bestimmen will. In Bezug darauf muss man sich innerhalb der Ergebnisse gegenwärtiger Physiologie erst den richtigen Weg bahnen. Ist man auf denselben gelangt, so findet man, dass man wie das Vorstellen zur Nerventätigkeit so das Fühlen in Beziehung bringen muss zu demjenigen Lebensrhythmus, der in der Atmungstätigkeit seine Mitte hat und mit ihr zusammenhängt. Man hat dabei zu berücksichtigen, dass man zu dem angestrebten Ziele den Atmungsrhythmus mit allem, was mit ihm zusammenhängt, bis in die äußersten peripherischen Teile der Organisation verfolgen muss. Um auf diesem Gebiete zu konkreten Ergebnissen zu gelangen, müssen die Erfahrungen der physiologischen Forschung in einer Richtung verfolgt werden, welche heute noch vielfach ungewohnt ist. Erst wenn man dies vollbringt, werden alle Widersprüche verschwinden, die sich zunächst ergeben, wenn Fühlen und Atmungsrhythmus zusammengebracht werden. Was zunächst zum Widerspruch herausfordert, wird bei näherem Eingehen zum Beweise für diese Beziehung. Aus dem weiten Gebiet, das hier verfolgt werden muss, sei nur ein einziges Beispiel herausgehoben. Das Erleben des Musikalischen beruht auf einem Fühlen. Der Inhalt des musikalischen Gebildes aber lebt in dem Vorstellen, das durch die Wahrnehmungen des Gehörs vermittelt wird. Wodurch entsteht das musikalische Gefühls-Erlebnis? Die *Vorstellung* des Tongebildes, die auf Gehörorgan und Nervenvorgang beruht, ist noch nicht dieses musikalische Erlebnis. Das Letztere entsteht, indem im Gehirn der Atmungsrhythmus in seiner Fortsetzung bis in dieses Organ hinein, sich begegnet mit dem, was durch Ohr und Nervensystem vollbracht wird. Und die Seele lebt nun nicht in dem bloß Gehörten und Vorgestellten, sondern sie lebt in dem Atmungsrhythmus; sie erlebt dasjenige, was im Atmungsrhythmus ausgelöst wird dadurch, dass gewissermaßen das im Nervensystem Vorgehende heranstößt an dieses rhythmische Leben. Man muss nur die Physiologie des Atmungsrhythmus im rechten Lichte sehen, so wird man umfänglich zur Anerkennung des Satzes kommen: die Seele erlebt fühlend, indem sie sich dabei ähnlich auf den Atmungsrhythmus stützt wie im Vorstellen auf die Nervenvorgänge. Und bezüglich des Wollens findet man, dass dieses sich in ähnlicher Art stützt auf Stoffwechselvorgänge. Wieder muss da in Betracht gezogen werden, was alles an Verzweigungen und Ausläufern der Stoffwechselvorgänge im ganzen Organismus in Betracht kommt. Wie dann, wenn etwas «vorgestellt» wird, sich ein Nervenvorgang abspielt, aufgrund dessen die Seele sich ihres Vorgestellten bewusst wird, wie ferner dann, wenn etwas «gefühlt» wird, eine Modifikation des Atmungsrhythmus verläuft, durch die der Seele ein Gefühl auflebt: so geht, wenn etwas «gewollt» wird, ein Stoffwechselvorgang vor sich, der die leibliche Grundlage ist für das als Wollen in der Seele Erlebte. – Nun ist in der Seele ein vollbewusstes waches Erleben nur für das vom Nervensystem vermittelte Vorstellen vorhanden. Was durch den Atmungsrhythmus vermittelt wird, das lebt im gewöhnlichen Bewusstsein in jener Stärke, welche die Traumvorstellungen haben. Dazu gehört alles Gefühlsartige, auch alle Affekte, alle Leidenschaften und so weiter. Das Wollen, das auf Stoffwechselvorgänge gestützt ist, wird in keinem höheren Grade bewusst erlebt als in jenem ganz dumpfen, der im Schlafe vorhanden ist. Man wird bei genauer Betrachtung des hier in Frage Kommenden bemerken, dass man das Wollen ganz anders erlebt als das Vorstellen. Das Letztere erlebt man wie man etwa eine von Farbe bestrichene Fläche sieht; das Wollen so, wie eine schwarze Fläche innerhalb eines farbigen Feldes. Man «sieht» innerhalb der Fläche, auf der keine Farbe ist, eben deshalb etwas, weil im Gegensatz zu der Umgebung, von der Farben-Eindrücke ausgehen, von dieser Fläche keine solchen Eindrücke kommen: man «stellt das Wollen vor», weil innerhalb der Vorstellungs-Erlebnisse der Seele an gewissen Stellen sich ein Nicht-Vorstellen einfügt, das sich in das vollbewusste Erleben hineinstellt ähnlich wie die im Schlafe zugebrachten Unterbrechungen des Bewusstseins in den bewussten Lebenslauf. Aus diesen verschiedenen Arten des bewussten Erlebens ergibt sich die Mannigfaltigkeit des seelischen Erfahrens in Vorstellen, Fühlen und Wollen. – Theodor Ziehen wird in seinem Buche *Leitfaden der physiologischen Psychologie* zu bedeutungsvollen Kennzeichnungen des Gefühls und des Wollens geführt. Dies Buch ist in mancher Beziehung mustergültig für die gegenwärtige naturwissenschaftliche Betrachtungsart des Zusammenhanges von Physischem und Psychischem. Das Vorstellen in seinen verschiedenen Gestaltungen wird zu dem Nervenleben in die Beziehung gesetzt, die man auch vom anthroposophischen Gesichtspunkte anerkennen muss. Doch über das Gefühl sagt Ziehen (vergleiche 9. Vorlesung in seinem genannten Buche): «Die ältere Psychologie betrachtet fast ausnahmslos die Affekte als die Kundgebungen eines besonderen, selbstständigen Seelenvermögens. Kant stellte das Gefühl der Lust und Unlust als besondere Seelenfähigkeit zwischen das Erkenntnisvermögen und das Begehrungsvermögen und betonte ausdrücklich, dass eine weitere Ableitung dieser drei Seelenvermögen aus einem gemeinschaftlichen Grunde nicht möglich sei. Demgegenüber haben unsere bisherigen Erörterungen uns bereits gelehrt, dass die Gefühle der Lust und Unlust in dieser Selbstständigkeit gar nicht existieren, dass sie vielmehr nur als Eigenschaften oder Merkmale von Empfindungen und Vorstellungen als sogenannte Gefühlstöne auftreten.» – Diese Denkungsart gesteht also dem Fühlen keine Selbstständigkeit im Seelenleben zu; sie sieht in ihm nur eine Eigenschaft des Vorstellens. Die Folge davon ist, dass sie nicht nur das Vorstellungsleben, sondern auch das Gefühlsleben von den Nervenvorgängen gestützt sein lässt. Für sie ist das Nervenleben das Leibliche, dem das gesamte Seelische zugeeignet wird. Doch beruht diese Denkungsart im Grunde darauf, dass sie in unbewusster Art schon das vorausdenkt, was sie finden will. Sie lässt als Seelisches nur dasjenige gelten, was zu Nervenvorgängen in Beziehung steht, und muss aus diesem Grunde dasjenige, was nicht dem Nervenleben sich zueignen lässt, das Fühlen, als nicht selbstständig existierend ansehen, als bloßes Merkmal des Vorstellens. Wer sich nicht in dieser Weise mit seinen Begriffen in eine falsche Richtung bringt, dem wird erstens eine *unbefangene* Seelenbeobachtung die Selbstständigkeit des Gefühlslebens in der bestimmtesten Art ergeben, zweitens wird ihm die vorurteilslose Verwertung der physiologischen Erkenntnisse die Einsicht verschaffen, dass das

Fühlen in der oben angedeuteten Weise dem Atmungsrhythmus zuzueignen ist. – Dem Wollen spricht die naturwissenschaftliche Denkungsart alles selbstständig Wesenhafte im Seelenleben ab. Dieses gilt ihr nicht einmal wie das Fühlen als Merkmal des Vorstellens. Aber dieses Absprechen beruht auch nur darauf, dass man alles Wesenhaft-Seelische den Nervenvorgängen zueignen will (vergleiche die 15. Vorlesung in Theodor Ziehens *Physiologischer Psychologie*). Nun kann man aber das Wollen in seiner besonderen Eigenart nicht auf eigentliche Nervenvorgänge beziehen. Gerade wenn man dies mit der musterhaften Klarheit herausarbeitet, wie es Theodor Ziehen tut, kann man zu der Ansicht hingedrängt werden, die Analyse der Seelenvorgänge in ihrer Beziehung zum Leibesleben «ergibt keinen Anlass zur Annahme eines besonderen Willensvermögens». Und doch: die unbefangene Seelenbetrachtung erzwingt die Anerkennung des selbstständigen Willenlebens; und die sachgemäße Einsicht in die physiologischen Ergebnisse zeigt, dass das Wollen als solches nicht zu Nervenvorgängen, sondern zu Stoffwechselvorgängen in Beziehung gesetzt werden muss. – Wenn man auf diesem Gebiete klare Begriffe schaffen will, dann muss man die physiologischen und psychologischen Ergebnisse in dem Lichte sehen, das durch die Wirklichkeit gefordert wird; nicht aber so, wie es in der gegenwärtigen Physiologie und Psychologie vielfach geschieht, in einer Beleuchtung, welche aus vorgefassten Meinungen, Definitionen, ja sogar theoretischen Sympathien und Antipathien stammt. Vor allem ist scharf ins Auge zu fassen das Verhältnis von Nerventätigkeit, Atmungsrhythmus und Stoffwechseltätigkeit. Denn diese Tätigkeitsformen liegen nicht neben-, sondern *ineinander*, durchdringen sich, gehen ineinander über. Stoffwechseltätigkeit ist im ganzen Organismus vorhanden; sie durchdringt die Organe des Rhythmus und diejenigen der Nerventätigkeit. Aber im

Rhythmus ist sie *nicht* die leibliche Grundlage des Fühlens, in der Nerventätigkeit *nicht* diejenige des Vorstellens; sondern in beiden ist ihr die den Rhythmus und die Nerven durchdringende Willenswirksamkeit zuzueignen. Was im Nerv als Stoffwechseltätigkeit existiert, kann nur ein materialistisches Vorurteil mit dem Vorstellen in eine Beziehung setzen. Die in der Wirklichkeit wurzelnde Betrachtung sagt etwas ganz anderes. Sie muss anerkennen, dass im Nerv Stoffwechsel vorhanden ist, insofern ihn das Wollen durchdringt. Ebenso ist es in dem leiblichen Apparat für den Rhythmus. Was in ihm Stoffwechseltätigkeit ist, hat mit dem in diesem Organ vorhandenen Wollen zu tun. Man muss mit der Stoffwechseltätigkeit das Wollen, mit dem rhythmischen Geschehen das Fühlen in Zusammenhang bringen, gleichgültig, in welchen Organen sich Stoffwechsel oder Rhythmus offenbaren. In den Nerven aber geht noch etwas ganz anderes vor sich als Stoffwechsel und Rhythmus. Die leiblichen Vorgänge im Nervensystem, welche dem Vorstellen die Grundlage geben, sind physiologisch schwer zu fassen. Denn, wo Nerventätigkeit stattfindet, da ist Vorstellen des gewöhnlichen Bewusstseins vorhanden. Der Satz gilt aber auch umgekehrt: wo nicht vorgestellt wird, da kann nie Nerventätigkeit gefunden werden, sondern nur Stoffwechseltätigkeit im Nerven, und andeutungsweise rhythmisches Geschehen. Die Physiologie wird nie zu Begriffen kommen, die für die Nervenlehre wirklichkeitsgemäß sind, solange sie nicht einsieht, dass die wahrhaftige Nerventätigkeit überhaupt nicht Gegenstand der physiologischen Sinnesbeobachtung sein kann. Anatomie und Physiologie müssen zu der Erkenntnis kommen, dass sie die Nerventätigkeit nur durch eine *Methode der Ausschließung* finden können. Was im Nervenleben *nicht* sinnlich beobachtbar ist, wovon aber das Sinnesgemäße die Notwendigkeit seines Vorhandenseins ergibt und auch die Eigenheit seiner Wirksamkeit, das ist Nerventätigkeit. Zu einer positiven Vorstellung über die Nerventätigkeit kommt man, wenn man in ihr dasjenige materielle Geschehen sieht, durch das im Sinne des ersten Kapitels dieser Schrift die rein geistig-seelische Wesenhaftigkeit des lebendigen Vorstellungsinhaltes zu dem unlebendigen Vorstellen des gewöhnlichen Bewusstseins herabgelähmt wird. Ohne diesen Begriff, den man in die Physiologie einführen muss, wird in dieser keine Möglichkeit bestehen, zu sagen, was Nerventätigkeit ist. Die Physiologie hat Methoden sich ausgebildet, welche gegenwärtig diesen Begriff eher verdecken als ihn offenbaren. Und auch die Psychologie hat sich auf diesem Gebiete den Weg versperrt. Man sehe nur, wie zum Beispiel die Herbart'sche Psychologie in dieser Richtung gewirkt hat. Sie hat den Blick nur auf das Vorstellungsleben geworfen, und sieht in Fühlen und Wollen nur Wirksamkeiten des Vorstellungslebens. Aber diese Wirksamkeiten zerrinnen vor der Erkenntnis, wenn man nicht zu gleicher Zeit den Blick unbefangen auf die Wirklichkeit des Fühlens und Wollens richtet. Man kommt durch solches Zerrinnen zu keiner wirklichkeitsgemäßen Zuordnung des Fühlens und Wollens zu den leiblichen Vorgängen. – Der *Leib als Ganzes*, nicht bloß die in ihm eingeschlossene Nerventätigkeit ist physische Grundlage des Seelenlebens. Und wie das Letztere für das gewöhnliche Bewusstsein sich umschreiben lässt durch Vorstellen, Fühlen und Wollen, so das leibliche Leben durch Nerventätigkeit, rhythmisches Geschehen und Stoffwechselvorgänge. – Sogleich entsteht da die Frage: wie ordnen sich in den Organismus ein auf der einen Seite die eigentliche Sinneswahrnehmung, in welche die Nerventätigkeit nur ausläuft, und wie die Bewegungsfähigkeit auf der andern Seite, in welche das Wollen mündet? Unbefangene Beobachtung zeigt, dass beides nicht in demselben Sinne zum Organismus gehört wie Nerventätigkeit, rhythmisches Geschehen und Stoffwechselvorgänge. Was im Sinn geschieht ist etwas, das gar nicht unmittelbar dem Organismus angehört. In die Sinne erstreckt sich die Außenwelt wie in Golfen hinein in das Wesen des Organismus. Indem die Seele das im Sinne vor sich gehende Geschehen umspannt, nimmt sie nicht an einem inneren organischen Geschehen teil, sondern an der Fortsetzung des äußeren Geschehens in den Organismus hinein. (Ich habe diese Verhältnisse erkenntniskritisch in einem Vortrag für den Bologner Philosophen-Kongress des Jahres 1911 erörtert.) – Und in einem Bewegungsvorgang hat man es physisch auch nicht mit etwas zu tun, dessen Wesenhaftes innerhalb des Organismus liegt, sondern mit einer Wirksamkeit des Organismus in den Gleichgewichts- und Kräfteverhältnissen, in die der Organismus gegenüber der Außenwelt hineingestellt ist. Innerhalb des Organismus ist dem Wollen nur ein Stoffwechselvorgang zuzueignen; aber das durch diesen Vorgang ausgelöste Geschehen ist zugleich ein Wesenhaftes innerhalb der Gleichgewichts- und Kräfteverhältnisse der Außenwelt; und die Seele übergreift, indem sie sich wollend betätigt, den Bereich des Organismus und lebt mit ihrem Tun das Geschehen der Außenwelt mit. Eine große Verwirrung hat für die Betrachtung aller dieser Dinge die Gliederung der Nerven in Empfindungs- und motorische Nerven angerichtet. So fest verankert diese Gliederung in den gegenwärtigen physiologischen Vorstellungen erscheint: sie ist nicht in der unbefangenen Beobachtung begründet. Was die Physiologie vorbringt auf Grund der Zerschneidung der Nerven, oder der krankhaften Ausschaltung gewisser Nerven beweist *nicht*, was auf Grundlage des Versuches oder der Erfahrung sich ergibt, sondern etwas ganz anderes. Es beweist, dass der Unterschied gar nicht besteht, den man zwischen Empfindungs- und motorischen Nerven annimmt. Beide Nervenarten sind vielmehr *wesensgleich*. Der sogenannte motorische Nerv dient *nicht in dem Sinne* der Bewegung wie die Lehre von dieser Gliederung es annimmt, sondern als *Träger der Nerventätigkeit* dient er der inneren Wahrnehmung desjenigen Stoffwechselvorganges, der dem Wollen zugrunde liegt, geradeso wie der Empfindungsnerv der Wahrnehmung desjenigen dient, was im Sinnesorgan sich abspielt. Bevor nicht die Nervenlehre in dieser Beziehung mit klaren Begriffen arbeitet, wird eine richtige Zuordnung des Seelenlebens zum Leibesleben nicht zustande kommen.

In ähnlicher Art, wie man psycho-physiologisch die Beziehungen des in Vorstellen, Fühlen und Wollen verlaufenden Seelenlebens zum Leibesleben suchen kann, so kann man anthroposophisch nach Erkenntnis der Beziehungen streben, welche das Seelische des gewöhnlichen Bewusstseins zum Geistesleben hat. Und da findet man durch die in dieser und in meinen anderen Schriften geschilderten anthroposophischen Methoden, dass sich für das Vorstellen wie im Leibe die Nerventätigkeit, so im Geistigen eine Grundlage findet. Die Seele steht nach der anderen, vom Leibe abgewandten, Seite in Beziehung zu einem geistig Wesenhaften, das die Grundlage ist für das Vorstellen des gewöhnlichen Bewusstseins. Dieses geistig Wesenhafte kann aber nur durch schauendes Erkennen erlebt werden. Und es wird so erlebt, indem sich sein Inhalt als gegliederte Imaginationen dem schauenden Bewusstsein darstellt. Wie nach dem Leibe hin das Vorstellen auf der Nerventätigkeit ruht, so strömt es von der andern Seite her aus einem geistig Wesenhaften, das in Imaginationen sich enthüllt. Dieses geistig Wesenhafte ist, was in meinen Schriften der Äther- oder Lebensleib genannt wird. (Wobei, wenn ich es bespreche, ich immer darauf aufmerksam mache, dass man sich an dem Ausdruck «Leib» ebenso wenig wie an dem andern «Äther» stoßen solle, denn, was ich ausführe, zeigt klar, dass man das Gemeinte nicht im materialistischen Sinne deuten soll.) Und dieser Lebensleib (in dem 4. Buch des 1. Jahrganges der Zeitschrift *Das Reich* habe ich auch den Ausdruck «Bildekräfteleib» gebraucht) ist das Geistige, aus dem das Vorstellungsleben des gewöhnlichen Bewusstseins von der Geburt (beziehungsweise Empfängnis) bis zum Tode erfließt. – Das Fühlen des gewöhnlichen Bewusstseins ruht nach der Leibesseite hin auf dem rhythmischen Geschehen. Von der geistigen Seite her erfließt es aus einem Geistig-Wesenhaften, das innerhalb der anthroposophischen Forschung durch Methoden gefunden wird, welche ich in meinen Schriften als diejenigen der Inspiration kennzeichne. (Wobei man wieder berücksichtigen möge, dass ich innerhalb dieses Begriffes nur das von mir Umschriebene verstehe, so dass man meine Bezeichnung nicht verwechseln sollte mit dem, was oft vom Laien bei diesem Worte verstanden wird.) Dem schauenden Bewusstsein offenbart sich in dem der Seele zugrunde liegenden, durch Inspirationen zu erfassenden geistig Wesenhaften dasjenige, was dem Menschen als Geistwesen eigen ist über Geburt und Tod hinaus. Auf diesem Gebiete ist es, wo die Anthroposophie ihre geisteswissenschaftlichen Untersuchungen über die Unsterblichkeitsfrage anstellt. *So wie im Leibe durch das rhythmische Geschehen sich der sterbliche Teil des fühlenden Menschenwesens offenbart, so in dem Inspirations-Inhalt des schauenden Bewusstseins der unsterbliche geistige Seelenwesenskern.* – Das Wollen, das nach dem Leibe hin auf den Stoffwechselvorgängen beruht, erströmt aus dem Geiste für das schauende Bewusstsein durch dasjenige, was ich in meinen Schriften die wahrhaftigen Intuitionen nenne. Was im Leibe durch die gewissermaßen niederste Betätigung des Stoffwechsels sich offenbart, dem entspricht im Geiste ein Höchstes: dasjenige, was durch Intuitionen sich ausspricht. Daher kommt das

Vorstellen, das auf der Nerventätigkeit beruht, leiblich fast vollkommen zur Darstellung; das Wollen hat in den ihm leiblich zugeordneten Stoffwechselvorgängen nur einen schwachen Abglanz. Das wirkliche Vorstellen ist das *lebendige;* das leiblich bedingte ist das abgelähmte. Der Inhalt ist derselbe. Das wirkliche Wollen, auch das in der physischen Welt sich verwirklichende, verläuft in den Regionen, die nur dem intuitiven Schauen zugänglich sind; sein leibliches Gegenstück hat mit seinem Inhalte fast gar nichts zu tun. In demjenigen geistig Wesenhaften, das der Intuition sich offenbart, ist enthalten, was sich aus vorangegangenen Erdenleben in die folgenden hinübererstreckt. Und auf dem hier in Betracht kommenden Gebiet ist es, wo die Anthroposophie sich den Fragen der wiederholten Erdenleben und der Schicksalsfrage nähert. Wie der Leib in Nerventätigkeit, rhythmischem Geschehen und Stoffwechselvorgängen sich auslebt, so der Geist des Menschen in demjenigen, was in Imaginationen, Inspirationen, Intuitionen sich offenbart. Und wie der Leib in seinem Bereich nach zwei Seiten das Wesen *seiner* Außenwelt miterleben lässt, nämlich in den Sinnes- und den Bewegungsvorgängen, so der Geist nach der einen Seite hin, indem er das vorstellende Seelenleben auch im gewöhnlichen Bewusstsein *imaginativ* erlebt; und nach der andern Seite hin, indem er im Wollen *intuitive* Impulse ausgestaltet, die sich durch Stoffwechselvorgänge verwirklichen. Sieht man nach dem Leibe hin, so findet man die Nerventätigkeit, die als Vorstellungswesen lebt; sieht man nach dem Geiste hin, so gewahrt man den Geist-Inhalt der Imaginationen, der in eben dieses Vorstellungswesen einfließt. Brentano empfindet zunächst die geistige Seite am vorstellenden Seelenleben; daher charakterisiert er dieses Leben als Bildleben (imaginatives Geschehen). Aber wenn nicht bloß ein eigenes Seelen-Inneres erlebt wird, sondern durch das Urteil ein Anzuerkennendes oder zu Verwerfendes, so kommt zum Vorstellen hinzu ein aus dem Geiste fließendes Seelenerlebnis, dessen Inhalt unbewusst bleibt, solange es sich nur um das gewöhnliche Bewusstsein handelt, weil er in den Imaginationen von einer dem physischen Objekte zugrunde liegenden geistigen Wesenhaftigkeit besteht, die zu der Vorstellung nur das hinzufügen, *dass deren Inhalt existiert.* Aus diesem Grunde ist es, dass Brentano das Vorstellungsleben in seiner Klassifikation spaltet, in das bloße Vorstellen, das nur innerlich Daseiendes imaginativ erlebt; und in das Urteilen, das von außen Gegebenes imaginativ erlebt, aber das Erlebnis nur als Anerkennung oder Verwerfung sich zum Bewusstsein bringt. Gegenüber dem *Fühlen* blickt Brentano gar nicht nach der Leibes-Grundlage, dem rhythmischen Geschehen hin, sondern er versetzt nur dasjenige in den Bereich seiner Aufmerksamkeit, was aus unbewusst bleibenden Inspirationen im Gebiet des gewöhnlichen Bewusstseins als Lieben und Hassen auftritt. Das *Wollen* aber entfällt ganz seiner Aufmerksamkeit, weil dieses sich nur auf Erscheinungen *in der Seele* richten will, in dem Wollen aber etwas liegt, was *nicht* in der Seele beschlossen ist, sondern mit dem die Seele eine Außenwelt miterlebt. Die Brentano'sche Klassifikation der Seelenphänomene beruht also darauf, dass er diese nach Gesichtspunkten gliedert, die ihre wahre Beleuchtung erfahren, wenn man den Blick nach dem Geist-Kerne der Seele lenkt, und dass er doch damit treffen will die Phänomene des gewöhnlichen Bewusstseins.

Geschichtliche Notwendigkeit und Freiheit. Schicksalseinwirkungen aus der Welt der Toten.

2. 12. 1917, Dornach / Bibl.-Nr. 179 / 3. Auflage 1977 / S. 11-17

Ref. Auf eine Vorstellung habe ich öfters hingewiesen, öffentlich nun auch in meinem Buch *Von Seelenrätseln:* es ist eine gangbare naturwissenschaftliche Vorstellung heute, dass man im Nervensystem – bleiben wir zunächst beim Menschen, aber in ähnlicher Weise, nur in ähnlicher Weise ist das auch beim Tiere gültig –, dass man im Nervensystem unterscheidet zwischen sogenannten "sensitiven" Nerven, Sinnesnerven, Wahrnehmungsnerven und "motorischen" Nerven. Schematisch kann das nur so dargestellt werden, dass zum Beispiel irgendein Nerv, sagen wir ein Tastnerv, die Tastempfindung hineinträgt bis zum Zentralorgan, sagen wir bis zum Rückenmark (gelb), da mündet dasjenige, was da aus der Peripherie des Leibes geleitet wird, in einem Horn des Rückenmarks. Und dann geht von einem andern Horn, Vorderhorn, der sogenannte motorische Nerv aus, da wird wiederum weitergeleitet der Willensimpuls (siehe Zeichnung rechts oben).

Beim Gehirn ist das nur komplizierter dargestellt, so etwa, wie wenn die Nerven eine Art Telegraphendrähte wären. Der Sinneseindruck, der Hauteindruck wird bis zum Zentralorgan geleitet, dort wird gewissermaßen der Befehl erteilt, dass eine Bewegung ausgeführt werden soll. Eine Fliege setzt sich irgendwo auf einen Körperteil, das macht einen Eindruck, das wird geleitet bis zum Zentralorgan; dort wird der Befehl gegeben, die Hand bis zu der Stirne zu erheben und die Fliege wird weggejagt. Es ist eine, schematisch angedeutet, sehr gangbare Vorstellung. Künftigen Zeiten wird diese Vorstellung außerordentlich komisch erscheinen, denn sie ist ja

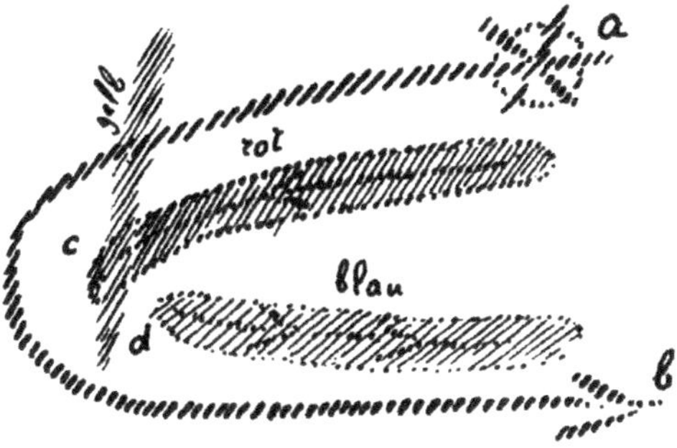

nur komisch für denjenigen, der die Tatsache durchschaut. Aber es ist eine Vorstellung, von der heute ein großer Teil der fachmännischen und fachmännischesten Wissenschaft beherrscht ist. Sie können das nächstbeste Elementarbuch, das Sie über solche Dinge unterrichtet, aufschlagen, und Sie werden finden, man habe zu unterscheiden zwischen Sinneswahrnehmungsnerven und motorischen Nerven. Und man wird besonders das urkomische Bild von den Telegraphenleitungen – wie der Eindruck bis zum Zentralorgan geleitet und dort der Befehl gegeben wird, dass die Bewegung entstehe – gerade in populären Werken heute noch immer sehr verbreitet finden können.

Die Wirklichkeit ist allerdings schwieriger zu durchschauen, als die an die primitivsten Vorstellungen erinnernden Vergleichsvorstellungen von den Telegraphendrähten. Die Wirklichkeit kann nur durchschaut werden, wenn sie eben mit Geisteswissenschaft durchschaut wird. Dass ein Willensimpuls erfolgt, hat mit einem solchen Vorgange, den man in kindischer Weise so ausdrückt, als ob da irgendwo in einem materiellen Zentralorgan ein Befehl erteilt würde, wirklich gar nichts zu tun. Die Nerven sind nur da, um einer einheitlichen Funktion zu dienen, sowohl diejenigen Nerven, die man heute sensitive Nerven nennt, wie auch diejenigen, die man motorische Nerven nennt. Und ob nun im Rückenmark oder im Gehirn der Nervenstrang durchbrochen ist, beides weist auf dasselbe hin; im Gehirn ist er nur in komplizierterer Weise durchbrochen.

Diese Durchbrechung ist nicht deshalb da, damit durch die eine Hälfte, wenn ich so sagen darf, von der Außenwelt etwas zum Zentralorgan geleitet wird und dann, nachdem sie vom Zentralorgan durch die andere Hälfte in einen Willen umgewandelt worden ist, weitergeleitet würde. Diese Unterbrechung ist aus einem ganz andern Grunde da. Dass unser Nervensystem so gebaut und in dieser regelmäßigen Weise durchbrochen ist, hat seinen Grund darin: An der Stelle, wo unsere Nerven durchbrochen sind, da liegt im Abbilde im Menschen – allerdings nur im körperlichen Abbilde einer komplizierten geistigen Wirklichkeit – die Grenze zwischen physischem und geistigem Erfahren, physischem und geistigem Erleben. Sie ist allerdings im Menschen auf eine merkwürdige Weise enthalten. Sie ist so enthalten, dass der Mensch mit der ihm zunächstliegenden physischen Welt in eine solche Beziehung tritt, dass mit dieser Beziehung der Teil des Nervenstranges, der bis zu jener Unterbrechung geht, etwas zu tun hat. Aber der Mensch muss auch als seelisches Wesen eine Beziehung haben zu seinem eigenen physischen Leib. Diese Beziehung, die er zu seinem eigenen physischen Leib hat, ist durch den andern Teil vermittelt. Wenn ich eine Hand bewege, dadurch veranlasst, dass ein äußerer Sinneseindruck auf mich gemacht worden ist, dann liegt der Impuls, dass diese Hand bewegt wird, vereinigt von der Seele mit dem Sinneseindruck, schematisch dargestellt, schon bereits hier (siehe Zeichnung, a). Und dasjenige, was geleitet wird, wird auf den ganzen sensitiven Nerven und den sogenannten motorischen Nerven entlang geleitet von a bis zu b. Das ist nicht so, dass der Sinneseindruck erst bis zu c geht und dann von da aus einen Befehl gibt, damit b dazu veranlasst werde – nein, wenn ein Willensimpuls stattfindet, lebt das Seelische schon befruchtet bei a und geht durch den ganzen unterbrochenen Nervenweg durch.

Es ist keine Rede davon, dass solche kindischen Vorstellungen, als ob die Seele da irgendwo säße zwischen den sensitiven und motorischen Nerven und wie ein Telegraphist die Eindrücke der Außenwelt empfangen und dann Befehle aussenden würde, es ist keine Rede davon, dass diese kindischen Vorstellungen irgendeiner wie auch immer gearteten Wirklichkeit entsprechen würden. Diese kindische Vorstellung, die wir immer hören, nimmt sich recht sonderbar komisch aus neben der Forderung, man soll ja in der Naturwissenschaft nicht anthropomorphistisch sein! Da fordern nun die Leute, man solle ja nicht anthropomorphistisch sein und merken nicht, wie anthropomorphistisch sie sind, wenn sie Worte gebrauchen wie: Ein Eindruck wird empfangen, ein Befehl wird ausgegeben und so weiter. – Sie reden darauf los, ohne auch nur eine Ahnung davon zu haben, was sie alles für mythologische Wesen – wenn sie die Worte ernst nehmen würden – hineinträumen in den menschlichen Organismus.

Nun entsteht aber die Frage: Warum ist der Nervenstrang unterbrochen? – Er ist unterbrochen aus dem Grunde, weil wir, wenn er nicht unterbrochen wäre, nicht eingeschaltet wären in den ganzen Vorgang. Nur dadurch, dass gewissermaßen der Impuls an der Unterbrechungsstelle überspringt – der gleiche Impuls, wenn es ein Willensimpuls ist, geht schon von a aus –, dadurch sind wir selbst drinnen in der Welt, dadurch sind wir bei diesem Impuls dabei. Würde er einheitlich sein, würde hier nicht eine Unterbrechung sein, so wäre das Ganze ein Naturvorgang, ohne dass wir dabei wären.

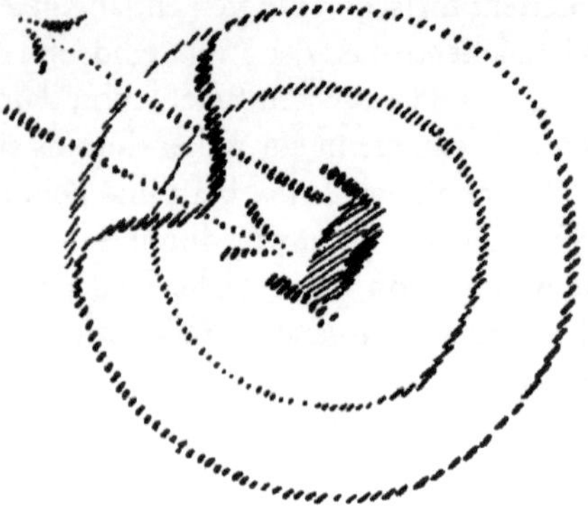

Stellen Sie sich denselben Vorgang, den Sie bei einer sogenannten Reflexbewegung haben, vor: Eine Fliege setzt sich Ihnen irgendwo hin, der ganze Vorgang kommt Ihnen gar nicht voll zum Bewusstsein, aber Sie wehren die Fliege ab. Dieser ganze Vorgang hat sein Analogon, sein ganz gerechtfertigtes Analogon auf physikalischem Gebiete. Insofern dieser Vorgang physikalische Erklärung herausfordert, muss diese Erklärung nur etwas komplizierter sein als ein anderer physikalischer Vorgang. Nehmen Sie an, Sie haben hier einen Kautschukball, Sie stoßen hinein, Sie deformieren den Kautschukball: das geht wieder heraus, richtet sich wieder her. Sie stoßen nochmals hinein; er stößt wieder heraus. Das ist der einfache physikalische Vorgang: eine Reflexbewegung. Nur ist kein Wahrnehmungsorgan eingeschaltet, nichts Geistiges ist eingeschaltet. Schalten Sie hier etwas Geistiges ein (innerer Kreis) und unterbrechen Sie hier (Zentrum), dann fühlt sich die Kautschukkugel als ein Eigenwesen. Die Kautschukkugel müsste dann allerdings, um sowohl die Welt wie sich zu empfinden, ein Nervensystem einschalten. Aber das Nervensystem ist immer da, um die Welt in sich zu empfinden, niemals irgendwie da, um auf der einen Seite des Drahtes eine Sensation zu leiten und auf der andern Seite des Drahtes einen motorischen Impuls zu leiten.

Ich deute dieses an aus dem Grunde, weil dies, wenn es weiter verfolgt wird, auf einen der zahlreichen Punkte hinführt, wo Naturwissenschaft korrigiert werden muss, wenn sie zu Vorstellungen führen soll, die einigermaßen der Wirklichkeit gewachsen sind. Die Vorstellungen, die heute herrschen, sind eben weiter nichts als solche Vorstellungen, die den Impulsen der Geister der Finsternis dienen. Im Menschen selber ist die Grenze zwischen dem physischen Erleben und dem geistigen Erleben.

Dieses Stück des Nervs, das ich rot bezeichnet habe, dient im Wesentlichen dazu, um uns hineinzustellen in die physische Welt, um uns Empfindung zu vermitteln innerhalb der physischen Welt. Das andere Stück des Nervs, das ich blau bezeichnet habe, dient im Wesentlichen dazu, um uns selbst uns empfinden zu lassen als Leib. Und es ist kein wesentlicher Unterschied, ob wir eine Farbe außen bewusst erleben durch den Strang a-c, oder ob wir innerlich ein Organ oder eine Organlage oder dergleichen erleben durch den Strang d-b; das ist im Wesentlichen dasselbe. Das eine Mal erleben wir ein Physisches, das nicht in uns zu sein scheint, das andere Mal erleben wir ein Physisches das in uns ist, das heißt innerhalb unserer Haut. Dadurch aber sind wir eingeschaltet, dass wir bei einem Willensvorgang alles das erleben können, was nicht nur außen ist, sondern auch was innerlich an uns ist. Aber die Stärke der Wahrnehmung ist verschieden vermittelt durch den Strang a-c und durch den Strang d-b. Dasjenige, was eintritt, ist allerdings eine wesentliche Abschwächung der Intensität. Wenn wir eine Vorstellung mit einem Willensimpuls zusammen formen in a, so wird dieser Impuls von a aus weitergeleitet. Indem er von c auf d überspringt, schwächt sich das Ganze so ab für unser Bewusstsein, für unser bewusstes Erleben, dass wir das Weitere, was wir nun in uns erleben, die Hebung der Hand und so weiter, nur mit der geringen Intensität des Bewusstseins erleben, die wir sonst auch im Schlafe haben. Wir sehen das Wollen erst wiederum, wenn die Hand sich bewegt, wenn wir wieder von einer andern Seite her eine Sensation haben.

Der Schlaf dehnt sich in der Tat anatomisch, physiologisch in das wache Leben fortwährend hinein. Wir stehen mit der äußeren physischen Welt in Verbindung und wachen eigentlich immer nur mit demjenigen Teil unseres Wesens, welcher bis zu der Unterbrechung der Nerven geht. Was jenseits der Unterbrechung der Nerven in uns selber liegt, das verschlafen wir auch am Tage. Das ist aber ein Vorgang, der noch nicht physisch ist in der jetzigen Phase der Erdenentwickelung, sondern noch in einer gewissen geistigen Höhe vor sich geht, wenn das auch vielfach zu tun hat mit den niederen Eigenschaften der Menschennatur. Aber ich habe hier schon öfter von dem Geheimnis gesprochen, dass, was im Menschen niedere Natur ist, gerade zusammenhängt mit den höheren Äußerungen gewisser geistiger Wesenheiten.

Würde man im Menschen alle diejenigen Stellen sammeln, wo Nervenunterbrechungen sind, und würde man das aufzeichnen, dann würde man zeichnungsgemäß die Grenze bekommen zwischen dem Erleben in der physischen Welt und dem Erleben aus einer höheren Welt heraus. Daher kann ich auch folgendes Schema gebrauchen. Nehmen Sie einmal an – ich zeichne hier alle Nervenunterbrechungen schematisch auf –, nehmen Sie an, da wäre der Kopf und da wäre ein Bein. Nun nehmen wir an, von hier aus ginge ein sogenannter Eindruck, und hier wäre die Nervenunterbrechungsstelle «Gehen» erfolgt. Was real ist, ist dann dieses: hier ist alles dasjenige, was der Mensch durch den Nerv erlebt, wachend

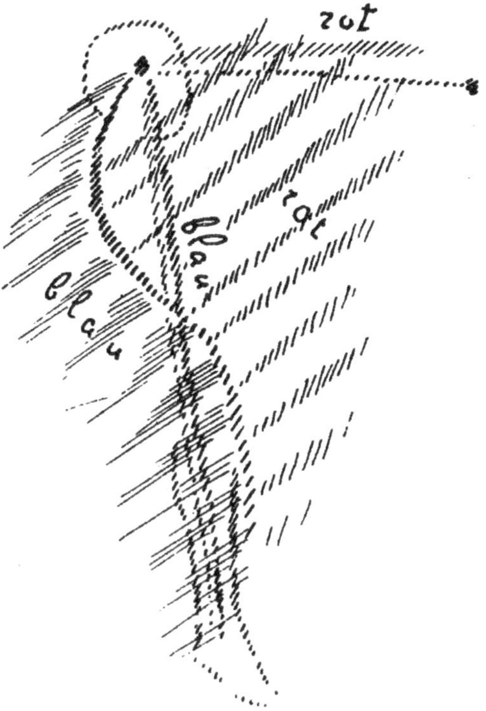

bei Tag erlebt; hier ist das, was der Mensch erlebt als einen unterbewussten Willen, auch im Wachen schlafend erlebt. Und alles dasjenige, was nun unter der Nervenunterbrechungsstelle liegt, wird von der geistigen Welt heraus direkt gebildet, geschaffen.

Die Vorstellungen werden Ihnen, wenn Sie sie das erste Mal hören, vielleicht etwas schwierig sein. Allein sie sollen in Ihnen auch die Vorstellung hervorrufen, dass man ohne gewisse Schwierigkeiten in die intimeren Dinge der Erkenntnis des Menschen doch nicht hineinkommen kann.

Geisteswissenschaftliche Behandlung sozialer und pädagogischer Fragen

23. 4. 1919, Stuttgart / Bibl.-Nr. 192 / 1. Auflage 1964 / S.48-53

Das, was ich möchte, auch wenn ich spreche über sozialen Organismus, das ist, dass der Mensch seine Gedanken schult. Die allgemeine Gedankenschulung ist heute nicht einmal so weit, dass in der Naturwissenschaft begriffen würde, was ich nach fünfunddreißigjähriger Forschung in meinem Buche *Von Seelenrätseln* dargestellt habe, wo ich gezeigt habe, dass das ganze menschliche Wesen besteht aus den drei Gliedern: Nerven-Sinnesleben, Rhythmusleben, Stoffwechselleben. Das Nerven-Sinnesleben kann man auch das Kopfleben nennen, das rhythmische Leben kann man auch das Atmungsleben, das Blutleben nennen, das Stoffwechselleben ist das, was den übrigen Organismus konstruktionsmäßig umfasst. Ebenso wie dieser menschliche Organismus dreigegliedert ist und jedes der Glieder in sich zentriert ist, so muss sich auch der soziale Organismus dadurch zeigen, dass jedes seiner Glieder gerade dadurch für das Ganze wirkt, dass es in sich zentriert ist. Die heutige Physiologie und Biologie glaubt, dass der Mensch ein zentralisiertes Wesen als Ganzes ist. Das ist nicht wahr. Sogar bis in die Kommunikation nach außen ist der Mensch ein dreigliedriges Wesen: das Kopfleben steht durch die Sinnenwelt selbsttätig mit der Außenwelt in Verbindung, das Atmungsleben ist verbunden mit der Außenwelt durch die Luft, das Stoffwechselleben wiederum steht durch selbstständige Öffnungen mit der Außenwelt in Beziehung. In dieser Weise muss auch der soziale Organismus dreigliedrig sein, jedes Glied in sich zentriert. Wie der Kopf nicht atmen kann, sondern das, was durch die Atmung vermittelt wird, durch das Rhythmische System empfängt, so soll der soziale Organismus nicht selber etwa ein Rechtsleben entwickeln wollen, sondern er soll das Recht empfangen von dem Staatsorganismus.

Aber ich sagte: Man darf das, was hier auseinandergesetzt wird, nicht verwechseln mit dem bloßen Analogiespiel, das dann eintritt, wenn man allerlei Hypothesen sucht. Geisteswissenschaft ist wirkliche Forschung und geht auf die Erscheinungen los. Wenn man Geisteswissenschafter ist, glauben nur die anderen Menschen, man denke etwas aus. Bevor man richtiger Geistesforscher ist, fängt man nur an, diese geistige Welt zu beobachten. Man muss sich das Denken erst abgewöhnen; das gilt für die physische Welt. Natürlich nicht für das ganze Leben abgewöhnen, sondern bloß für die geistige Forschung.

Ich habe Ihnen gesagt, man kommt in der Regel auf das Verkehrte, wenn man nach Analogien der sinnlichen Welt die geistige Welt charakterisieren will. Erinnern Sie sich an ein Beispiel. Die Geistesforschung zeigt, dass die Erde eigentlich ein Organismus ist; dass das, was die Geologen, die Mineralogen finden, ein Knochensystem nur ist, dass die Erde lebend ist, dass sie schläft und wacht wie der Mensch. Aber jetzt kann man nicht äußerlich nach einem Analogiespiel gehen. Wenn Sie äußerlich einen Menschen fragen: Wann wacht die Erde und wann schläft die Erde? – dann wird er ganz gewiss sagen: Sie wacht im Sommer und schläft im Winter. – Das ist das Gegenteil von dem, was wahr ist. Das Wahre besteht darin, dass die Erde tatsächlich im Sommer schläft und im Winter wach ist. Auf das kommt man natürlich nur, wenn man wirklich in der geistigen Welt forscht. Das ist das Vexierspiel, was das geistige Forschen so leicht dem Irrtum aussetzt, dass, wenn man etwas hineinträgt aus der physischen in die geistige Welt, man zumeist auf das Gegenteil oder auf Viertelswahrheiten kommt. Man muss eben jeden einzelnen Fall erforschen.

So ist es auch mit dem Analogiespiel, das die Leute treiben zwischen den drei Gliedern des individuellen Organismus und den drei Gliedern des sozialen Organismus. Was wird derjenige sagen, der dieses Analogiespiel treibt? Er muss sagen: Außen ist ein Geistesleben, Kunst, Wissenschaft. Das wird er in Parallele ziehen mit dem, was der menschliche Kopf hervorbringt, mit dem Nerven-Sinnesleben. Wie sollte er anders! Dann wird er, wenn er das gelten lässt, was ich in meinen *Seelenrätseln* angeführt habe, als das Materiellste das Stoffwechselleben mit dem Wirtschaftsleben in Zusammenhang bringen. Das ist das Verkehrteste, was herauskommen kann. Und man kommt auf keinen grünen Zweig, wenn man die Sache so ansehen will. Deshalb muss man sich, um zur Wahrheit zu kommen, alles Spielen mit Analogien abgewöhnen. Die außer der Geisteswissenschaft Stehenden glauben, dass man durch ein Gedanken-Analogiespiel zu diesen Dingen komme. Das ist das Allertäuschendste. Es passt nichts, wenn man das äußere physische Geistesleben mit dem Kopfleben parallelisiert. Es passt nichts, wenn man das Wirtschaftsleben mit dem Stoffwechselleben zusammenhält. Sobald man eingehen will auf die Sache, so passt nichts. Wenn man wirklich forscht, so erhält man ein sehr paradoxes Resultat. Wenn man vergleicht den sozialen Organismus mit dem menschlichen Organismus, so kommt man nur zurecht, wenn man sich den sozialen Organismus umgekehrt hingestellt denkt: Wenn man das Wirtschaftsleben mit dem menschlichen Nerven-Sinnesleben vergleicht. Dann allerdings kann man vergleichen das Staatsleben mit dem Rhythmischen System. Aber das physische Geistesleben, das muss man mit dem Stoffwechsel vergleichen, denn da sind ähnliche Gesetze vorhanden. Denn das, was als Naturgrundlage vorhanden ist für das Wirtschaftsleben, das ist für den sozialen Organismus ganz gleichbedeutend mit den individuellen Befähigungen, die der Mensch durch die Geburt mitbringt. Wie der Mensch im individuellen Leben von der Erziehung, von dem, was er mitbringt, abhängt, so hängt der wirtschaftliche Organismus ab von dem, was die Natur ihm liefert durch eigene Vorbedingungen des Wirtschaftslebens. Die Vorbedingungen des Wirtschaftslebens, der Boden und so weiter, ist dasselbe wie die individuellen Begabungen, die der Mensch mitbringt in das individuelle Leben. Wie viel Kohle, wie viel Metalle unter der Erde sind, ob ein fruchtbarer oder unfruchtbarer Boden vorhanden ist, das sind gewissermaßen die Begabungen des sozialen Organismus.

Und in demselben Verhältnis, in dem das Stoffwechselsystem des Menschen zu dem menschlichen Organismus und seinen Funktionen steht, in diesem Verhältnis stehen die menschlichen Hervorbringungen des Geisteslebens zum sozialen Organismus. Der soziale Organismus ißt und trinkt dasjenige, was wir ihm zuführen in Form von Kunst, Wissenschaft, technischen Ideen und so weiter. Davon nährt er sich. Das ist sein Stoffwechsel. Ein Land, das ungünstige Naturbedingungen für sein Wirtschaftsleben hat, ist wie ein Mensch, der schlecht begabt ist. Und ein Land, dem seine Bewohner nichts zuführen an Kunst, an Wissenschaft, an technischen Ideen, das ist wie ein Mensch, der verhungern muss, weil er nichts zu essen hat. – Das ist die Realität, das ist die Wirklichkeit. Der soziale Organismus ißt unsere geistigen Erzeugnisse und trinkt sie. Und die Befähigungen, die Begabungen des sozialen Organismus, das sind die Naturbedingungen. Der Vergleich des geistigen Organismus mit dem Kopfleben hat nur so lange eine Bedeutung, solange man ein Analogiespiel treibt. Dann erst kommt man auf das Richtige, was einem helfen kann, wenn man weiß, dass die

Sache so ist, dass die Gesetze so sind, wie ich es dargestellt habe. Man kann wissen: die Gesetze des menschlichen Stoffwechsels sind diese. Aber dabei muss man dasselbe Denken anwenden, das man anwendet auf den sozialen Organismus, und dann bekommt man das Weitere leicht heraus. Geistige Dinge ohne solchen Leitfaden zu treiben, ist außerordentlich schwierig und langwierig. Weil heute dadurch, dass manchmal ein Analogiespiel getrieben wird, eine starke Abneigung vorhanden ist gegen dieses Parallelisieren des sozialen Organismus mit dem menschlichen Organismus, habe ich das in meinem Buche nur gestreift; aber ich versuchte es wenigstens anzudeuten, weil für die, welche die Sache gesund denken, es wiederum eine große Hilfe sein kann.

So sehen Sie, dass wir heute als Menschen in einer eigentümlichen Lage sind. Die Naturwissenschaft, welche diese großen Fortschritte gemacht hat, welche die Denkgewohnheiten der Menschen so beeinflusst hat, dass im Grunde genommen alles soziale Denken bei den Leuten, die sozial denken, naturwissenschaftlich orientiert wird, wenn sie es auch nicht wissen – die Naturwissenschaft ist nicht fähig, den Menschen in der richtigen Weise zu beurteilen. Sie sagt zum Beispiel den krassen Unsinn: Wenn Sie etwas fühlen, das Gefühl sei auch durch das Nervensystem vermittelt. Es ist der reine Unsinn. Das Gefühl ist direkt ebenso durch das Atmungssystem, das Rhythmische System vermittelt, wie der Gedanke durch das Nerven-Sinnes-System. Und der Wille ist durch den Stoffwechsel vermittelt, gar nicht durch das Nervensystem in elementarer Weise. Erst der Gedanke des Wollens ist durch das Nervensystem vermittelt. Nur indem Sie als Menschen ein deutliches Bewusstsein haben von dem Wollen, ist das Nervensystem beteiligt. Indem Sie Ihr Wollen mitdenken, ist das Nervensystem beteiligt. Weil man das nicht weiß, ist herausgekommen jenes furchtbar Beirrende der heutigen Physiologie und Anatomie, dass man sensitive Nerven und Bewegungsnerven unterscheidet. Es gibt gar keine krassere Unrichtigkeit als diese Unterscheidung der sensitiven Nerven und Bewegungsnerven im menschlichen Leibe. Die Anatomen sind immer in Verlegenheit, wenn sie dieses Kapitel besprechen, aber sie kommen nicht darüber hinaus. Sie sind in furchtbarer Verlegenheit, weil sich anatomisch diese beiden Arten von Nerven nicht unterscheiden. Das ist reine Spekulation. Und alles das, was sich durch Untersuchungen der Tabes anschließt, das ist durchaus alles ohne Halt. Die Bewegungsnerven unterscheiden sich nicht von den sensitiven Nerven, weil die Bewegungsnerven nicht dazu da sind, die Muskeln in Bewegung zu setzen. Die Muskeln werden in Bewegung gesetzt durch den Stoffwechsel. Und während Sie mit den sogenannten sensitiven Nerven auf dem Umweg durch die Sinne die Außenwelt wahrnehmen, nehmen Sie mit den anderen Nerven ihre eigenen Bewegungen, die Muskelbewegungen wahr. Die heutige Physiologie nennt sie nur falscherweise Bewegungsnerven.

Solche furchtbaren Vorurteile sind in der Wissenschaft und korrumpieren das, was in das populäre Bewusstsein übergeht und viel korrumpierender wirkt, als man gewöhnlich denkt.

Also die Naturwissenschaft ist nicht so weit, diesen dreigliedrigen Menschen zu durchschauen. In der Naturwissenschaft kann man warten, ob theoretische Anschauungen ein paar Jahre früher oder später populär werden. Das macht nichts aus für das Glück der Menschen. Aber das Denken ist nicht vorhanden, um diesen dreigliedrigen Menschen zu begreifen. Dieselbe Art zu denken muss aber vorhanden sein, um den sozialen Organismus in seiner Dreigliedrigkeit zu begreifen. Da wird die Sache ernst. Da stehen wir heute an dem Zeitpunkte, wo begriffen werden muss. Deshalb ist eine solche Umkehr des Denkens, ein solches Umlernen wahrhaftig nicht nur für die naiven Menschen notwendig, sondern für die gelehrten Menschen am allermeisten. Die naiven Menschen wissen wenigstens nichts von dem, was alles in der Naturwissenschaft aufgestellt worden ist, um unbewusst die Dreigliedrigkeit des Menschen zu kaschieren. Die gelehrten Menschen aber sind vollgesteckt mit all diesen Begriffen, die heute diese Dreigliederung für einen Unsinn erklären lassen. Für den heutigen Physiologen ist sie das reine Blech. Wenn man ihm sagt, es gibt keine Bewegungsnerven, und davon spricht, dass die Gefühle nicht ebenso wie die Gedanken durch das Nervensystem vermittelt sind, sondern nur der Gedanke an das Gefühl durch den Nerv vermittelt wird, also das Bewusstsein davon, nicht das Gefühl als solches, dann wird er große Einwendungen machen. Die Einwendungen gegen diese Dinge kennt man gut. Die Menschen können natürlich sagen: Nun ja, sieh einmal, du nimmst Musikalisches wahr, das nimmst du durch die Sinne wahr. – Nein, das musikalische Empfinden ist viel komplizierter vorhanden. Es beruht darauf, dass sich der Atmungsrhythmus in unserem Gehirn begegnet mit der Sinneswahrnehmung, und in dem Zusammenschlag zwischen dem Atmungsrhythmus und der äußeren Sinneswahrnehmung entsteht die musikalisch-ästhetische Empfindung. Auch da ist es so, dass das Elementare im Rhythmischen System liegt. Und das, was dieses Elementare zum Bewusstsein bringt, ist im Nervensystem.

Geisteswissenschaftliche Behandlung sozialer und pädagogischer Fragen

8. 6. 1919, Stuttgart / Bibl.-Nr. 192 / 1. Auflage 1964 / S. 152-157

Den sozialen Organismus mit dem menschlichen oder einem sonstigen Organismus zu vergleichen, das ist auch in unserer Zeit Phrase geworden, und es ist eine recht billige Phrase. Will man auf diesem Gebiete nicht phrasenhaft reden, dann muss man jene Grundlegung liefern, die geliefert worden ist in meiner Schrift *Von Seelenrätseln*. Was hätte es heute für einen Sinn, von der Dreigliederung des sozialen Organismus zu sprechen, wenn nicht erst diese geistige Grundlage von der Dreigliederung des menschlichen Organismus in Nerven-Sinnesfähigkeiten, in rhythmische Fähigkeiten und in Stoffwechselfähigkeiten, als eine wirkliche naturwissenschaftliche Erkenntnis vor die Menschen hingestellt worden wäre? Aber die Menschen sind zu bequem, die aus dem verkehrten Schulwesen herausgewachsenen Vorstellungen der Gegenwart sich korrigieren zu lassen durch das, was aus der wahren Wirklichkeit stammt.

Eine andere greuliche Vorstellung lebt in unserer offiziellen, das heißt überall autoritativ geglaubten Wissenschaft. Diese Wissenschaft nimmt teil an der götzendienerischen Anbetung alles dessen, was als so hohe Kultur in der neueren Zeit heraufgezogen ist. Wie sollte nicht, wenn sie etwas besonders geheimnisvoll ausdrücken will, diese moderne Wissenschaft ihre Zuflucht zu dem nehmen, was sie jeweilig am meisten anbetet. Nun also, so ist ihr das Nervensystem geworden zu einer Summe von Telegraphenlinien, so ist ihr geworden die ganze Nerventätigkeit des Menschen zu einem merkwürdig komplizierten Telegraphenfunktionieren. Das

Auge nimmt wahr, die Haut nimmt mit wahr. Da wird zu der Telegraphenstation Gehirn durch sensitive Nerven das hingeleitet, was von außen her wahrgenommen wird. Dann sitzt dort im Gehirn ein, ich weiß nicht was für ein Wesen – ein geistiges Wesen leugnet die neuere Wissenschaft ja ab –, durch ein Wesen also, das zur Phrase geworden ist, weil man nichts Wirkliches darin erblickt, wird das von den «sensitiven» Nerven Wahrgenommene umgesetzt durch die «motorischen» Nerven in Willensbewegungen. Und eingebleut wird dem jungen Menschen der Unterschied zwischen sensitiven Nerven und motorischen Nerven, und aufgebaut wird auf diesen Unterschied die ganze Anschauung über den Menschen.

Seit Jahren kämpfe ich gegen dieses Unding der Trennung zwischen sensitiven und motorischen Nerven, erstens, weil dieser Unterschied ein Unding ist, weil die sogenannten motorischen Nerven zu nichts anderem da sind als zu dem, wozu die sensitiven Nerven auch da sind. Ein sensitiver Nerv, ein Sinnesnerv, ist dazu da, dass er uns Werkzeug ist, um das wahrzunehmen, was in unserer Sinnesorganisation vorgeht. Und ein sogenannter motorischer Nerv ist kein motorischer Nerv, sondern auch ein sensitiver Nerv; er ist nur dazu da, dass ich meine eigene Handbewegung, dass ich meine Eigenbewegungen, die aus anderen Gründen heraus kommen als aus den motorischen Nerven, wahrnehmen kann. Motorische Nerven sind innere Sinnesnerven zur Wahrnehmung meiner eigenen Willensentschlüsse. Damit ich das Äußere, was sich in meinem Sinnesapparat abspielt, wahrnehme, dazu sind die sensitiven Nerven da, und damit ich mir nicht ein unbekanntes Wesen bleibe, indem ich selber gehe, schlage oder greife, ohne dass ich etwas davon weiß, dazu sind die sogenannten motorischen Nerven da, also nicht zur Anspannung des Willens, sondern zur Wahrnehmung dessen, was der Wille in uns tut. Das Ganze, was aus der neueren Wissenschaft geprägt worden ist aus dem vertrackten Verstandeswissen unserer Zeit heraus, ist ein wirklich wissenschaftliches Unding. Das ist der eine Grund, warum ich seit Jahren dieses Unding bekämpfe.

Aber es gibt noch einen anderen Grund, warum dieses Unding ausgerottet werden muss, dieser Aberglaube von den sensitiven und motorischen Nerven, zwischen denen kein anderer Unterschied ist, als dass die einen sensitiv sind für das, was draußen ist, und die andern für das, was im eigenen Körper ist. Dieser andere Grund ist der folgende.

Kein Mensch kann in irgendeiner Sozialwissenschaft ein richtiges Verständnis des Menschen für sein Verhältnis zur Arbeit gewinnen, der auf der vertrackten Unterscheidung zwischen sensitiven und motorischen Nerven seine Begriffe, seine Vorstellungen aufbaut. Denn man wird stets kuriose Begriffe von dem bekommen, was menschliche Arbeit in Wirklichkeit ist, wenn man einerseits fragt: Was geht eigentlich im Menschen vor, wenn er arbeitet, wenn er seine Muskeln in Bewegung bringt? – und andererseits keine Ahnung davon hat, dass dieses In-Bewegung-Bringen der Muskeln nicht auf den sogenannten motorischen Nerven beruht, sondern auf dem unmittelbaren Zusammensein der Seele mit der Außenwelt. Ich kann Ihnen diese Fragen selbstverständlich nur andeuten, aus dem Grunde, weil heute noch nicht einmal die primitivsten Vorstellungen dafür vorhanden sind. Die Menschen verstehen noch gar nichts über diese Dinge, weil das Schulwesen noch nicht die primitivsten Vorstellungen zum Verständnis solcher Dinge in Umschwung gebracht hat, weil es noch immerfort mit dem Wahnsinn der Unterscheidung zwischen sensitiven und motorischen Nerven arbeitet.

Wenn ich mit einer Maschine in Berührung komme, muss ich als ganzer Mensch mit ihr in Berührung kommen; da muss ich ein Verhältnis herstellen vor allen Dingen zwischen meinen Muskeln und dieser Maschine. Dieses Verhältnis ist dasjenige, worauf des Menschen Arbeit wirklich beruht. Auf dieses Verhältnis kommt es an, wenn man die Arbeit sozial werten will, auf das ganz besondere Verhältnis des Menschen zu der Arbeitsgrundlage.

Mit was für einem Arbeitsbegriff arbeiten wir denn heute? Das, was im Menschen vorgeht, wenn er, wie man sagt, arbeitet, das ist nicht verschieden, ob er nun an einer Maschine sich abmüht, ob er Holz hackt, oder ob er zu seinem Vergnügen Sport treibt. Er kann sich geradeso mit dem Sportvergnügen abnützen, er kann ebensoviel Arbeitskraft konsumieren bei dem sozial überflüssigen Sport wie bei dem sozial nützlichen Holzhacken. Und die Illusion über den Unterschied zwischen motorischen und sensitiven Nerven ist es, die psychologisch die Menschen ablenkt davon, auch einen wirklichen Arbeitsbegriff zu erfassen, der nur erfasst werden kann, wenn man den Menschen nicht darnach betrachtet, wie er sich abnützt, sondern darnach, wie er sich in ein Verhältnis stellt zur sozialen Umgebung. Ich glaube Ihnen, dass Sie davon noch keinen deutlichen Begriff bekommen haben, weil die Begriffe, die man heute von diesen Dingen erhalten kann, so verkehrt sind durch unser Schulwesen, dass es erst einige Zeit dauern wird, bis man den Übergang von dem sozial unsinnigen Arbeitsbegriff, von dem wahnsinnigen wissenschaftlichen Begriff der Unterscheidung der sensitiven und motorischen Nerven, finden wird. Aber in diesen Dingen liegt zugleich der Grund dafür, warum wir so unpraktisch denken. Denn wie kann eine Menschheit praktisch über das Praktische denken, die sich der wahnsinnigen Vorstellung hingibt: in unserem Inneren waltet ein Telegraphenapparat, und die Drähte gehen hin zu irgendetwas im Gehirn und werden dort umgeschaltet in andere Drähte, sensitive und motorische Nerven? Von unserer, einem verkehrten Schulwesen entspringenden Unwissenschaft, an die das breite Publikum, verführt durch die Zeitungspest, glaubt, geht aus das Unvermögen, wirklich sozial zu denken.

Das ist es, was wir heute als Pfingstgeist erkennen sollten, und was gescheiter wäre, ausgegossen zu werden in Einzelzungen auf die Menschen der Gegenwart, als dasjenige, womit heute als mit Quacksalbereien daran gedacht wird, dies oder jenes zu verbessern. Wenn man heute sagt, die Menschheit muss umlernen und umdenken, so glauben die Menschen meistens, man meine mit diesen Dingen dieselbe Phrase, die sie selber meinen, selbstverständlich, weil die Menschen sogleich in Phrase und Utopie dasjenige umsetzen, was man sagt. Aber ist denn nicht ein Unterschied, ob irgendein beliebiger Redakteur sagt: Die Menschheit muss umlernen – oder ob man es sagt, weil man weiß: Bis in solche Tiefen hinein hat sich die Menschheit falsche Gedanken gemacht durch falsche Denkgewohnheiten, die bis zu den sensitiven und motorischen Nerven gehen, die bis in die Struktur desjenigen gehen, woran die Menschheit heute felsenfest aberglaubt, weil ihre Autoritäten es ihr befehlen? Dass aus einer Wirklichkeit heraus geredet werde, und anders geredet werde über diese Wirklichkeit, wenn auf dem Boden der anthroposophischen Bewegung vom «Umdenken» und «Umlernen» die Sprache ist, das der Welt klarzumachen, wäre die Aufgabe der Anthroposophischen Gesellschaft. Denn die Phrase hat heute eine solche Kraft gewonnen, dass mit Bezug auf die äußeren Worte derjenige, der kein Unterscheidungsvermögen hat zwischen Wirklichkeit und Phrase, selbst sagen kann: Nun, lest doch den Leitartikel des heutigen *Stuttgarter Tagblattes*, da werdet ihr auch die Lehre vom Umlernen finden. Aber heute kommt es nicht darauf an, dass wir Worte vergleichen, denn dadurch fallen wir gerade in die

Phrasenhaftigkeit hinein; heute kommt es darauf an, dass wir die Wirklichkeit ergreifen und uns hüten, in die Phrasenhaftigkeit zu verfallen. Wie oft musste ich ungerne abweisend sein, wenn immer wieder und wieder Phrasen hervorkamen wie solche: Nun, da hat wieder einer auf der Kanzel «ganz theosophisch» gesprochen, wie die Leute sagen. Diese Dinge waren die schlimmsten, denn sie zeugten davon, wie wenig Unterscheidungsvermögen vorhanden ist zwischen der Wirklichkeits-Erkenntnis und dem wohlbehaglichen Leben in der Phrase. Es sollte einmal das Fest der Pfingsten auch *die* Mahnung in die menschlichen Seelen eingießen: Hinweg von eurer Phrase, hin zur Wirklichkeit! Wir reden heute auf dem Gebiete der Wissenschaft, auf dem Gebiete der Kunst, auf dem Gebiete der Religion überall in Phrasen, in Phrasen, welche im Halse stecken bleiben und daher den ganzen Menschen nicht ergreifen; wie der Glaube des Menschen heute besteht, dass die Sensationen seiner Sinne irgendwo im Gehirn stecken bleiben und seinen motorischen Apparat nicht ergreifen. Zwischen allen diesen Dingen sind die genauesten Zusammenhänge, und ehe nicht die Umwandlung unserer Zeit hineingreift gerade in diejenigen Denkgewohnheiten, welche die autoritäre Wissenschaft heute ausgebildet hat, welche ausgebildet hat das wissenschaftliche Papsttum, eher gibt es keine wirkliche Erneuerung, denn alle andere Erneuerung erfließt nur aus der Oberfläche, und nicht aus dem, woraus sie erfließen muss: aus dem wirklichen Innern. Wenn unser Schul- und Erziehungswesen wirklich eine Erneuerung erfahren soll, muss man darauf bedacht sein, durch solche Dinge, wie sie hier erörtert worden sind, den Menschen vor dem zu bewahren, was in der heutigen Menschheit so leicht heraufkommen kann, weil sie in sich trägt das Erbe des Römertums.

Geisteswissenschaftliche Behandlung sozialer und pädagogischer Fragen

9. 6. 1919, Stuttgart / Bibl.-Nr. 192 / 1. Auflage 1964 / S. 171ff.

Gestern habe ich nun vor Sie etwas hingestellt, was Ihnen vielleicht nicht ganz durchsichtig ist; aber Sie mögen es hinnehmen, möchte ich sagen, einfach als ein geisteswissenschaftliches Ergebnis. Ich habe ja auch schon öfter auf die zugrunde liegende Tatsache hingewiesen. Ich habe gestern gesagt, dass unsere physiologische Wissenschaft in einem furchtbaren Irrtum befangen ist, in dem Irrtum nämlich, dass es zweierlei Nerven gebe, motorische und sensitive, während in Wahrheit alles sensitive sind und kein Unterschied besteht zwischen motorischen und sensitiven Nerven. Die sogenannten motorischen Nerven sind nur dazu da, dass wir innerlich unsere Bewegungen wahrnehmen, das heißt, dass wir sensitiv sind mit Bezug auf das, was wir selbst als Menschen tun. Geradeso wie der Mensch mit dem sensitiven Augennerv die Farbe sich vermittelt, so vermittelt er sich die eigene Beinbewegung durch die «motorischen» Nerven, die nicht da sind, um das Bein in Bewegung zu setzen, sondern um wahrzunehmen, dass die Bewegung des Beines ausgeführt werde. Die falsche Auslegung hat die Wissenschaft der Gegenwart sogar in einen verhängnisvollen Irrtum mit Bezug auf die Tabes-Erscheinungen hineingeführt. Während gerade diese Tabes-Erscheinungen dasjenige voll beweisen, was ich eben kurz auseinandergesetzt und gestern schon dargestellt habe.

Aber welche tiefere Tatsache liegt eigentlich dieser Sache zugrunde? Man geht eigentlich immer fehl, wenn man einfach das Urteil hinstellt: Irgendetwas ist falsch, irgendetwas ist unrichtig. Denn das Unrichtige, das gerade eine wesentliche Bedeutung hat, ist ja wirklich. Es ist einmal diese physiologische Schulmeinung da, dass es motorische und sensitive Nerven gibt, und sie west in zahlreichen Köpfen, die durchaus nicht immer dumm sind, sondern nur befangen sind in der Weltanschauung der Gegenwart. Woher kommt denn die ganze Sache? Man muss nicht nur von etwas die Ansicht gewinnen, dass es unrichtig sei, sondern die zugrunde liegenden Tatsachen muss man erforschen, warum eine solche Unrichtigkeit entstehen konnte. Da kann nun nur die Geisteswissenschaft eine wirkliche Antwort geben.

Wenn heute der Physiologe seine Wissenschaft zustande bringt, dann ist er – verzeihen Sie das harte Wort – eigentlich gar nicht Mensch. Er hat durch die besondere Entwickelung dieser Wissenschaft in der neueren Zeit die Gleichgewichtslage verloren; er schildert nicht im Gleichgewichtszustande zwischen dem Luziferischen und dem Ahrimanischen, sondern er ist in ein Ahrimanisches hinuntergerutscht. Eigentlich ist er besessen vom Ahrimanischen und schildert mit ahrimanischer Gesinnung. Und weil man immer das, worinnen man steckt, nicht sieht, so sieht man dafür das andere. Wenn man ahrimanische Gesinnung hat und etwas am Menschen selber schildert, so schildert man das Luziferische. So ist eigentlich diese heutige Physiologie, die von dem Unterschiede zwischen den motorischen und sensitiven Nerven faselt, dadurch zustande gekommen, dass Ahriman den Luzifer beschreibt im Menschen, und dass das, was unter dieser Beschreibung zustande kommt, eigentlich die Natur Luzifers ist, der nun wirklich so ist, dass man bei ihm in einer gewissen Beziehung sprechen kann – aber sie sind dann geistig, sind auf einem anderen Plan – von sensitiven und motorischen Elementen. Es ist außerordentlich interessant zu sehen, wie unter dem Einfluss der gegenwärtigen Weltanschauungen der Mensch heruntergerutscht ist aus einer gewissen Gleichgewichtslage, die er im Griechischen gehabt hat, ins Ahrimanische. Und man beschreibt richtig den Fortgang unserer Kultur, wenn man ihn so beschreibt, wie ich es vor einiger Zeit im «Reich» getan habe, wenn man ihn mit einem Überhandnehmen des Ahrimanischen identifiziert. Das Interessante ist, dass mit Bezug auf alle diese Dinge im Griechischen eine Gleichgewichtslage für eine kurze Kulturzeit erreicht war, und dass wir heute alle Schäden, auf die ich aufmerksam machen muss mit Bezug auf das griechische Element in uns, eigentlich dadurch uns einimpfen, dass wir das Griechische, das in Gleichgewichtslage war, durch unsere ahrimanische Brille sehen. Nicht gegen das Griechische als solches wende ich mich, sondern gegen das ahrimanisch ausgedeutete Griechische. Also wir sind in das Ahrimanische hinuntergerast, hinuntergesaust und haben heute den Impuls in uns, alles eigentlich aus ahrimanischen Untergründen heraus zu beschreiben, zu betrachten und auch zu tun.

Neugestaltung des sozialen Organismus

11. 7. 1919, Stuttgart / Bibl.-Nr. 330 / 2. Auflage 1983 / S. 363ff.

Da kommen einem zu Hilfe jene Übungen, die man auf der anderen Seite in der Selbstzucht des Willens macht. Ich habe sie vorgestern schon charakterisiert, will aber noch kurz darauf hinweisen. Ich habe gesagt, wie der Mensch von Woche zu Woche, von Stunde zu Stunde, von Jahr zu Jahr immer ein anderer wird, und man wissen kann, dass man ein anderer wird. Unsere Erfahrungen wirken nicht nur so, dass wir sie haben, sondern sie wirken so, dass sie fortwährend einen anderen Menschen aus uns machen. Aber auch da wirkt im heutigen Menschen eine unbewusste Tätigkeit. Er gibt sich den äußeren Erfahrungen hin. Er merkt vielleicht, wenn er schon soviel Aufmerksamkeit auf sein Inneres wendet, dass er von Woche zu Woche, von Jahr zu Jahr, von Jahrzehnt zu Jahrzehnt im Grunde genommen ein anderer Mensch ist, dass er eine andere Seelenverfassung hat. Aber er nimmt die Entwickelung dieser Seelenverfassung nicht in seine eigene Hand. Das muss der Geistesforscher tun. Er musste so an sich arbeiten, dass er sein Vorwärtskommen von Jahr zu Jahr, von Jahrzehnt zu Jahrzehnt durch seinen eigenen Willen beherrscht, wiederum systematisch, nicht nur willkürlich oder nachgebildet dem gewöhnlichen, mehr oder weniger unbewussten Leben, sondern systematisch, voll bewusst muss man Selbstzucht und Selbsterziehung üben. Sodass dasjenige, was sonst willenlos in unserem Menschen sich entwickelt, unter die Herrschaft des eigenen Willens gestellt wird. Dadurch macht man eine andere Erfahrung. Man macht eine Erfahrung, die wiederum dem heutigen Bewusstsein sehr ferne liegt. Man muss aufräumen mit einem wissenschaftlichen Vorurteil, das heute ein gewisses wissenschaftliches Gebiet ganz beherrscht, und von da aus auch in das populäre Bewusstsein hinübergezogen ist. Diese wissenschaftliche Anschauung – ich möchte das aus dem Grunde erwähnen, weil uns das, um was es sich jetzt handelt, von hier ausgehend vielleicht am ersten verständlich werden kann –, dasjenige, was man heute aus der materialistischen wissenschaftlichen Anschauung heraus glaubt, das ist, dass der Mensch zweierlei Nerven habe, die sogenannten sensitiven und die motorischen Nerven. Die sensitiven Nerven gehen von unseren Sinnesorganen, so glaubt man, oder von der Hautoberfläche nach dem Nervenzentrum, und wie Telegraphendrähte brin-

Nerven

gen sie dorthin dasjenige, was sinnlich wahrgenommen wird. Und dann wiederum gehen von dem Nervenzentrum aus die sogenannten motorischen Nerven, die Willensnerven. Es wird gewissermaßen durch eine dämonische Wesenheit, die aber natürlich die heutige Wissenschaft nicht wahrhaben will, und die im Zentralnervensystem sitzt, dasjenige, was durch die Telegraphendraht-Nerven von den Sinnen nach dem Zentralsystem hingedrahtet wird, umgesetzt im Willen durch die motorischen, durch die Willensnerven. Man hat sehr schöne Theorien ersonnen, die sogar außerordentlich geistreich sind, namentlich diejenige, die hergenommen ist von der furchtbaren Erkrankung der Tabes, um diese Theorie von den zweierlei Nerven zu erklären. Aber dennoch ist diese Theorie von den zweierlei Nerven nichts anderes als ein Ausfluss der Unkenntnis über den übersinnlichen Menschen. Es gibt – das kann ich hier, weil es zu weit führen würde, nicht ausführen, aber gerade die Tabeserkrankung beweist es, wenn man es richtig betrachtet –, es gibt keinen Unterschied zwischen sensitiven und motorischen Nerven. Die sogenannten motorischen Nerven sind nur dazu da, um so, wie die sogenannten sensitiven Nerven die äußeren Wahrnehmungen vermitteln, ebenso die inneren Wahrnehmungen zu vermitteln, wenn wir gehen oder wenn wir den Arm bewegen. Die motorischen Nerven sind auch sensitive Nerven; sie sind dazu da, unsere Bewegungen selber zu empfinden. Und dass man glaubt, die motorischen Nerven seien die Willensträger, das kommt nur davon her, dass man in Unkenntnis ist über den eigentlichen Willensträger. Ihn lernt man erst erkennen, wenn man diese Selbstzucht des Willens wirklich übt, von der ich gesprochen habe. Wenn einem das auch zur Aktivität wird, sich selbst zu erziehen. Wenn man in dieser Erziehung unabhängig wird von dem, was gewissermaßen der Leib selber mit einem macht. Dann lernt man erkennen, dass es nicht die motorischen Nerven sind, die den Willen erzeugen, sie nehmen nur die Bewegungen durch den Willen wahr, sondern dass es ein drittes Glied der menschlichen Wesenheit ist, ein übersinnliches Glied, dasjenige, was man die eigentliche Seelenwesenheit nennen könnte. Ich habe es in meinen Schriften, wenn auch der Ausdruck der Gegenwart noch nicht gefällt, den Astralleib genannt. Man lernt dieses übersinnliche Glied der menschlichen Wesenheit kennen wiederum durch eine unmittelbare Schauung, die man sich anerzieht durch diese Selbstzucht des Willens, man lernt diesen Seelenleib, wenn ich es so nennen darf, kennen als dasjenige, was geistig-seelisch allen Willensbewegungen, allen Bewegungen des Leibes zugrunde liegt. Nerven sind nur dazu da, die Wahrnehmung der Bewegung zu vermitteln.

Man muss allerdings dann, wenn man immer weiter und weiter fortsetzt diese Willenszucht, von der ich gesprochen habe, aufsteigen von dem bloß imaginativen Erkennen, das ich eben angedeutet habe, zu dem inspirierten und intuitiven Erkennen, wie ich es in meinem eben genannten Buche bezeichnet habe. Dann gelangt man dazu, ein noch höheres Glied, als es der Ätherleib oder Bildekräfteleib des Menschen ist, in diesem Seelenglied der menschlichen Natur zu erkennen. Und man lernt dieses Seelenglied erkennen als dasjenige, was man nicht erleben kann in sich, was man nur erleben kann dadurch, dass man in äußerer Aktivität ist, was man erleben kann dadurch, dass einem die Antriebe des Willens etwas Bewusstes werden. Hat man es dahin gebracht, dieses eigentliche Seelenglied in sich zu entdecken, diesen zweiten Teil des übersinnlichen Menschen, dann erkraftet sich der Wille immer mehr und mehr, und es erweist sich dasjenige, was unser Empfindungsleib ist. Dasjenige, was unser Leib in Kraft setzt, indem er seine Bewegungsglieder und was damit zusammenhängt gebraucht, erweist sich als von ganz anderer

Organisation als die Hauptesorganisation. Es erweist sich die Gliedmaßennatur des Menschen als diejenige Organisation, welche – im Gegensatz zum Haupte, das, wie ich es charakterisiert habe, in fortwährendem teilweisen Sterben ist –, fortwährend in geistigem Geborenwerden, in fortwährender Erhöhung und Fortentwicklung des Lebens ist.

Allgemeine Menschenkunde als Grundlage der Pädagogik

22. 8. 1919, Stuttgart / Bibl.-Nr. 293 / 8. Auflage 1980 / S. 37ff.

Ich habe Ihnen den seelischen Menschen geschildert. Der ist verbunden auf dem physischen Plan mit dem leiblichen Menschen. Alles Seelische drückt sich aus, offenbart sich im Leiblichen, sodass sich auf der einen Seite alles das im Leiblichen offenbart, was sich ausdrückt in Antipathie, Gedächtnis und Begriff. Das ist gebunden an die Leibesorganisation der Nerven. Indem die Nervenorganisationen gebildet werden im Leibe, wirkt darin für den menschlichen Leib alles Vorgeburtliche. Das seelisch Vorgeburtliche wirkt durch Antipathie, Gedächtnis und Begriff herein in den menschlichen Leib und schafft sich die Nerven. Das ist der richtige Begriff der Nerven. Alles Reden von einer Unterscheidung der Nerven in sensitive und motorische ist, wie ich Ihnen schon öfter auseinandergesetzt habe, nur ein Unsinn.

Und ebenso wirkt Wollen, Sympathie, Phantasie und Imagination in gewisser Beziehung wieder aus dem Menschen heraus. Das ist an das Keimhafte gebunden, das muss im Keimhaften bleiben, darf daher eigentlich nie zu einem wirklichen Abschluss kommen, sondern muss im Entstehen schon wieder vergehen. Es muss im Keime bleiben, es darf der Keim in der Entwickelung nicht zu weit gehen; daher muss es im Entstehen vergehen. Hier kommen wir zu etwas sehr Wichtigem im Menschen. Sie müssen den ganzen Menschen verstehen lernen: geistig, seelisch und leiblich.

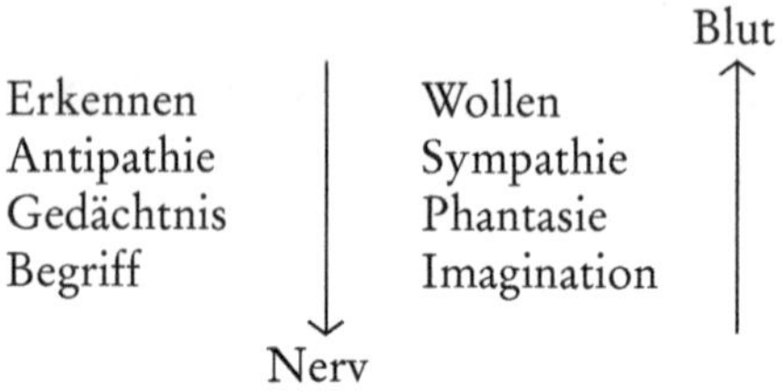

(…) Wir haben einen polarischen Prozess in uns. Wir haben diejenigen Prozesse in uns, die längs des Blutes, der Blutbahnen laufen, die fortwährend die Tendenz haben, unser Dasein ins Geistige hinauszuleiten. Von motorischen Nerven so zu reden, wie dies üblich geworden ist, ist ein Unsinn, weil die motorischen Nerven eigentlich die Blutbahnen wären. Im Gegensatz zum Blut sind alle Nerven so veranlagt, dass sie fortwährend im Absterben, im Materiellwerden begriffen sind. Was längs der Nervenbahnen liegt, das ist eigentlich ausgeschiedene Materie; der Nerv ist eigentlich abgesonderte Materie. Das Blut will immer geistiger werden, der Nerv immer materieller; darin besteht der polarische Gegensatz. (…)

So sehr die Physiologie glaubt, etwas zu haben, indem sie von sensitiven und motorischen Nerven spricht, so hat sie darin doch nur ein Spiel mit Worten. Von motorischen Nerven wird gesprochen, weil die Tatsache besteht, dass der Mensch nicht gehen kann, wenn gewisse Nerven beschädigt sind, zum Beispiel die, welche nach den Beinen gehen. Man sagt, er könne das nicht, weil er die Nerven gelähmt hat, die als «motorische» die Beine in Bewegung setzen. In Wahrheit ist es so, dass man in einem solchen Fall nicht gehen kann, weil man die eigenen Beine nicht wahrnehmen kann. Dieses Zeitalter, in dem wir leben, hat sich eben notwendigerweise in eine Summe von Irrtümern verstricken müssen, damit wir wieder die Möglichkeit haben, uns aus diesen Irrtümern herauszuwinden, selbstständig als Menschen zu werden.

Nun merken Sie schon an dem, was ich jetzt hier entwickelt habe, dass eigentlich das Menschenwesen nur begriffen werden kann im Zusammenhange mit dem Kosmischen. Denn indem wir vorstellen, haben wir das Kosmische in uns. Wir waren im Kosmischen, ehe wir geboren wurden, und unser damaliges Erleben spiegelt sich jetzt in uns; und wir werden wieder im Kosmischen sein, wenn wir die Todespforte durchschritten haben werden, und unser künftiges Leben drückt sich keimhaft aus in dem, was in unserem Willen waltet. Was in uns unbewusst waltet, das waltet sehr bewusst für das höhere Erkennen im Kosmos.

Wir haben allerdings selbst in der leiblichen Offenbarung einen dreifachen Ausdruck der Sympathie und Antipathie. Gewissermaßen drei Herde haben wir, wo Sympathie und Antipathie ineinanderspielen. Zunächst haben wir in unserem Kopf einen solchen Herd, im Zusammenwirken von Blut und Nerven, wodurch das Gedächtnis entsteht. Überall, wo die Nerventätigkeit unterbrochen ist, überall, wo ein Sprung ist, da ist ein solcher Herd, wo Sympathie und Antipathie ineinanderspielen. Ein weiterer solcher Sprung findet sich im Rückenmark, zum Beispiel wenn ein Nerv nach dem hinteren Stachel des Rückenwirbels hingeht, ein anderer Nerv von dem vorderen Stachel ausgeht. Dann ist wieder ein solcher Sprung in den Ganglienhäufchen, die in die sympathischen Nerven eingebettet sind. Wir sind gar nicht so unkomplizierte Wesen, wie es scheinen mag. An drei Stellen unseres Organismus, im Kopf, in der Brust und im Unterleib spielt das hinein, da sind Grenzen, an denen Antipathie und Sympathie sich begegnen. Es ist mit Wahrnehmen und Wollen nicht so, dass sich etwas umleitet von einem sensitiven Nerven zu einem motorischen, sondern ein gerader Strom springt über von einem Nerv auf den anderen, und dadurch wird in uns das Seelische berührt: in Gehirn und Rückenmark. An diesen Stellen, wo die Nerven unterbrochen sind, sind wir eingeschaltet mit unserer Sympathie und Antipathie in das Leibliche; und dann sind wir wieder eingeschaltet, wo die Ganglienhäufchen sich entwickeln im sympathischen Nervensystem.

Soziale Zukunft

28. 10. 1919, Zürich / Bibl.-Nr. 332a / 2. Auflage 1977 / S. 144f.
Fragenbeantwortung nach dem vierten Vortrag

Kann man von einer naturwissenschaftlichen Erkenntnis, wie zum Beispiel derjenigen der Nervennatur, sagen, sie sei in sich sozial oder unsozial?

Nun kann man sich fragen: Woher rühren denn die falschen Begriffe über die Arbeit? – Wer richtige Begriffe über die sogenannten motorischen Nerven hat, der wird sicher auch bald zu richtigen Begriffen über die Funktion der Arbeit im sozialen Organismus kommen. Wer nämlich einsieht, dass es keine motorischen Nerven gibt, sondern dass die sogenannten motorischen Nerven nur Empfindungsnerven für die Natur des betreffenden Gliedes sind, auf das der Wille seine Kraft überträgt, der wird finden, wie stark jeder Willensimpuls schon dadurch, dass er ein solcher ist, in der Arbeit zum Ausdruck kommt, wie stark er in der Außenwelt steht. Dadurch aber, durch einen wirklichen Begriff des Willens und der Beziehung des Willens zum menschlichen Organismus, wird er eine wirkliche Unterlage bekommen, die Verwandtschaft einzusehen zwischen Wille und Arbeit. Dadurch aber wird er auch zu richtigen sozialen Begriffen, zu richtigen sozialen Vorstellungen und auch Empfindungen über eine solche Idee kommen. Man kann sagen: Wie der Mensch sozial denkt, das ist in vieler Beziehung abhängig davon, ob er gewisse Naturbegriffe in richtiger oder unrichtiger Weise entwickeln kann. Man muss sich klar sein darüber, dass derjenige, der da meint, im Menschen selber seien motorische Nerven die Erreger des Willens, niemals eigentlich einen wirklichen Zusammenhang herausfinden kann zwischen dem Erreger der Arbeit, dem Willen, und der Funktion der Arbeit im sozialen Organismus.

Die Sendung Michaels. Die Offenbarung der eigentlichen Geheimnisse des Menschenwesens

7. 12. 1919, Dornach / Bibl.-Nr. 194 / 3. Auflage 1983 / S. 143ff.

Dasjenige aber, was ich Ihnen bis jetzt geschildert habe, gehört, wie ich Ihnen sagte, einem großen Teile des Menschen nicht an, nicht aber eigentlich dem ganzen Menschen. Und um Ihnen zu charakterisieren, was hier der Fall ist, muss ich es Ihnen schematisch andeuten. Nehmen wir an, das wäre die Sinnesregion (weiß), wobei ich alle Sinne zusammenfasse, auch die Verstandesregion, dann kämen wir bis gewissermaßen zu demjenigen im menschlichen Organismus (rot), das die Gedanken, die wir hegen, zurückwirft (Pfeile, rot), sodass sie Erinnerungen werden können, dasjenige, was im Menschen zusammenstößt mit der Objektivität des Kosmos. Ich habe Ihnen schon einmal auf die Stelle im Menschenleib hingedeutet, in denen der Mensch zusammenstößt mit dem Kosmos.

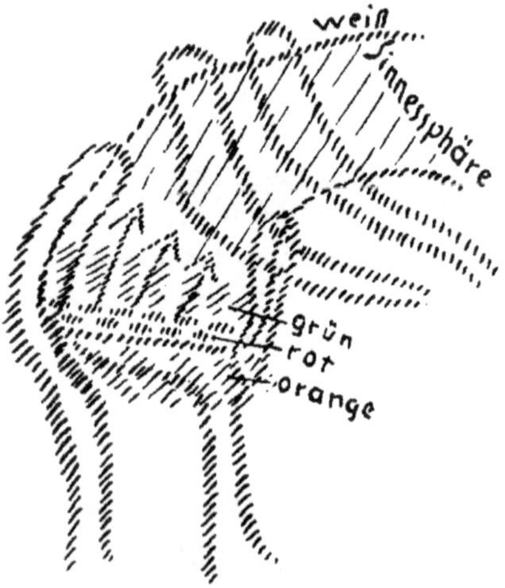

Wenn Sie verfolgen, sagen wir zum Beispiel einen Nerv, der von irgendeiner Stelle des Leibes nach dem Rückenmark geht – ich zeichne schematisch –, so finden Sie für jeden solchen Nerv auch einen anderen, oder wenigstens annähernd für jeden solchen Nerv auch einen anderen, der irgendwoher wiederum zurückführt irgendwohin. Die Sinnesphysiologen nennen das eine einen sensitiven Nerv, das andere einen motorischen Nerv.

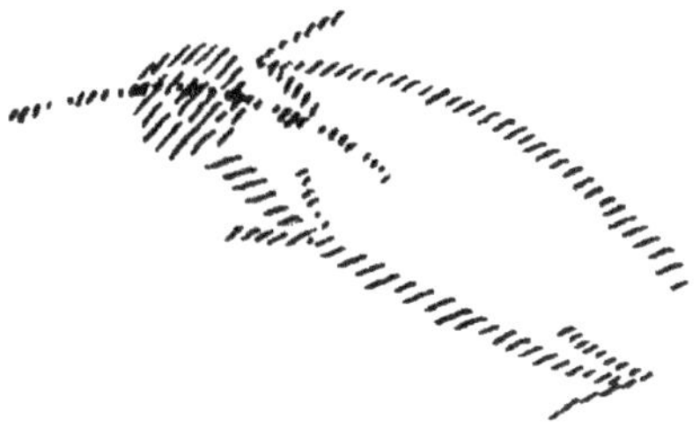

Nun, über diesen Unsinn, dass es sensitive und motorische Nerven gäbe, habe ich ja des öfteren schon gesprochen. Aber das Wichtige ist, dass eigentlich jede ganze Nervenbahn an dem Umfang des Menschen entspringt und wiederum zum Umfang zurückgeht, aber irgendwo unterbrochen ist; wie ein elektrischer Draht, wenn er einen Funken überspringen lässt, so ist eine Art Überspringen, ein sensitives Fluidum von dem sogenannten sensitiven bis zu dem sogenannten motorischen Nervenanfang. Und an der Stelle – also solche Stellen sind unzählige, wenigstens sehr viele, in unserem Rückenmark zum Beispiel, in anderen Partien unseres Leibes – an diesen Stellen sind auch die Raumesstellen, wo der Mensch sich nicht allein selber angehört, wo er dem Weltenall angehört. Wenn Sie alle diese Orte miteinander verbinden, dazu auch die Ganglien des Sympathikus nehmen, dann bekommen Sie diese Grenze, auch leiblich-physiologisch diese Grenze. Sodass Sie sagen können: Sie halbieren gewissermaßen den Menschen – es ist dieses mehr als die Hälfte, aber nehmen wir an, wir halbieren den Menschen – und betrachten ihn wie ein großes Sinnesorgan, betrachten das Aufnehmen durch die Sinne überhaupt als die Sinnesempfänglichkeit, das Verarbeiten durch den Verstand als eine weitere feinere Sinnestätigkeit, das Entstehen der Erinnerungsbilder als Nachbilder, die aber bleibend sind für das Leben zwischen Geburt und Tod, weil aufgestoßen wird, wenn die Erinnerung sich bildet, an dem Weltenäther. Unser eigener Äther stößt an den Weltenäther auf, und es finden Auseinandersetzungen zwischen uns und dem Weltenäther statt. Der andere Teil des Menschen, der ist der, welcher gewissermaßen zu seinem Endorgan die Gliedmaßen hat, alles, was Gliedmaßen sind. So wie dieser eine Teil die Sinnessphäre zum Endorgan hat (das Wort «Sinnessphäre» wird angeschrieben), so hat der andere Teil des Menschen die anwachsenden Gliedmaßen (es wird an der ersten Zeichnung weitergezeichnet): die Füße wachsen an, die Arme wachsen an. Es ist natürlich grob und schematisch gezeichnet.

Das ist dasjenige, wovon ich ebenso alles, was willensartig ist, nach innen zeichnen müsste, wie ich von den Sinnen aus gezeichnet habe alles, was intelligenzartig ist, und das schließt sich an den anderen Teil des Menschen an. Dieses Willensartige ist der andere Pol des menschlichen Wesens. Zwischen beiden liegt eben die Grenze, die innere Grenze, die Sie bekommen, wenn Sie alle Nervenendigungen und alle Ganglien verbinden. Da bekommen Sie, wenn Sie diese Grenze von der einen Seite etwas überschreiten, sodass Sie sich denken, diese Grenze wäre ein Sieb und auf der einen Seite drängte durch die Löcher dieses Siebes der Wille (siehe Zeichnung, orange), auf der anderen Seite drängte Intelligenz durch die Löcher dieses Siebes (grün) – dann bekommen Sie in der Mitte das Gemüt, die Fühlsphäre. Denn alles das, was zum Fühlen gehört, ist eigentlich halb Wille und halb Intelligenz. Der Wille drängt von unten, die Intelligenz von oben: das gibt das Fühlen. Im Fühlen ist immer traumhaft auf der einen Seite die Intelligenz, auf der anderen Seite schlafend der Wille darinnen.

Die Sendung Michaels. Die Offenbarung der eigentlichen Geheimnisse des Menschenwesens

12. 12. 1919, Dornach / Bibl.-Nr. 194 / 3. Auflage 1983 / S. 168f.

In einem meiner letzten Bücher – *Von Seelenrätseln* – habe ich darauf aufmerksam gemacht, und ich habe es ja öfter in mündlichen Vorträgen ausgesprochen, welcher Unsinn gelehrt wird in der heutigen Physiologie, also auch einer Naturwissenschaft: der Unsinn, dass es zweierlei Nerven im Menschen gibt, motorische Nerven, die dem Willen zugrunde liegen, und sensitive Nerven, die den Wahrnehmungen, den Empfindungen zugrunde liegen. Nun, seit es Telegraphie gibt, hat man ja das Bild von der Telegraphie. Also: vom Auge geht der Nerv zum Zentralorgan, dann vom Zentralorgan aus geht er wiederum zu irgendeinem Gliede. Wir sehen irgendetwas sich da bewegen als ein Glied, da geht der Telegraphendraht von diesem Organ, vom Auge, zum Zentralorgan, das setzt den Bewegungsnerv in Tätigkeit, dann wird die Bewegung ausgeführt.

Diesen Unsinn lässt man die Naturwissenschaft lehren. Man muss sie ihn lehren lassen, denn man redet in einer abstrakten geistigen Anschauung von allem möglichen, nur entwickelt man nicht solche Gedanken, die positiv eingreifen können in das Naturgetriebe. Man hat nicht die Stärke in dem, was die geistigen Anschauungen sind, um ein Wissen über die Natur selbst zu entwickeln. Es gibt nämlich nicht einen Unterschied zwischen motorischen und sensitiven Nerven, sondern dasjenige, was man Willensnerven nennt, sind auch sensitive Nerven, sie sind nur dazu da, um unsere eigenen Glieder dann wahrzunehmen, wenn Bewegungen ausgeführt werden sollen. Das Schulbeispiel der Tabes, das beweist gerade das Gegenteil dessen, was bewiesen werden soll. Ich will nicht weiter darauf eingehen, weil unter Ihnen nicht entsprechende physiologische Vorkenntnisse sind. Ich würde allerdings über diese Dinge im Kreise von physiologisch, biologisch vorgebildeten Leuten einmal sehr gerne darüber reden.

Geisteswissenschaft und Medizin

23. 3. 1920, Dornach / Bibl.-Nr. 312 / 6. Auflage 1985 / S. 56ff.

Es ist nach und nach üblich geworden, dem Nervensystem sozusagen alles Seelische aufzuhalsen und alles Seelisch-Geistige, das sich im Menschen vollzieht, in Parallelvorgänge aufzulösen, die dann im Nervensystem zu finden sein sollen. Nun wissen Sie, dass ich Einspruch erheben musste gegen diese Art von Naturbetrachtung in meinem Buche *Von Seelenrätseln*, in dem ich zunächst zu zeigen versuchte – und vieles, was beizubringen ist aus der Erfahrung zur Erhärtung dieser Wahrheiten, wird sich uns gerade bei diesen Betrachtungen ergeben –, dass nur die eigentlichen Vorstellungsprozesse mit dem Nervensystem zusammenhängen, während nicht in indirekter, sondern in direkter Weise alle Gefühlsprozesse zusammenhängen mit den rhythmischen Vorgängen im Organismus. Der heutige Naturwissenschafter denkt eigentlich normalerweise so, dass Gefühlsprozesse unmittelbar nichts mit dem Rhythmischen System zu tun haben, sondern nur dadurch, dass sich diese rhythmischen

Prozesse auf das Nervensystem übertragen, denkt er, dass sich das Gefühlsleben auch durch das Nervensystem auslebe. Und ebenso versuchte ich zu zeigen, dass das gesamte Willensleben direkt, nicht indirekt durch das Nervensystem, zusammenhängt mit dem Stoffwechselsystem. Sodass für das Nervensystem auch in Bezug auf die Willensprozesse nichts übrigbleibt als die Wahrnehmung dieser Willensprozesse. Durch das Nervensystem wird nicht irgendein Wille in Szene gesetzt, sondern dasjenige, was durch den Willen geschieht in uns, wird wahrgenommen. Alles dasjenige, was da von mir geltend gemacht worden ist, kann durchaus belegt werden mit den entsprechenden Tatsachen der Biologie, währenddem die entgegengesetzte Anschauung von der alleinigen Zuordnung des Nervensystems zum Seelenleben eben gar nicht belegt werden kann. Ich möchte nur einmal sehen, wie bei völlig gesunder Vernunft die Tatsache, dass man einen sogenannten motorischen Nerv durchschneidet, einen sensitiven Nerv durchschneidet, sie dann zusammenwachsen lassen kann und dass dann daraus wiederum ein einheitlicher Nerv entsteht, in Zusammenhang gebracht werden sollte mit der anderen Annahme, dass es sensitive und motorische Nerven gebe. Die gibt es eben nicht, sondern dasjenige, was man motorische Nerven nennt, sind nichts anderes als sensitive Nerven, die die Bewegungen unserer Glieder wahrnehmen, also dasjenige, was im Stoffwechsel unserer Glieder vor sich geht, wenn wir wollen. Wir haben also auch in den motorischen Nerven in Wahrheit sensitive Nerven, die nur in uns selber wahrnehmen, während die eigentlich sensitiv genannten Nerven die Außenwelt wahrnehmen.

In dieser Richtung liegt etwas, was für die Medizin von ungeheurer Bedeutung ist, was aber erst gewürdigt werden kann, wenn man den Tatbestand selbst ordentlich ins Auge fassen wird. Denn gerade den Krankheitserscheinungen gegenüber, von denen ich gestern zur Gewinnung des Beispiels der Tuberkulose ausgegangen bin, ist es ja schwer, mit der Teilung in sensitive und motorische Nerven auszukommen. Vernünftige Naturforscher haben daher schon angenommen, dass jeder Nerv eine Leitung habe nicht nur von der Peripherie nach innen oder umgekehrt, sondern immer auch eine Leitung von der Peripherie nach dem Zentrum, beziehungsweise von dem Zentrum nach der Peripherie. Ebenso würde dann jeder motorische Nerv zwei Leitungen haben, das heißt: wenn man vom Nervensystem aus irgendetwas erklären will, wie zum Beispiel die Hysterie, so hat man schon nötig, zwei Leitungen, die zueinander im entgegengesetzten Sinne laufen, anzunehmen. Also man hat, sobald man auf Tatsachen eingeht, durchaus schon nötig, solche Eigenschaften der Nerven anzunehmen, die eigentlich den Hypothesen über das Nervensystem vollständig widersprechen. Dadurch, dass man so über das Nervensystem denken lernte, hat man eigentlich alles das zugeschüttet, was man wissen sollte über dasjenige, was im Organismus sonst unter dem Nervensystem liegt, was zum Beispiel bei der Hysterie vorgeht. Wir haben es gestern charakterisiert durch Vorgänge im Stoffwechsel, was zum Beispiel bei der Hysterie vorgeht und was durch die Nerven bloß wahrgenommen wird. Man hätte auf das sehen müssen. Statt dessen hat man die Hysterie nur gesucht in einer Art Erschütterbarkeit und Erschütterung des Nervensystems allein und hat alles in das Nervensystem verlegt.

Dadurch ist noch etwas anderes gekommen. Man kann ja nicht leugnen, dass unter den etwas ferneren Ursachen der Hysterie auch seelische Ursachen liegen, Kummer, auch erlittene Enttäuschungen, irgendwelche erfüllbaren oder unerfüllbaren inneren Erregungen, die dann auslaufen in hysterische Erscheinungen. Damit, dass man gewissermaßen den ganzen übrigen Organismus vom Seelenleben abgetrennt hat und nur das Nervensystem mit dem Seelenleben in einen eigentlichen direkten Zusammenhang bringt, ist man genötigt, alles auf das Nervensystem abzuladen. Dadurch kam eine Anschauung heraus, die sich erstens dann nicht im allergeringsten eigentlich mehr mit den Tatsachen deckt und die zweitens gar keine Handhabe bietet, das Seelische noch heranzubringen an den menschlichen Organismus. Man bringt es eigentlich nur heran an das Nervensystem. Man bringt es nicht heran an den ganzen menschlichen Organismus. Höchstens dadurch, dass man eben motorische Nerven erfindet, die es gar nicht gibt, und dass man von den Funktionen der motorischen Nerven dann eine Beeinflussung der Zirkulation und so weiter erwartet, die nun immer im äußersten Maße zum Hypothetischen gehört.

Geisteswissenschaft und Medizin

9. 4. 1920, Dornach / Bibl.-Nr. 312 / 6. Auflage 1985 / S. 365

Verfolgen Sie die Wirkung von, ich will sagen, Ammoniaksalz auf den menschlichen Organismus. Der Bekenner der heutigen Naturwissenschaft wird sagen: Zunächst einmal wirken Ammoniaksalze, die etwa in der Form des Salmiaks beigebracht werden – wie man eben sagen müsste im Sinne der heutigen Naturwissenschaft –, auf das muskulös-motorische Herznervensystem etwa.

Nun ist aber dieses ganze Nervensystem, das motorisch sein soll, ein Unding. Es gibt keinen Unterschied, wie ich genügend hervorgehoben habe, zwischen den sensitiven Nerven und den motorischen Nerven. Also die ganze Auffassung ist ein Unding. Dasjenige, um was es sich handelt, ist etwas wesentlich anderes. Das, um was es sich handelt, ist das Folgende: Solange die Ammoniaksalze ihre Wirkung behalten – sagen wir innerhalb des Gebietes, das von dem Geschmacksvorgang reicht bis zu dem Blutbildungsvorgang –, ist auch eine fortgesetzte Geschmackswirkung im Innern da, und diese fortgesetzte Geschmackswirkung ist zugleich ein Vorgang im Astralleibe und löst eine reflektorische Tätigkeit im astralischen Leibe aus, die zum Beispiel besteht in der Absonderung des Schweißes.

Die Erneuerung der pädagogisch-didaktischen Kunst durch Geisteswissenschaft

21. 4. 1920, Basel / Bibl.-Nr. 301 / 3. Auflage 1977 / S. 30-33, S. 35f.

Nun müssen wir sagen: Alles, was im menschlichen Stoffwechselleib konzentriert ist, was als Tätigkeit der Stoffwechselleib ist, das hängt zusammen unmittelbar mit dem menschlichen Wollen. Dasjenige, was Zirkulationssystem ist, hängt zusammen unmittelbar mit dem menschlichen Fühlen, und dasjenige, was Nerven-Sinnes-System ist, hängt zusammen mit dem menschlichen Vorstellen. Sehen Sie, hier macht sich die neuere Naturwissenschaft eben ganz falsche Begriffe. Sie sagt, das Seelenleben des Menschen hängt zusammen mit dem Nervenleben überhaupt, höchstens also mit dem Nerven-Sinnes-Leben. Denken, Fühlen und Wollen hängen zusammen unmittelbar mit dem Nervenleben, und erst durch die Nerven wird übertragen die Tätigkeit des Seelenlebens indirekt auf den Zirkulationsmenschen, auf den rhythmischen Menschen und auf den Stoffwechselmenschen. Dadurch kommt eine ganze Verwirrung in die Auffassung vom Menschen hinein. Man entfernt sich von der menschlichen Natur, statt dass man sich ihr nähert. Mit dem Nerven-Sinnes-Leben hat nichts anderes als das Vorstellen in unmittelbarer Art zu tun. Dagegen ist ebenso unmittelbar, wie das Vorstellungsleben verknüpft ist mit dem Nerven-Sinnes-Leben, das Gefühlsleben des Menschen unmittelbar verbunden mit dem Rhythmischen System des Menschen. Gefühlsleben als seelisches Leben pulsiert zugleich in Atmung, Blutzirkulation, Lymphzirkulation und ist ebenso unmittelbar mit diesem System verbunden, wie das Vorstellungssystem mit dem Nervensystem. Und das Willenssystem ist unmittelbar verbunden mit dem Stoffwechselsystem. Immer geschieht irgendetwas im menschlichen Stoffwechsel, wenn eine Willenstätigkeit oder eine Willenskombination vorliegt. Das Nervenleben hat nicht die Beziehung zum Wollen, die man ihm gewöhnlich zuschreibt, sondern der Wille hat unmittelbar eine Beziehung zum Stoffwechsel, und diese Beziehung zum Stoffwechsel nimmt der vorstellende Mensch erst wiederum wahr durch das Nervensystem. Das ist die wirkliche Beziehung. Das Nervensystem hat keine andere Aufgabe als vorzustellen. Ob vorgestellt wird irgendein äußerer Gegenstand, ob vorgestellt wird dasjenige, was durch den Willen im Zusammenhange mit dem Stoffwechsel geschieht, der Nerv hat immer die gleiche Aufgabe. Die heutige Wissenschaft unterscheidet sensitive Nerven, die da sein sollen, um von der Körperperipherie aus gewissermaßen die Eindrücke der Außenwelt zum Zentralorgan – wie man sagt – zu tragen; dann wiederum sollen motorische Nerven da sein, welche dasjenige, was vom Zentralsystem als

Willensimpuls ausgehen soll, nach der Peripherie des Körpers zu tragen haben. Man hat, ich werde davon noch genauer reden, sehr geistreiche – geistreich sind sie ja, die Dinge –, sehr geistreiche Theorien ersonnen, um nachzuweisen, wie man durch Durchschneiden und so weiter von Nerven beweisen könne, dass ein solcher Unterschied besteht zwischen sensitiven und motorischen Nerven. Aber in Wirklichkeit existiert er nicht. Und viel bedeutungsvoller als alle im Laufe der Zeit geistreich ersonnenen Theorien über den Unterschied von motorischen und sensitiven Nerven ist die andere Tatsache, dass man allerdings den sogenannten motorischen Nerv zerschneiden kann, sein Ende zusammenstückeln kann mit dem Ende eines ebenfalls durchschnittenen sensitiven Nervs, und dass dies dann wiederum einen Nerv von einer Nervenart gibt. Das ist viel mehr sprechend als alles übrige, was sonst ersonnen worden ist, dass ein Unterschied in der wirklichen Funktion zwischen motorischen und sensitiven Nerven nicht gefunden werden kann. Er kann auch in anatomisch-physiologischer Beziehung nicht gefunden werden. Die sogenannten motorischen Nerven sind nicht dasjenige, was den Willensimpuls vom Zentralorgan zu der Peripherie des Menschen trägt, sondern diese motorischen Nerven sind in Wirklichkeit auch sensitive Nerven. Sie sind dazu da, sagen wir, wenn ich zum Beispiel einen Finger bewege, dass eine unmittelbare Beziehung zwischen dem Willensentschluss und dem Stoffwechsel des Fingers zustande kommt, dass der unmittelbare Einfluss, der vom Willen ausgeübt wird, den Stoffwechsel des Fingers ergreift. Diese Stoffwechseländerung, dieser Stoffwechselvorgang wird durch den sogenannten motorischen Nerv wahrgenommen. Und wenn ich den Stoffwechselvorgang nicht wahrnehme, dann erfolgt auch kein Willensentschluss, weil der Mensch darauf angewiesen ist, dasjenige, was in ihm vorgeht, ebenso wahrzunehmen, wenn er dadurch etwas wissen soll, sich beteiligen soll daran, wie irgendetwas in der äußeren Welt wahrzunehmen ist, wenn er daran beteiligt sein soll.

Es ist geradezu – ich möchte sagen – diese Unterscheidung von sensitiven Nerven und motorischen Nerven der bequemste Knecht des Materialismus, allerdings ein Knecht, der nur hat heraufziehen können in der materialistischen Wissenschaft dadurch, dass man einen billigen Vergleich gefunden hat in dieser neueren Zeit, nämlich den des Telegraphen. Man telegraphiert von einer Station zur anderen hin, und dann telegraphiert man wiederum zurück. Nach diesem Bilde des Telegraphierens stellt man sich ungefähr heute die Vorgänge vor von der Peripherie nach dem Zentralorgan und wiederum zurück durch sensitive und motorische Nerven. Das ganze Bild ist natürlich nur möglich in einem Zeitalter, in dem eben gerade die Telegraphie eine solche Rolle zu spielen hat wie im 19. Jahrhundert. Wäre die Telegraphie nicht da, so hätte man ja auch dieses Bild nicht gefunden, und man wäre vielleicht zu einer naturgemäßeren Anschauung der entsprechenden Vorgänge gekommen.

Sehen Sie, es sieht aus, als wenn man – ich möchte sagen – aus einem gewissen Radikalismus heraus, aus Kritikasterei dasjenige in Grund und Boden treten wollte, mit dem sich so viele Menschen soviel ernstliche Mühe gegeben haben. Aber glauben Sie nicht, dass das leicht ist. Glauben Sie nicht, dass einem das leicht wird. Ich habe mich als ganz junger Mann zu beschäftigen angefangen mit der Nervenlehre, und es war für mich etwas Erschütterndes, zu bemerken, wie gerade diese Nervenlehre der schlechte Knecht des Materialismus ist, weil dasjenige, was ein unmittelbarer seelischer Einfluss des Willens auf den Stoffwechsel ist, dadurch vermaterialisiert wird, dass man sich vorstellt, der materielle Nervenstrang trage den Willensimpuls vom Zentralorgan zu der Peripherie des

Menschen, das heißt zum Muskel, zum Bewegungsorgan. Man zeichnet so die materiellen Prozesse in den Organismus hinein.

In Wahrheit ist bei einem Willensakt zunächst durchaus ein unmittelbarer Zusammenhang zwischen dem, was der seelische Willensimpuls ist, und irgendeinem Prozess des Stoffwechsels. Der Nerv ist eben nur dazu da, um die Wahrnehmung dieses Prozesses zu vermitteln. Ebenso ist der Nerv nur dazu da, um jene Wahrnehmung zu vermitteln, welche bestehen muss für den Menschen, wenn zwischen seinem Fühlen und irgendeinem solchen Vorgang, der sich ausdrückt in Zirkulation, eine Beziehung entsteht. Das ist immer dann der Fall, wenn wir fühlen. Da liegt zunächst nicht zugrunde irgendein nervöser Prozess, sondern es liegt zugrunde eine Modifikation unseres Zirkulationswesens. Bei irgendeinem Gefühl liegt immer ein Vorgang im, jetzt nicht Stoffwechsel, sondern im rhythmischen Gange der Zirkulationsprozesse vor. Und das, was vorgeht, was im Blute, in der Lymphbildung vorgeht, in dem Sauerstoffwechsel, was aber nicht ein wirklicher Stoffwechsel ist – der Sauerstoffwechsel ist schon ein Stoffwechsel, insofern gehört er aber zu den Willensvermittlern –, aber insofern wir es zu tun haben mit einem rhythmischen Prozesse der Atmung, gehört das zum Fühlen. Alles Fühlen ist direkt zugeordnet dem rhythmischen Prozesse. Und wiederum sind die Nerven nur dazu da, um dasjenige wahrzunehmen, was sich da unmittelbar abspielt zwischen dem seelischen Fühlen und dem rhythmischen Prozesse im Organismus. Nerven sind also auch da wiederum nur Wahrnehmungsorgane. Sodass wir – ich möchte sagen – in dieser geisteswissenschaftlichen Untersuchung erst sehen, was es eigentlich bedeutet, wenn wir in Lehrbüchern der Physiologie oder auch der Psychologie immer wieder und wiederum finden mussten: Ja, man muss aus der Theorie heraus hypothetisch annehmen, der Mensch habe sensitive und motorische Nerven; aber anatomisch unterscheiden sich die beiden höchstens ein wenig durch ihre Dicke, jedenfalls nicht durch irgendetwas anderes. Spekulationen bei der Tabes und dergleichen, die man gemacht hat – auf die werde ich noch zurückkommen. Ich wollte heute nur eben andeuten zunächst, dass eine unbefangene Betrachtung des menschlichen Organismus diesen als einen dreigliedrigen uns zeigt: den Nerven-Sinnes-Organismus, der zugeordnet ist dem vorstellenden Seelenleben, dann den Organismus, der in Rhythmen lebt, zugeordnet dem Gefühlsseelenleben, den Organismus, der im Stoffwechsel lebt, im weitesten Sinne, zugeordnet unmittelbar dem Willensteil des Seelenlebens. (...)

Ich bin überzeugt davon, dass die falsche Hypothese von den sensitiven und motorischen Nerven, die in die Wissenschaft als der Knecht des Materialismus eingezogen ist, weit mehr als man meint schon die Denkweise der Menschen ergriffen hat und in der nächsten oder in der zweitnächsten Generation Gesinnung wird. Ja, ich bin überzeugt, dass diese materialistische Nervenlehre schon Gesinnung geworden ist in der Menschheit und dass wir eigentlich heute das, was wir in der Physiologie oder in der Psychologie so als Theorie hersagen, schon in unseren Gesinnungen haben, und dass diese Gesinnungen eigentlich die Menschen trennen. Wenn man das Gefühl hat – und die Leute haben heute schon das Gefühl –, dass eigentlich der andere Mensch uns nur gegenübersteht so, dass wir selber auf ihn einen Sinneseindruck machen, er auf uns, dass er da abgeschlossen von uns in sich hat sein Gefühlsleben, das erst durch die Nerven vermittelt werden soll, dann richten wir eine Scheidewand zwischen Mensch und Mensch auf. Es ist ja wirklich so, dass diese Scheidewände zu merkwürdigen Anschauungen geführt haben, wenn man heute hört, dass Leute sagen: Ja, wenn ich einen anderen Menschen ansehe, so sehe ich, dass er die Nase mitten im Gesicht hat, dass er zwei Augen hat an derjenigen Stelle, wo ich weiß, ich habe auch zwei Augen. Er hat ein Gesicht so geformt wie ich; indem ich das alles sehe, ziehe ich den unbewussten Schluss: Da ist ein ebensolches Ich in dem Organismus drinnen wie in mir. – Es gibt heute schon Leute, die auch diese Theorie vertreten und das Verhältnis vom Menschen zum Menschen so äußerlich auffassen, dass sie meinen, aus der Gestalt des Menschen wäre erst ein unbewusster Schluss notwendig, um darauf zu kommen, dass der andere Mensch ein mit dem eigenen Ich gleiches Ich hat. Die Anschauung, welche nur das Nervenleben zusammenbringt mit dem Vorstellungsleben, dagegen das Zirkulations- und Atmungsleben zusammenbringt mit dem Gefühlsleben, das ganze Stoffwechselleben zusammenbringt mit dem Willensleben, die wird, wenn sie Gesinnung wird, wenn sie einmal wirkliches Erleben wird, die Menschen wiederum zusammenführen.

Okt

27 ~~Nov~~ 20 1961

16^{7} Uhr

verlassen Mo

Fr. H. u. V

1.11.2024

Rente

Gechingen

Fr. Kolb; 07056 8854

Karlsruhe

Roter Punkt

1500,- - 2200,-

18:30

Michael Glückler

Array

Meditationen Th. M

Kampf den Keimen

Sa
1 8⁴⁵ tel. Anna

Di Bio 11⁴⁰ 10
Mi Rus. | Engl. 8
8¹⁰ 11⁴⁵ 9
6 12 7
5
5

Entsprechungen zwischen Mikrokosmos und Makrokosmos. Der Mensch – eine Hieroglyphe des Weltalls

25. 4. 1920, Dornach / Bibl.-Nr. 201/2. Auflage 1987 / S. 133-136

Wir müssen ja durchaus uns klar darüber sein, dass alles, was mit unserem Willen zusammenhängt, in einem fortwährenden Schlafzustande ist, auch dann, wenn wir wachen. Sodass wir sagen können: der Gliedmaßenmensch als Träger des Willensmenschen ist in einem fortwährenden Schlafzustande. Dasjenige, was nun zwischen der eigentlichen Kopforganisation und dieser Gliedmaßenorganisation ist, die sich aber nach dem Innern fortsetzt, was also dazwischenliegt, was dem Zirkulationsmenschen zugehört, dem rhythmischen Menschen, das ist in einem fortwährenden Traumzustand. Das ist ja zu gleicher Zeit dasjenige, was das äußere Werkzeug der Gefühlswelt ist. Die Gefühlswelt wurzelt ganz und gar im rhythmischen Menschen. Und während der Stoffwechselmensch mit seiner Fortsetzung, den Gliedmaßen, zugleich der Träger des Willens ist, ist der rhythmische Mensch der Träger des Gefühlslebens, und das verhält sich zu unserem Bewusstsein wirklich so, wie der Traumzustand sich zu unserem Wachbewusstsein verhält. Wirklich wach sind wir nur in unserem Vorstellungsleben vom Aufwachen bis zum Einschlafen.

Da haben Sie also eigentlich diese Tatsache gegeben, dass der Mensch in seinem Leben zwischen der Geburt und dem Tode abwechselnd im Wachzustande ist für sein Vorstellungsleben, dass er für sein Gefühlsleben, das zum Träger den rhythmischen Menschen hat, im Traumzustande ist, dass er aber in einem fortwährenden Schlafzustande ist in Bezug auf die Gliedmaßennatur und die Stoffwechselnatur. Denn Sie müssen sich nur klar sein darüber, die menschliche Natur wirklich so genommen, dass man sie verstehen kann, setzt voraus, dass man die Fortsetzung der Gliedmaßennatur nach innen ins Auge fasst. Alles, was schließlich mit dem Unterleibe noch zu tun hat, alles, was mit dem Stoffwechsel, also sagen wir zum Beispiel mit der weiblichen Milchabsonderung zu tun hat, ist ja nach innen gerichtete Fortsetzung des Gliedmaßenmenschen, sodass, wenn wir von Willensnatur, Stoffwechselnatur sprechen, wir natürlich nicht bloß schematisch die äußeren Gliedmaßen verstehen. Hauptsächlich sind es die äußeren Gliedmaßen, aber das, was Gliedmaßentätigkeit ist, setzt sich nach dem Innern fort. In Bezug auf dieses, was zugleich unmittelbar zusammenhängt mit der menschlichen Willensnatur, ist der Mensch fortwährend schlafend. Das kompliziert die zunächst abstrakte Vorstellung von dem Herausgehen des Ich und des astralischen Leibes. Aber es macht notwendig, dass wir uns auch noch über eine andere Sache einen entsprechenden Aufschluss bilden.

Sehen Sie, wenn heute der materialistisch gesinnte Physiologe von dem Willen spricht, der sich zum Beispiel in einer menschlichen Gliedbewegung offenbart, so denkt er, da wird irgendein telegraphisches Zeichen vom Zentralorgan, vom Gehirn abgeschickt, geht durch den sogenannten motorischen Nerv und bewegt dann, sagen wir, das rechte Bein. Aber das ist als solches wirklich eine ganz unbegründete Hypothese, und es ist auch eine unrichtige Hypothese. Denn die geistige Beobachtung zeigt das Folgende. Wenn wir den Menschen schematisch nehmen, so ist das so: Wenn das rechte Bein gehoben wird durch den Willen, so geschieht von der Ich-Wesenheit des Menschen, von der wirklichen

Ich-Wesenheit ein unmittelbarer Einfluss auf das Bein, und das Bein wird unmittelbar durch die Ich-Wesenheit gehoben. Nur verläuft das alles so, wie die Tätigkeit des Schlafens. Das Bewusstsein weiß nichts davon. Dass hier Nerven eingeschaltet sind, die dann zum Zentralorgan gehen, das unterrichtet uns bloß davon, dass wir ein Bein haben, das unterrichtet uns nur fortwährend von der Anwesenheit dieses Beines. Dieser Nerv hat als solcher nichts zu tun mit der Wirkung des Ich auf das Bein. Es ist eine unmittelbare Korrespondenz zwischen dem Bein und dem Willen, der beim Menschen verknüpft ist mit der Ich-Wesenheit, beim Tiere verknüpft ist mit dem astralischen Leib.

Alles, was die Physiologie zu sagen hat zum Beispiel auch mit Bezug auf die Fortpflanzungsgeschwindigkeit des sogenannten Willens, das müsste umgedacht werden dahingehend, dass man es zu tun hat mit der Fortpflanzungsgeschwindigkeit, die sich bezieht auf die Wahrnehmung des betreffenden Gliedes. Natürlich können diejenigen, die dressiert sind auf die heutige Physiologie, mit einem Dutzend Einwendungen kommen. Ich kenne diese Einwände sehr gut; aber man muss nur versuchen zurechtzukommen mit einem wirklich logischen Denken und man wird finden, dass dasjenige, was ich hier sage, in Übereinstimmung steht mit den Beobachtungstatsachen, nicht aber das, was Sie heute in den physiologischen Lehrbüchern finden.

Manchmal wird, ich möchte sagen, mit Fingern hingedeutet auf solche Dinge. So hat einmal auf einer italienischen Naturforscherversammlung, ich glaube in den achtziger Jahren des vorigen Jahrhunderts, eine sehr interessante Diskussion stattgefunden über die Widersprüche, die sich ergeben zwischen der gewöhnlichen Lehre von dem motorischen Nerv und einer Gliedmaßenbewegung. Aber da ja innerhalb der heutigen Physiologie keine Geneigtheit besteht, auf das Geistige des Menschen einzugehen, so konnte natürlich auch bei einer solchen Diskussion nicht viel mehr herauskommen, als dass man eben Widersprüche konstatierte mit dem, was man als hypothetische Erklärung für die Tatsache gefunden hat. Es würde überhaupt interessant sein, wenn sich einmal unsere gelehrten Freunde und solche haben wir ja doch auch unter uns - darauf einließen, die physiologische, biologische Literatur der letzten vierzig Jahre zu prüfen. Sie werden außerordentlich interessante Entdeckungen machen, Sie müssen nur die betreffenden Sachen aufsuchen. Sie werden sehen, dass da überall die Tatsachen bereitliegen, die man nur in der richtigen Weise ergreifen muss, um dazu zu kommen, dasjenige, was Geisteswissenschaft bringt, zu belegen. Es würde zu den interessantesten Aufgaben von Forschungsinstituten gehören, die ja nun errichtet werden sollen, wenn Folgendes getan würde: Man müsste zunächst einmal sorgfältig die internationale Literatur durchnehmen – man muss die internationale nehmen, denn es finden sich die merkwürdigsten Hinweise gerade zum Beispiel in der englischen und namentlich in der amerikanischen Literatur. Die Amerikaner haben die interessantesten Tatsachen konstatiert, wissen nur gar nichts damit anzufangen. Wenn Sie eingehen würden auf diese Dinge, wirklich den Blick werfen würden auf das, was da ist, und dann konstatieren würden, dass man nur, eben weil man den richtigen Blick hat, worauf die Sache hinaus will, einen einzigen Schritt nötig hat, die Versuchsanordnung fortzusetzen, würden Sie heute wirklich ganz Großartiges leisten können. Man müsste nur einmal so weit sein, dass man ein Forschungsinstitut hat und die Versuchsanordnung, das heißt den nötigen Apparat und das nötige Material dazu – überall liegen die Dinge so, ich möchte sagen, dass sie warten. Man merkt heute gar nicht, wie alles dahin drängt, die Versuchsreihen, die angefangen sind, und die immer nur abgebrochen werden gerade an den entscheidenden Stellen, weil die Menschen nicht die Richtung wissen, wie alles drängt nach solchen Forschungsinstituten, wie wir sie hier im Auge haben. Und diese Forschungsinstitute würden wirklich bedeutungsvolle Grundlagen auch für die Praxis liefern. Was für eine Technik erst daraus entstehen würde, wenn man diese Dinge wirklich machen würde, zuerst als Versuche, um sie dann auszubauen, davon lassen sich die Menschen heute nichts träumen. Es fehlt nur die Möglichkeit, praktisch zu arbeiten. Nun, das nur nebenbei.

Entsprechungen zwischen Mikrokosmos und Makrokosmos. Der Mensch – eine Hieroglyphe des Weltalls

1. 5. 1920, Dornach / Bibl.-Nr. 201 / 2. Auflage 1987 / S. 151f.

Ich sagte, das Haupt des Menschen, es ist gar nicht auf dasjenige hinorganisiert, was im Menschen angepasst ist an die irdischen Verhältnisse. So wenig wie die Magnetnadel des Kompasses hinorganisiert ist auf die Bewegungen des Schiffes, sondern sich von ihnen ausschließt, so schließt sich das menschliche Haupt aus von der Anpassung an die irdischen Verhältnisse. Hier haben Sie dasjenige, was allmählich führt zum physiologischen Begreifen der Freiheit. Da haben Sie die Physiologie für das, was ich in meiner *Philosophie der Freiheit* ausgeführt habe, dass man die Freiheit nur begreifen kann, wenn man sie erfasst in dem sinnlichkeitsfreien Denken, das heißt in den Prozessen, die sich abspielen im

Menschen, wenn er durch seinen Willen das reine Denken dirigiert und nach bestimmten Richtungen hin orientiert.

Sie sehen, wie man allmählich dazu kommen kann, die Wechselbeziehung des Geistig-Seelischen und des Physisch-Leiblichen wirklich zu studieren, und wie so etwas wie der sprachbildende Prozess eigentlich nur verstanden werden kann, wenn man ihn auffasst als das Ergebnis dieser zwei Quellen, von denen aus das Menschenwesen gespeist wird, jener Quellen, welche liegen im Hauptesmenschen auf der einen Seite und im Gliedmaßenmenschen auf der anderen Seite.

Und jetzt werden Sie auch noch tiefer einsehen, wie unmöglich es ist davon zu sprechen, dass vom Gehirn aus irgendwelche Willensvermittelungen durch motorische Nerven gehen. Das Gehirn bekommt ja erst seine vollen Willensmächte von der übrigen Organisation aus. Natürlich dürfen Sie sich die Sache nicht schematisch vorstellen, denn der Prozess, der sich dann insbesondere in dem Sprachbildungsprozesse als in seiner Stauung zeigt, der bereitet sich natürlich früher vor; es ist etwas, was durch das ganze Leben geht, was sich nur an seinen allercharakteristischsten Merkmalen in den besonderen Übergangszeiten zeigt. So müssen wir uns klar werden darüber, wie der Mensch in der Tat angepasst ist sowohl dem irdischen Leben wie einem außerirdischen Leben.

Erziehung und Unterricht aus Menschenkenntnis

21. 9. 1920, Stuttgart / Bibl.-Nr. 302a / 3. Auflage 1983 / S. 42f., S. 44ff.

Nun handelt es sich darum, dass wir bis in die Leiblichkeit hinein diese Vorgänge wirklich verstehen. Sie wissen, die äußere Wissenschaft unterscheidet heute am Menschen sogenannte Sinnesnerven, die von den Sinnen zum Gehirn beziehungsweise zu dem Zentralorgan gehen sollen und dort vermitteln sollen alles, was Wahrnehmen und Vorstellen ist, und sie unterscheidet von diesen Sinnesnerven die sogenannten motorischen Nerven, die von dem Zentralorgan aus zu den Bewegungsorganen hingehen sollen und die Bewegungsorgane in Bewegung setzen sollen. Sie wissen, dass wir vom Gesichtspunkte der Initiationswissenschaft aus diese Gliederung anfechten müssen. Es besteht absolut kein solcher Unterschied zwischen den sogenannten Sinnesnerven und den motorischen Nerven. Beide sind ein und desselben Wesens, und die motorischen Nerven dienen im Wesentlichen zu nichts anderem als dazu, in dem Augenblick, wo wir uns bewegen sollen, das bewegende Organ und den Bewegungsvorgang selbst wahrzunehmen; sie haben nichts zu tun mit der Impulsierung des Willens als solchem. Daher werden wir also sagen können: Wir haben Nerven, welche von unserer Peripherie mehr gegen das Zentrum hingehen, und dann haben wir Nerven, die vom Zentrum aus zu den Enden der Bewegungsorgane verlaufen. Aber das sind im Grunde genommen einheitliche Nervenstränge, und das Wesentliche ist nur, dass diese einheitlichen Nervenstränge unterbrochen sind, dass also gewissermaßen der innervierende seelische Strom, der zum Beispiel von einem Sinnesnerven nach dem Zentrum geht, im Zentrum unterbrochen wird und nun überspringen muss, wodurch aber der innervierende Seelenstrom nichts anderes wird – wie etwa ein elektrischer Funke oder der elektrische Strom durch eine Umschaltungsstelle überspringt, wo die Übertragung unterbrochen ist –, auf den sogenannten motorischen Nerv, der aber in jeder Beziehung dadurch zu nichts anderem wird, der vielmehr genau dasselbe ist wie der Sinnesnerv. Er ist nur dazu veranlagt, den Bewegungsvorgang und das bewegende Organ selbst wahrzunehmen. Aber es gibt etwas, das uns besonders intim hineinschauen lässt in diesen ganzen organischen Vorgang, in dem ineinanderwirken die seelischen Strömungen und die leiblichen Vorgänge.

Nehmen wir einmal an, um davon auszugehen, wir leben in dem Wahrnehmen eines Bildes; wir leben also in dem Wahrnehmen von etwas, was vorzugsweise durch das Sehorgan vermittelt wird, einer Zeichnung, irgendeiner beliebigen Form, die in unserer Umgebung lebt, kurz von irgendetwas, was unser Seeleneigentum dadurch wird, dass wir Augen haben. Da müssen wir nun unterscheiden zwischen drei sehr scharf voneinander zu sondernden inneren Tätigkeiten: erstens dem Wahrnehmen als solchem. Dieses Wahrnehmen als solches spielt sich eigentlich im Sehorgan ab.

Dann haben wir davon zu unterscheiden das Verstehen. Und wir müssen uns hierbei über eines klar sein: alles Verstehen wird vermittelt durch das Rhythmische System des Menschen, nicht durch das Nerven-Sinnes-System. Durch das Nerven-Sinnes-System wird lediglich das Wahrnehmen vermittelt; und wir verstehen zum Beispiel irgendeinen Bildvorgang auch nur dadurch, dass sich der rhythmische Vorgang, der reguliert wird vom Herzen und von der Lunge, durch das Gehirnwasser in das Gehirn hinauf fortpflanzt. Jene Vibrationen im Gehirn, die dort vorgehen und die ihre Erregung im Rhythmischen System des Menschen haben, vermitteln in Wahrheit körperlich das Verstehen. Verstehen können wir dadurch, dass wir atmen. (...)

Dann aber gibt es noch ein Drittes: das ist, die Sache so aufzunehmen, dass das Gedächtnis sie behalten kann. Wir haben also bei jedem solchen Vorgang zu unterscheiden: Wahrnehmen, Verstehen und soweit innerliches Verarbeiten des Verstandenen, dass das Gedächtnis es behalten kann. Und dieses Dritte ist nun verbunden mit dem Stoffwechselsystem. Jene feinsten inneren Stoffwechselvorgänge, die im Organismus vor sich gehen, auf die wir wohl zu achten haben, und die uns namentlich als Erzieher bekannt sein müssen, hängen mit dem Gedächtnis, mit dem Erinnerungsvermögen zusammen. Beobachten Sie nur einmal, wie unterschiedlich im Erinnern Kinder sind, die blass sind, gegenüber solchen Kindern, die rotes, gutes Inkarnat haben; oder wie unterschiedlich in Bezug auf das Erinnerungsvermögen die verschiedenen Menschenrassen voneinander sind. All das sind Dinge, die auf den feinsten Gliederungen und Vorgängen des Stoffwechsels beruhen. Und wenn wir zum Beispiel als Erzieher in der Lage sind, einem blässlichen Kinde so beizukommen, dass wir ihm etwas gesunden Schlaf verschaffen, sodass es eine gewisse größere Erregung im Inneren für die feineren Vorgänge des Stoffwechsels hätte, so können wir damit seinem Gedächtnis gut aufhelfen. Aber auch dadurch können wir seinem Gedächtnis aufhelfen, dass wir als Lehrer uns bemühen, den rechten Pulsschlag zu halten zwischen dem bloßen Zuhören und dem Selbstarbeiten des Kindes. Nehmen Sie einmal an, Sie lassen das Kind zuviel zuhören; dann kommt es zwar zum Wahrnehmen und auch zur Not zum Verstehen, weil es ja fortwährend atmet und dadurch das Gehirnwasser in Regsamkeit hält; aber der Wille des Kindes wird zu wenig angespannt. Der Wille hängt nun, wie Sie wissen, mit dem Stoffwechsel zusammen. Wenn Sie also das Kind zu sehr an das Zuschauen und Hinhören sich gewöhnen lassen und es zu wenig selbst arbeiten lassen, sodass dadurch – weil das innere Verarbeiten mit dem Stoffwechsel und mit dem Willen zusammenhängt – der Wille zu wenig in Tätigkeit kommt, so werden Sie das Kind nicht gut erziehen und unterrichten können. Sie müssen also den richtigen Pulsschlag zwischen Zuhören und Zuschauen und eigener Arbeit finden. Denn das wird nicht gut bewahrt, was nicht im Menschen so verarbeitet wird, dass der Wille in den Stoffwechsel hinein arbeitet und dadurch das Erinnerungsvermögen angefeuert wird. Das sind feine Dinge in der Physiologie, die mit der Geisteswissenschaft allmählich sehr genau werden durchschaut werden müssen.

Während sich dies alles auf das bildliche, durch das Sehen vermittelte Erleben bezieht, ist es anders bei allem, wo Tönendes, mehr oder weniger Musikalisches in Betracht kommt; wobei ich nicht nur das in der Musik lebende Musikalische meine, das nur diese Dinge besonders anschaulich macht und wofür es allerdings vorzüglich gilt, sondern alles, was mit dem Hörbaren zusammenhängt, was mehr in der Sprache und so weiter lebt. Alles das meine ich, wenn ich jetzt vom Tönenden spreche. Da ist nun der Vorgang gegenüber dem, was ich eben geschildert habe – so paradox es klingt –, gerade der umgekehrte. Dasjenige, was im Ohr Sinnesorganisation ist, hängt in einer sehr feinen Weise innerlich mit allen den Nerven zusammen, welche die heutige Physiologie motorische nennt, die aber in Wirklichkeit dasselbe wie die Sinnesnerven sind; dass alles dasjenige, was von uns als Ertönendes erlebt wird, wahrgenommen wird durch die in unsere gliedliche Organisation eingebetteten Nervenstränge. Alles Musikalische muss zuerst tief in unseren Organismus eindringen – und dazu sind die Nerven des Ohres schon organisiert –, muss zuerst tief in unsere ganze Organisation eindringen und muss dasjenige ergreifen, wohinein sonst nur der Wille wirkt in den Nerven, um in der richtigen Weise wahrgenommen zu werden. Denn diejenigen Territorien im menschlichen Organismus, die bei den bildhaften Erlebnissen die Erinnerung vermitteln, diese Territorien sind es, die beim Musikalischen, beim Hörbaren, die Wahrnehmung vermitteln. Suchen Sie also im Organismus diejenigen Partien, welche für die Gesichtswahrnehmungen das Gedächtnis ausbilden, so finden Sie in denselben Partien diejenigen Nerven, welche für die Hörwahrnehmung das Wahrnehmen selbst vermitteln. Darin liegt zum Beispiel der Grund, warum Schopenhauer und andere die Musik so eng mit dem Willen in Zusammenhang gebracht haben. Wo für die Sehvorstellungen erinnert wird, nämlich in den Willensbezirken, da wird wahrgenommen für die Gehörvorstellungen. Verstanden wird auch für die Gehörvorstellungen durch das Rhythmische System. Und das ist das Bedeutsame in der menschlichen Organisation, dass sich die Dinge in einer so eigentümlichen Weise verschlingen. Unsere Bildvorstellungen kommen mit unseren Gehörvorstellungen zusammen und verweben sich zu einem gemeinsamen inneren Seelenleben dadurch, dass sowohl die Bildvorstellungen wie die Gehörvorstellungen durch das Rhythmische System verstanden werden.

Physiologisch-Therapeutisches auf Grundlage der Geisteswissenschaft. Zur Therapie und Hygiene

9. 10. 1920, Stuttgart / Bibl.-Nr. 314 / 3. Auflage 1989 / S. 41-44

Die eigentliche vorstellende und wahrnehmende Tätigkeit des Menschen, sie hat zu ihrer Grundlage, man kann nicht einmal sagen zum Werkzeug, aber zu ihrer physischen Grundlage alles dasjenige, was sich abspielt physisch im Nerven-Sinnes-System. Es ist nun nicht so, wie eine neuere Psychologie und Physiologie meint, dass sich im Nerven-Sinnes-System auch diejenigen Prozesse abspielen, die in primärer Weise zusammenhängen mit dem Gefühls- und Willenssystem. Nein, das hält vor einem genaueren Studium der Sache nicht stand. Dieses genauere Studium finden Sie, wenigstens in seinen Leitlinien, angedeutet in meinem Buche *Von Seelenrätseln* aber nach dieser Richtung wird eben sehr viel Detailarbeit noch zu leisten sein. Dann wird sich schon dasjenige, was Geisteswissenschaft heute mit Gewissheit von ihrer Seite zu sagen hat, auch von der anderen Seite, von der physisch-empirischen Seite her herausstellen, dann wird sich herausstellen, dass das Fühlen des Menschen nicht zusammenhängt in primärer Weise mit dem Nerven-Sinnes-Sytem, sondern mit dem Rhythmischen System, dass geradeso, wie das Nerven-Sinnes-System entspricht dem vorstellenden Wahrnehmen, das Rhythmische System entspricht dem Fühlen, und dass erst durch die Wechselwirkung des Rhythmischen Systems mit dem Nerven-Sinnes-System, auf dem Umwege durch den Rhythmus des Gehirnwassers, der heranschlägt an das Nerven-Sinnes-System, eingeschaltet wird das Nerven-Sinnes-System als Träger des Vorstellungslebens dann, wenn wir unsere Gefühle zu Vorstellungen erheben, wodurch das dumpf-traumhafte Gefühlsleben von uns selber wahrgenommen und vorgestellt wird auf innerliche Weise. Und ebenso, wie das Gefühlsleben direkt zusammenhängt mit dem Rhythmischen System und indirekt durch dieses vermittelt wird, so hängt direkt zusammen das Willensleben mit dem Stoffwechselsystem. Und dieser Zusammenhang ist dann wiederum so, dass in sekundärer Weise, weil der Stoffwechsel natürlich auch im Gehirn vor sich geht, das Stoffwechselsystem in seinen Funktionen an das Nerven-Sinnes-System heranschlägt und auf diese Weise wir innerlich zustande bringen die Vorstellungen von unseren Willensimpulsen, die sonst in einem dumpfen Schlafesleben innerhalb unseres Organismus spielen würden.

Sie sehen da, dass wir im menschlichen Organismus drei voneinander verschiedene Systeme haben, die in verschiedener Weise das Seelenleben tragen. Nun sind diese Systeme aber nicht nur voneinander verschieden, sondern sie sind auch entgegengesetzt – wie gesagt, ich kann diese Dinge heute nur skizzieren –, sodass wir auf der einen Seite haben das Nerven-Sinnes-System, auf der anderen Seite all das haben, was die Funktionen des Stoffwechselsystems, des Stoffwechsel-Gliedmaßen-Systems ausmachen (siehe Zeichnung). Über den Zusammenhang des Stoffwechsels mit den Gliedmaßen können Sie ja sich Vorstellungen machen, wenn Sie einfach die Wirkungen der bewegten Glieder auf den Stoffwechsel ins Auge fassen. Diese Wirkung ist eine viel größere, als man gewöhnlich innerhalb des äußeren Bewusstseins meint. Aber diese beiden Systeme, ich möchte sagen, das Nerven-Sinnes-System und das Stoffwechsel-Gliedmaßen-System, sie sind auch in einer gewissen Weise polarisch entgegengesetzt. Und diese polarische Entgegensetzung muss für eine gesunde Pathologie und Therapie, namentlich für

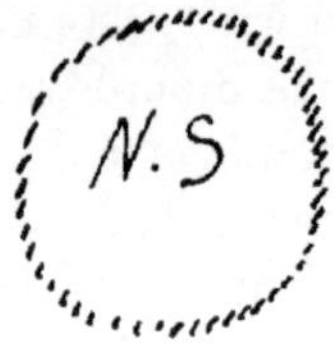

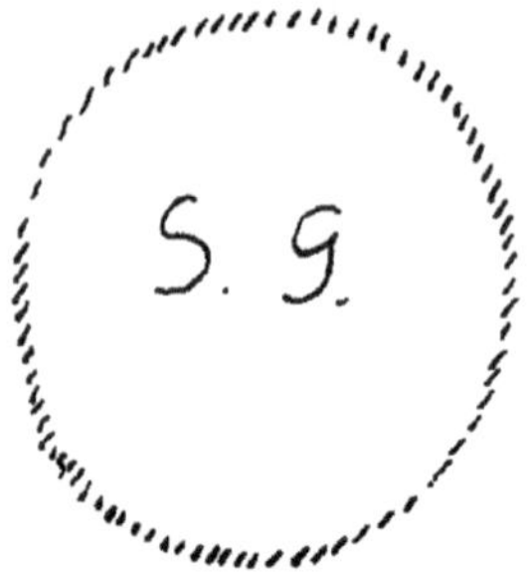

eine solche Pathologie, die ganz organisch herüberführt in die Therapie, gründlich ins Auge gefasst werden und für alle einzelnen Details, deren es natürlich unzählige gibt, sorgfältig studiert werden. Denn wenn man in die Detailwirkungen eingeht, dann stellt sich Folgendes heraus. Es stellt sich heraus, dass im hohen Grade das vorhanden ist, was ich schon gestern andeutete. Wir haben innerhalb alles dessen, was zusammenhängt mit dem Kopfsystem oder Nerven-Sinnes-System Abbauprozesse, sodass, während unser Vorstellen im wachen Zustande verläuft, während wir wahrnehmen und vorstellen, dieses Wahrnehmen und Vorstellen nicht gebunden ist etwa an Wachstums- und Aufbauprozesse, sondern an Abbauprozesse, an Ausscheidungsprozesse. Und man wird darauf kommen eigentlich, wenn man in ganz gesunder Weise anschaut dasjenige, was heute schon die empirisch-physiologische Wissenschaft nach dieser Richtung darbietet.

Es ist heute im Grunde genommen schon der empirische Beweis auch dafür vorhanden, oder ich könnte besser sagen, die empirische Bestätigung für dasjenige, was da die Geisteswissenschaft durch Anschauung liefert. Verfolgen Sie nur dasjenige, was gewisse geistvolle Physiologen beizubringen vermögen über die physischen Vorgänge im Nervensystem, die sich abspielen als Parallelerscheinungen des Vorstellens und Wahrnehmens. Dann werden Sie sehen, dass durchaus diese Behauptung, dass wir es zu tun haben mit Ausscheidungs- und Abbauprozessen, nicht mit Aufbauprozessen, während wir denken, wachend denken und wahrnehmen, heute schon sehr gut gestützt ist. Dagegen haben wir es da, wo die Willensprozesse sich vermitteln für den Menschen im Stoffwechsel-Gliedmaßen-System, mit Aufbauprozessen zu tun. Nun stehen aber alle einzelnen Funktionen des Menschen durchaus miteinander in Wechselwirkung. Und sehen wir uns die Sache ordentlich an, so müssen wir sagen: Die Aufbauprozesse von unten wirken hinauf in die Abbauprozesse, die Abbauprozesse von oben wirken hinunter in die Aufbauprozesse. Und Sie haben, wenn Sie dieses sinngemäß verfolgen, dann als ausgleichendes System, als Funktionen, die den Ausgleich bewirken, da drinnen zwischen den abbauenden Prozessen und den aufbauenden Prozessen, die rhythmischen Prozesse, die den Abbau in den Aufbau, den Aufbau in den Abbau hineintreiben.

Das Verhältnis der verschiedenen naturwissenschaftlichen Gebiete zur Astronomie

8. 1. 1921, Stuttgart / Bibl.-Nr. 323 / 2. Auflage 1983 / S. 148, S. 156f.

Die Sinneswahrnehmung beherrschen wir mit dem Willen. Wenigstens richten wir unsere Augen durch den Willen und wir können ja vermöge der Aufmerksamkeit auch weitergehen in der Beherrschung der Sinneswahrnehmung durch den Willen. Jedenfalls wirkt in unseren Sinneswahrnehmungen der Wille. (…)

Zum Beispiel auf dem physiologischen Gebiet redete man ja eine Zeitlang gern davon, dass sich unsere sogenannten sensitiven Nerven von der Peripherie nach dem Innern erstrecken wie Telegraphendrähte, die dann ankommen und gewissermaßen durch eine Art von Umschaltung weiterleiten dasjenige, was dann Willenshandlungen, Willensimpulse sind. Dass so dasjenige, was durch die zentripetalen Nerven geht, übertragen werde auf zentrifugale Nerven, das hat man immer verglichen mit Telegraphenleitungen. Nun, vielleicht, wenn einmal etwas gefunden wird, das sich in anderer Weise darstellt wie just der Telegraphendraht, wird man nach dieser Methode ein anderes Bild für diese Sache gebrauchen können. Und so wendet man, wie man in den Moden wechselt, alle diejenigen Dinge, die in irgendeinem Zeitalter gefunden werden, an, um der Erklärung gewisser Erscheinungen beizukommen.

Heileurythmie

14. 4. 1921, Dornach / Bibl.-Nr. 315 /4. Auflage 1981 / S. 45

Und dieses Sich-Betasten, dieses Sich-selber-Betasten, das ist ja durch den ganzen menschlichen Organismus durchgeführt. Und Sie können es studieren, dieses Sich-selber-Betasten, wenn Sie einfach das Verhältnis studieren, in dem am Rücken des Menschen sich äußern diejenigen Nervenverläufe, die in der gewöhnlichen Physiologie irrtümlich die motorischen, und diejenigen, die die sensitiven genannt werden. Da, wo dieses Motorische, das aber im Grunde genommen auch ein Sensitives ist, mit dem Sensitiven zusammenkommt, entsteht eine solche Art des Umfassens. Es ist so, dass tatsächlich die Nervenstränge am menschlichen Rücken fortwährend ein E bilden, und dass in diesem E-Bilden wirklich auch das Zustandekommen des Sich-innerlich-Fühlens des Menschen liegt, was dann nur im Gehirn differenziert zur Tatsache wird.

Geisteswissenschaftliche Gesichtspunkte zur Therapie

17. 4. 1921, Dornach / Bibl.-Nr. 313 / 4. Auflage 1984 / S. 126f.

Wenn wir hier (siehe folgende Zeichnung, hell) uns die Luft vorstellen, in der wir uns aufhalten, lichtdurchdrungen und so weiter, so haben wir die äußere Wahrnehmung (rot) in dieser Richtung sich entfaltend, die innere Reaktion in dieser

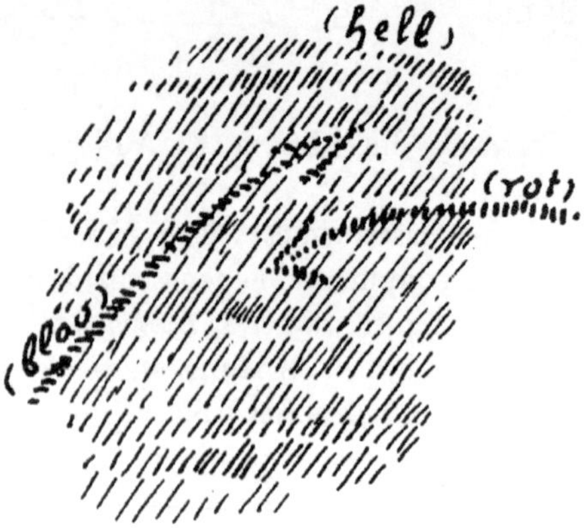

Richtung sich entfaltend (blau). Es ist ja in jedem Sinnesorgan ein Zusammenwirken von äußerer Aktion und innerer Reaktion. Das ist so zu betrachten, dass, wenn man schon ein äußeres abstraktes Bild will, man nur ja nicht das geben soll, was die neuere materialistische Anschauung gewählt hat, dass da eine zentripetale und eine zentrifugale Nerventätigkeit ausgeübt wird. Denn diese Auslegung ist nicht gescheiter, als wenn man sagt, dass, wenn man einen elastischen Ball drückt, er dann durch eine andere Kraft wiederum seine ursprüngliche Gestalt herstellt als diejenige, die die Druckkraft selber in ihrem Gegenteil ist, in ihrem Zurückkehren. Es ist nicht gescheiter, wenn man von motorischen Nerven spricht, als wenn man die Elastizität eines Balles dadurch erklären will, dass man in sein Inneres hinein irgendein Zentrum setzt, welches nach außen stößt, wenn man hineingestoßen hat. Es ist im Wesentlichen nichts anderes, als die Herstellung der ursprünglichen Gestalt; es ist die Wirkung, die auftritt, und zu der man keine besonderen Nerven braucht, weil das Ganze, Wirkung und Gegenwirkung, eingebettet ist in Astralität und in Ich-Wesenhaftigkeit.

Menschenwerden, Weltenseele und Weltengeist

2. 7. 1921, Dornach / Bibl.-Nr. 205 / 2. Auflage 1987 / S. 98, S. 100

Also wir können, wenn wir die menschliche Gestaltung verstehen, direkt durch eine entsprechende Ausbildung des metamorphosischen Gedankens gewissermaßen vom heutigen menschlichen Haupte zurückblicken auf die Gliedmaßen-Stoffwechselorganisation der vorigen Inkarnation, und wir können von der jetzigen Gliedmaßen-Stoffwechselorganisation blicken auf die Hauptesorganisation der nächsten Inkarnation. (...)

Da lernt man dann allerdings das Gefüge des Seelischen genauer kennen. Erstens lernt man aufgeben das Vorurteil, als ob unser Seelisches nur beigeordnet wäre dem Nerven-Sinnes-Apparat. Nur die Vorstellungswelt ist dem Nerven-Sinnes-Apparat beigeordnet, die Gefühlswelt schon nicht mehr. Die Gefühlswelt ist direkt dem rhythmischen Organismus beigeordnet, und die Willenswelt ist dem Stoffwechsel-Gliedmaßen-Organismus beigeordnet. Wenn ich etwas will, so muss in meinem Stoffwechsel-Gliedmaßen-Organismus etwas vor sich gehen. Das Nervensystem ist nur dazu da, dass man Vorstellungen haben kann von dem, was im Willen eigentlich geschieht. Es gibt keine Willensnerven, ich habe das oftmals ausgesprochen; die Einteilung der Nerven in sensitive und in Willensnerven ist ein Unsinn. Die Nerven sind einerlei Art, und die sogenannten Willensnerven sind zu nichts anderem da, als die Vorgänge des Willens innerlich wahrzunehmen; sie sind auch sensitive Nerven.

Die gesunde Entwicklung des Menschenwesens

2. 1. 1922, Dornach / Bibl.-Nr. 303 / 4. Auflage 1987 / S. 206-209

Sehen Sie, heute hat sich ja alles, möchte ich sagen, was der Mensch über den Menschen denkt, nach dem Kopfe hin geschlagen, und obwohl uns der Kopf selber fortwährend in das Materielle hineindrängt, eigentlich uns jeden Tag totschlagen will, wendet sich alle Menschenbetrachtung heute im Grunde genommen dem Kopfe zu. Das ist das Ungesunde der heutigen Menschenbetrachtung. Sie geht eigentlich von der Wissenschaft aus, diese Menschenbetrachtung, denn man denkt sich: im Kopfe ist das Gehirn, alles wird vom Gehirn aus dirigiert. Nun weiß ich nicht, wie man es gemacht hätte, wenn man diese Theorie in einem Zeitalter ausgebildet hätte, wo es noch keine Telegraphen gegeben hat, wo man also nicht von Telegraphenleitungen die Analogie hat hernehmen können. Aber das braucht uns ja auch nicht weiter zu interessieren. Die Theorie von dem Nervensystem ist ja ausgebildet worden, nachdem man die Telegraphenleitungen als einen Anhaltspunkt hatte, um eine Analogie zu bilden. Und so hat man denn das Gehirn als eine Art Zentralstation, sagen wir, London. (Es wird gezeichnet.) Dann hat man, wenn das das Zentrum ist, dann hat man vielleicht da Oxford, da Dover. Und nun, indem man London als das Zentrum betrachtet, sagt man sich: es geht eine Leitung von Oxford nach London; da wird umgeschaltet, und das geht dann weiter nach Dover. Man kann sich das ja unter gewissen Fällen so vorstellen.

Nun, so stellt man sich das Gehirn vor. Der Nerv geht zu dem Sinnesorgan hin, die Sensation tritt auf, wird bis zum Gehirn geleitet; da im Gehirn ist die Zentralstation, das menschliche London. Dann geht der motorische Nerv vom Gehirn zu den Bewegungsorganen hin und treibt in Gemäßheit der Gedanken, die da irgendwie dazwischen sitzen, das Wollen, die Bewegung hervor.

Man kann, wenn man eine solche Theorie ausgesonnen hat, sogar die Tatsachen so registrieren, dass sie diese Theorie zu bestätigen scheinen. Sie können ja heute jedes Physiologiebuch in die Hand nehmen und Sie werden, wenn Sie nicht sehr vorurteilsvoll sind – denn die Dinge schauen alle sehr plausibel aus –, da einfach sehen, wie die Experimente mit dem Nervenzerschneiden gemacht werden, wie die Konklusionen gezogen werden aus der Reaktion und so weiter, und alles stimmt wunderbar. Es stimmt nur nicht vor einer eindringlichen Menschenerkenntnis. Da ist es schließlich nicht so.

Ich will ganz absehen davon, dass ja schließlich die sensitiven von den motorischen Nerven anatomisch fast gar nicht zu unterscheiden sind; die einen sind höchstens etwas dicker als die anderen; aber in Bezug auf die Struktur ist wirklich ein wesentlicher Unterschied nicht vorhanden. Was anthroposophische Forschung in dieser Beziehung lehrt – ich kann das nur andeuten, nur Ergebnisse mitteilen, ich müsste sonst anthroposophische Physiologie vortragen –, das ist dieses, dass die Nerven durchaus einheitliche Organe sind, dass es ein Unding ist, von zweierlei Nerven, von sensitiven und motorischen Nerven zu sprechen. Da im Seelischen das Willensmäßige und Empfindungsmäßige überall durchgebildet ist, stelle ich es jedem frei, motorisch oder sensitiv zu sagen, aber er muss einheitlich werten, denn sie sind absolut einheitlich, es gibt keinen Unterschied. Der Unterschied liegt nämlich nur in der Richtung der Funktion. Wenn der sensitive Nerv nach dem Auge hingeht, so öffnet er sich den

Eindrücken des Lichtes, und es wirkt wiederum dasjenige, was an der Peripherie des Menschen liegt, auf einen anderen Nerv, den die heutige Physiologie als einen motorischen Nerv anspricht. Wenn er nun vom Gehirn ausgeht nach dem übrigen Organismus, so ist dieser Nerv dazu da, dass er dasjenige wahrnimmt, was bei einer Bewegung vorgeht. Eine richtige Behandlung der Tabes gibt schon auch durchaus Bestätigung dieses Resultates.

Der Nerv also, der motorischer Nerv genannt ist, der ist dazu da, um die Bewegungsimpulse, das, was da während der Bewegung vorgeht, wahrzunehmen, nicht um der Bewegung den Impuls zu geben. Nerven sind überall die Vermittlungsorgane für die Wahrnehmungen, die sensitiven Nerven für die Wahrnehmungen nach außen, die sogenannten motorischen Nerven, die auch sensitive Nerven sind, für die Wahrnehmungen nach innen. Es gibt nur einen Nerv. Und nur eine materialistische Wissenschaftsgesinnung hat diese Telegraphengeschichte als Analogon erfunden.

Diese materialistische Wissenschaftsgesinnung glaubt nämlich, ebenso wie sie für die Sensation, für die Empfindung, für die Wahrnehmung der Vermittelung der Nerven bedarf, bedürfe sie auch der Vermittelung des Nervs für die Willensimpulse. Das ist aber nicht der Fall. Der Willensimpuls geht von dem Geistig-Seelischen aus. Da beginnt er, und er wirkt im Leibe, unmittelbar, nicht auf dem Umweg des Nervs, unmittelbar auf das Gliedmaßen-Stoffwechsel-System. Und der Nerv, der in das Gliedmaßen-Stoffwechsel-System hineingeht, vermittelt nur die Wahrnehmung desjenigen, was das Geistig-Seelische an dem ganzen Menschen in Bezug auf sein Gliedmaßen-Stoffwechsel-System tut. Wir nehmen dasjenige wahr, was eine Folge ist seelisch-geistiger Willensprozesse in der Blutzirkulation, im übrigen Stoffwechsel und auch in der mechanischen Bewegung der Glieder; wir nehmen das wahr.

Die sogenannten motorischen Nerven sind keine motorischen Nerven, die sind bloß dasjenige, was die Äußerungen, den Impuls des Willens wahrnimmt. Ehe man diesen Zusammenhang nicht einsehen wird, eher wird man nicht zu einer durchsichtigen Menschenerkenntnis kommen. Wenn Sie aber diesen Zusammenhang voll einsehen, dann werden Sie es auch begreiflich finden, dass ich nun eben ein Paradoxon, eine Ketzerei vor Sie hinstellen muss: denn dann wirkt das Geistig-Seelische ja eben auf den ganzen übrigen Menschen.

Beim Kinde also bis gegen das zwölfte Jahr hin äußern sich die Wirkungen nach Maßgabe des eben Geschilderten in den Muskelkräften, die ein intimes Verhältnis zur Atmung und zum Zirkulationssystem haben. Beim Kinde vom zwölften Jahre an bis zur Geschlechtsreife nach denjenigen Kräften hin, die gegen das Skelett gehen. Sodass wir also vor dem zwölften Jahre mehr dasjenige, was noch in unseren Muskeln liegt, mit dem sogenannten motorischen Nerv wahrnehmen, nach dem zwölften Jahre nehmen wir mit diesem sogenannten motorischen Nerv mehr dasjenige wahr, was in unseren Muskeln und Knochen vorgeht. Nun, wenn Sie bedenken, dass in allem Denken etwas Willensmäßiges liegt – es ist ja Wille, was da wirkt, wenn ich Vorstellungen synthetisch zusammenfasse oder analytisch trenne, es ist überall Wille darinnen –, so müssen Sie diesen Willen auch im Organismus aufsuchen. Und gerade dieser Wille in der seelischen Funktion des Denkens ist in dieser Art angeschlossen, wie ich es jetzt geschildert habe. Indem wir ins zwölfte Jahr eintreten, lernen wir ein solches Denken, das nach der Willensnatur seine Vorgänge in den Knochen, in der Skelettdynamik hat. Wir machen da den wichtigen Übergang vom weichen System des Menschen zum ganz harten System, das sich, ich möchte sagen, wie ein objektives Hebelsystem in die Welt hineinstellt.

Das ist die Ketzerei, das Paradoxon, das ich vor Sie hinstellen muss, dass der Mensch, wenn er seine Gedanken über die unbelebte äußerliche Natur fasst, das nicht in unmittelbarer Weise mit dem Kopfe, mit dem Gehirn tut, sondern dass er es mit dem Skelett tut. Selbstverständlich, man kann darüber lachen, wenn man in der heutigen Physiologie drinnensteckt, dass da einer in Dornach ist, der behauptet, dass die Menschen mit den Knochen abstrakt denken; aber die Sache ist eben so. Es wäre bequemer, das nicht auszusprechen, aber es muss eben ausgesprochen werden, denn wir brauchen eine wirkliche Menschenerkenntnis.

Die Bedeutung der Anthroposophie im Geistesleben der Gegenwart

11. 4. 1922, Den Haag / Bibl.-Nr. 82 / 1. Auflage 1957 / S. 92

Man sieht in der gewöhnlichen Wissenschaft nicht, wie der Wille wirkt. Daher nimmt man an, es gäbe motorische Nerven. Man weiß nicht, dass der Wille unmittelbar wirkt. Es ist heute darüber geredet worden, dass man die wirkliche Entdeckung der hier bestehenden Tatsachen erst dann machen kann, wenn man dazu gekommen ist, sich selber durchsichtig zu machen wie ein einziges Sinnesorgan, sodass der ganze Mensch wie ein einziges Sinnesorgan wird, durchlässig seelisch-geistig, wie das Auge für das Licht durchsichtig ist.

Heileurythmie

28. 10. 1922, Stuttgart / Bibl.-Nr. 315 / 4. Auflage 1981 / S. 114f.

(...) weil es nicht wahr ist, dass der Mensch bloß dasjenige ist, was die heutige Physiologie und Anatomie sagt. Er ist das, aber er ist auch etwas anderes, er muss auch noch nach seiner seelisch-geistigen Seite erkannt werden. Und dann werden solche sonderbaren Vorstellungen verschwinden, die heute immer wiederkehren, wo man zum Beispiel im Gehirn eine Art telegraphischen Mittelpunktapparates sieht, zu dem hinlaufen die sogenannten Sinnesnerven, von dem auslaufen die Willensnerven. Während das Ganze überhaupt gar keinen Tatbestand trifft, wie Sie aus dem heutigen Vortrage gesehen haben; sondern man hat es zu tun mit dem Nerven-Sinnes-System als einer plastizierenden Dynamik, der gewissermaßen etwas abgerungen wird, dem sich dann anpasst die Seelentätigkeit. Es ist eben sehr viel zu tun, um wiederum zurückzugeben so etwas an eine gesunde Physiologie, was ihr abgenommen worden ist dadurch, dass man in einer unrichtigen Weise in dem physischen Organismus ein Korrelat für die seelischen Funktionen sah. Es ist schon für jede seelische Funktion etwas Physisches da während des menschlichen physischen Erdenlebens; aber nichts wird für die Seele benützt, was nicht andererseits eine viel größere Bedeutung hätte in der Wechselwirkung mit andern Organen für die körperliche Organisation. Nichts wird für die Seele bloß als seelisches Organ benützt. Unser gesamtes Seelisches und Geistiges ist abgerungen dem Körperlichen, wird herausgeholt aus dem Körperlichen. Und wir dürfen nicht anerkennen besondere seelische Organe. Wir können nur sagen: Seelenfunktionen sind solche, welche herausgegliedert werden aus den organischen Wirkungen und besonders angepasst werden der Seelentätigkeit. Erst wenn wir wirklich ernst machen damit, dass begriffen wird dasjenige, was eigentlich im physischen Organismus des Menschen wirkt, wenn wir nicht in einer so äußerlichen Weise vorgehen, dass wir das ganze Nervensystem nur für eine dem Seelenleben dienende Einlagerung ansehen, dann können wir hoffen, dass wir die menschliche Organisation durchschauen. Aber nur so durchschaute menschliche Organisation kann auch die Grundlage abgeben für eine im Lichte arbeitende und nicht in der Finsternis rein probierende Physiologie und Therapie.

Anthroposophische Menschenkenntnis und Medizin

3. 9. 1923, London / Bibl.-Nr. 319 / 2. Auflage 1982 / S. 56-65

Wenn ich noch einmal zurückgreife auf den dreigliedrigen Menschen, wie ich ihn gestern charakterisiert habe, so ist zu sagen, dass nur die eigentliche Fähigkeit des Vorstellens mit dem Nervensystem des Menschen zusammenhängt; das Gefühlsleben nur indirekt. Dagegen hängt das Gefühlsleben direkt mit dem Rhythmischen System zusammen.

Und hier haben wir schon einen der Punkte, wo sich notwendigerweise gerade wegen ihrer Bewunderungswürdigkeit auf anderen Gebieten die heutige Naturwissenschaft den Weg vollständig versperrt, von der physischen Organisation des Menschen vorzudringen zu seiner geistigen Organisation.

In Wahrheit liegt die Sache so, dass die gesamte Gefühlswelt unmittelbar in die rhythmische Organisation eingreift, in jene rhythmische Organisation im weiteren Sinne, wie ich sie gestern charakterisiert habe. Und das Nervensystem dient nur dazu, der Vermittler zu sein, dass wir über unsere Gefühle Vorstellungen und Gedanken haben können. Sodass also in Atmung und Blutzirkulation die Gefühlsimpulse unmittelbar eingreifen. Nur für das, was wir als Vorstellungen haben über die Gefühle, sind die organischen Vermittler die Nerven. Und ebenso wie in das Rhythmische System die Gefühlswelt des Menschen eingreift, ebenso greift in das Stoffwechsel-Bewegungssystem der Wille unmittelbar ganz ein. Und dasjenige, was wir in den Nerven oder durch die Nerven haben, das sind nur die Vorstellungen des Gewollten, die Vorstellungen von dem Gewollten.

Nun werden Sie sagen: das braucht ja den Mediziner nicht weiter zu interessieren. Es ist eine Theorie über den Menschen, und man könnte im Medizinischen davon absehen. Das ist aber ganz und gar nicht der Fall. Das ist in dem Augenblicke nicht der Fall, wenn man die Folgen für die heutige medizinische Anschauung sieht, die aus diesem Vorurteil erwachsen, dass das Nervensystem dem gesamten Seelenleben direkt zugeordnet ist.

Man unterscheidet heute, wie ja genugsam bekannt ist, zwischen den sogenannten sensitiven Nerven, die vom Zentrum zu den Sinnen gehen sollen und die sinnlichen Wahrnehmungen vermitteln, und den sogenannten motorischen Nerven, welche etwas zu tun haben sollen mit dem Willen.

Es gibt in Wahrheit zwar anatomisch-physiologisch metamorphosierte Nerven, aber es gibt nur einerlei Art von Nerven. Jeder Nerv ist nur physischer Vorstellungsvermittler. Und diejenigen Nerven, die wir heute motorische Nerven nennen, die sind in ihrer Funktion nicht anders als die sogenannten sensitiven Nerven. Während der sensitive Nerv zu den Sinnen geht, um die Außenwelt wahrzunehmen, geht der sogenannte motorische Nerv, der auch nichts anderes ist als ein innerlicher sensitiver Nerv, in das Innere und vermittelt die Wahrnehmungen, die ich zum Beispiel habe, wenn ich ein Glied bewege, die ich habe, wenn ich irgendwie eine innerliche unbewusste Bewegung auszuführen habe. Der Nerv ist nur der Vermittler der Wahrnehmung für irgendetwas Äußeres oder Inneres. Es gibt nicht zwei Arten von Nerven, nicht sensitive und motorische Nerven. Meinetwillen, die Terminologie ist mir dann einerlei, ob man sie dann sensitive oder motorische nennt, das ist gleichgültig, aber nur einerlei Art und anatomisch-physiologisch etwas metamorphosiert, nur einerlei Art von Nerven gibt es.

Ich weiß natürlich, dass naheliegende Einwände gegen diese Anschauung gemacht werden können. Aber ich habe, da ich wirklich seit fünfunddreißig Jahren arbeite an der Ausgestaltung dieser Anschauung vom Menschen, wirklich alle diese Einwände sorgfältig geprüft. Jede einzelne Tatsache, die genommen werden kann aus dem Funktionieren oder Nichtfunktionieren des Nervensystems, sagen wir zum Beispiel bei der Tabes dorsalis, jede dieser Tatsachen, wenn sie wirklich vorurteilslos interpretiert wird, ordnet sich in dasjenige theoretische System ein, das ich Ihnen eben auseinandergelegt habe. Während Sie überall die Brüche sehen werden, wenn Sie die heutige Interpretation, sagen wir zum Beispiel, der Tabeserkrankungen nehmen. Sie kommen nur zurecht auch mit dem, was sorgfältig gerade heute mit solchen Dingen in der Naturwissenschaft verzeichnet ist, wenn Sie wissen, dass es nur einerlei Art von Nerven gibt, und dass die Gefühlswelt in keinem direkten, sondern nur in einem indirekten Zusammenhang mit dem Nervensystem steht, dass die Gefühlswelt unmittelbar eingreift in das Atmungs- und Zirkulations-, überhaupt in das Rhythmische System, dass der Wille unmittelbar wirkt als stoffwechselartig, jener unbewusste Wille in unserem Inneren, der dem Gesamtstoffwechselprozesse zugrunde liegt und der dann wiederum sich metamorphosiert zu dem bewussten Willen, der den äußeren bewussten Bewegungen zugrunde liegt.

Dies war das erste, ich möchte sagen, für mich erschütternde Ergebnis, das ich gehabt habe eigentlich seit dreißig Jahren aus den Anschauungen, die ich über den Menschen gewinnen konnte. Ich habe es nicht auszusprechen gewagt bis zum Jahre 1917, weil es tatsächlich verhältnismäßig leicht ist, irgendein wissenschaftliches Ergebnis, das wenig abweicht von den Gewohnheiten, auszusprechen. Dagegen ist es wirklich nicht leicht, ich möchte sagen, gegen das Urteil, das so gut begründet erscheint, dass es zweierlei Nerven gibt, in der Welt irgendwie vorzugehen. Und erst als ich beruhigt sein konnte darüber, dass es heute keine naturwissenschaftliche Tatsache gibt, die dem widersprechen würde, die sich nicht einordnen ließe in diese Anschauung von der Einerleiheit der Nerven, wagte ich 1917, nachdem ich dreißig Jahre beschäftigt war mit dem Ausarbeiten dieser Anschauung, sie auszusprechen.

Aber diese Anschauung hat eine ganz andere Folge noch. Nehmen Sie nur diese Tatsache, dass die Gefühlsimpulse unmittelbar eingreifen in das Rhythmische System, die Willensimpulse unmittelbar eingreifen in das Stoffwechsel-Bewegungssystem, dann haben Sie in dem Willenssystem und in demjenigen, was sich dann weiter angliedert an das Willenssystem, in dem Gefühlssystem des Menschen, das wir überhaupt nur fassen können auf spirituelle Art, indem wir die Gefühle nur fassen können als geistige Entitäten, in denen haben Sie die Antriebe zum Beispiel zur Zirkulation. Und Sie kommen hinweg von etwas, worüber nun wirklich auch wiederum nicht leichter Hand hinwegzukommen ist.

Heute sucht die Physiologie, die unserer gesamten medizinischen Denkweise zugrunde liegt, den eigentlichen Motor für die Blutzirkulation im Herzen, und das Herz wird angesehen als dasjenige, was die Impulse aussendet, um das Blut durch den Organismus zu treiben. Das Umgekehrte ist wahr. Das Blut wird durch den Organismus bewegt, durch die spirituelle Wesenheit des Menschen, die in der Willensorganisation in den Stoffwechsel unmittelbar eingreift, die in den Gefühlsimpulsen in die Zirkulation unmittelbar eingreift und in die Atmung, also in das Rhythmische System. Diese gesamte innere Bewegung, diese gesamte innere rhythmische Tätigkeit kommt unmittelbar aus dem geistigen Menschen, und das Herz, die Herztätigkeit ist nicht die Ursache der Blutzirkulation, sondern sie ist die Folge der Blutzirkulation, die Folge der Säftebewegung. Das Herz drückt also eigentlich nur aus in seinen eigenen Bewegungen, wie es innerlich erregt und bewegt wird durch die Bewegung, die eigentlich von dem geistigen Menschen ausgeht.

Das sind zwei Dinge, die nach und nach der Physiologie als der Grundlage der Medizin eben werden zugrunde gelegt werden müssen: die Anschauung von der Einerleiheit der Nerven und von dem Zugeordnetsein des gesamten Nervenlebens nur zum Vorstellungsleben, und dann auf der anderen Seite die Bewegung der flüssigen und luftförmigen Elemente im Menschen unmittelbar vom Geistigen aus, sodass die Herzbewegung als Folge der rhythmischen Bewegung im Menschen erscheint, nicht als deren Ursache.

Ich erinnere mich noch lebhaft, welche wilden Leidenschaften ich einmal ausgelöst habe in einem Eisenbahnwaggon auf der Strecke zwischen Trälleborg und Stockholm, als ich einem schwedischen Arzte diese Herztheorie auseinandersetzte. Es war ein schreckliches Gewühl von Leidenschaften, in das der Mann gekommen ist. Also ich kann ganz gut begreifen, wie sich diese Dinge heute in dasjenige, was wir nun alle einmal gewohnt sind zu denken, hineinstellen. Aber nur dadurch öffnet man sich das Tor vom physischen Menschen zum geistigen Menschen. Denn in dem Augenblicke, wo Sie zweierlei Nerven haben, geht die eine Art von Nerven von der sinnlichen Wahrnehmung zum Zentrum, geht als physische Organisation vom Sinn zum Zentrum. Vom Zentrum aus geht der Willensnerv. Der motorische Nerv vermittelt ebenso materiell dasjenige, was nun als Wille erscheint. Sie kommen aus dem Materiellen überhaupt nicht heraus. Dadurch, dass sie zweierlei Nerven konstruieren, die es gar nicht gibt – es gibt nur einerlei Nerven –, haben Sie sich das Tor zu dem Geistigen des Menschen zugesperrt. Und das ist dasjenige, was uns die so bewundernswerte Naturwissenschaft, die für den äußeren Menschen so großartig ist, für den Menschen gebracht hat. Sie ist so weit gegangen, dass sie eine rein ausgedachte Theorie an die Stelle der Wirklichkeit gesetzt hat, die rein ausgedachte Theorie, dass es zweierlei Nerven gibt, während eben die motorischen Nerven auch sensitive Nerven sind und nur zur Wahrnehmung der inneren Bewegungen da sind. Auf der anderen Seite macht sie das Herz zu einer Art von Pumpe, zu einem physikalischen Apparat, der durch eine Art Automatismus die rhythmische Zirkulation des Menschen hervorruft. Dann löscht sie sich, indem sie in diesen physischen Automaten Herz die ganze Ursache der rhythmischen Bewegungen des Menschen hineinverlegt, den Zusammenhang aus zwischen dem Rhythmischen System und auch zwischen dem Stoffwechselsystem und der geistigen Wesenheit des Menschen.

Das ist das Zuschließen des Tores zum geistigen Menschen, zu der spirituellen Wesenheit des Menschen gewesen, dass auf der einen Seite die Theorie von den zweierlei Nerven aufgestellt worden ist, und auf der anderen Seite die Herztheorie, die das Herz nicht dasjenige sein lässt, was es ist, sondern es zum physischen Motor für die Blutzirkulation macht, während es in Wahrheit in seinen Bewegungen nur der Ausdruck für das Blut wirklich ist, das vom spirituellen Menschen aus bewegt wird.

Das hat schon seine bedeutsamen Folgen. Denn dadurch erst, dass Sie in dieser Weise sehen, wie die Nervenorganisation sich eigentlich hineinverlegt in den Menschen, können Sie die Nervenorganisation in der richtigen Weise, sagen wir, zum Beispiel in Beziehung zu der Organisation des Verdauungssystemes bringen. Das Verdauungssystem gehört dem System des Menschen an, das ich das Stoffwechsel-Bewegungssystem genannt habe, und das Nervensystem ist polarisch ihm entgegengesetzt.

Nun betrachten wir einmal den Menschen, wie er in Bezug auf das eine und das andere System ist. In Bezug auf das Stoffwechselsystem: äußere Stoffe werden aufgenommen. Das Wesentliche für das Verdauungssystem ist die Tätigkeit, die nun hervorgerufen wird, wenn in den Körper die äußeren Stoffe hineinversetzt werden. Dasjenige, was der Organismus des Menschen genötigt ist deshalb zu tun, weil ein Fremdkörper in ihn hineinkommt, den er umgestalten, den er metamorphosieren muss, was der Mensch deshalb tun muss: darauf kommt es an, auf diesen Prozess kommt es an bei der Verdauung, und dieser Prozess bleibt auf einer bestimmten Stufe stehen. In dem Momente, wo nun dieser zunächst fortschreitende Prozess gewissermaßen im Überwinden der Kräfte der äußeren Nahrungsmittel stehenbleibt, da tritt der Impuls der Ausscheidung ein. Und die Ausscheidung tritt hier in Bezug auf das Stoffwechselsystem so ein, dass diese Ausscheidung unmittelbar nach außen erfolgt. Wir haben also zu begreifen das Stoffwechsel-Bewegungssystem so, dass zunächst die Impulse des Menschenorganismus, die verwandt sind mit dem Willen, der Wille unmittelbar in den Stoffwechsel eingreift, dass diese Impulse, die verwandt sind mit dem Willen, die Überwindung, die Konstitution des Stoffes, wie er außen ist, so weit treiben, dass er bis zu einem gewissen Punkte kommt. Dann wird ausgeschieden, ausgeschieden auf allen den Wegen, die ja bekannt sind. Aber die Ausscheidung erfolgt nach außen.

Derjenige Teil der Verdauungstätigkeit aber, der durch den ganzen organischen Prozess in die Kopforganisation, das heißt in diejenige Organisation, wo das Nerven-Sinnes-System nicht ausschließlich, aber vorzugsweise lokalisiert ist, hingetrieben wird, der geht nicht nur bis zu diesem Punkt im menschlichen Organismus, bis zu dem der Prozess geht im Stoffwechsel-Bewegungssystem, sondern dasjenige, was für die Kopforganisation Verdauung ist, das wird weitergetrieben, indem die Ausscheidung nun nicht nach außen geht, sondern innerlich erfolgt. Und was ist das Ergebnis dieser innerlichen Ausscheidung, die also abgelagert wird in dem Menschen selber, was ist das Ergebnis dieser innerlichen Ausscheidung? Das ist das Nervensystem. Das Nervensystem ist dasjenige System im menschlichen Organismus, das eigentlich seinen substantiellen Gehalt einer innerlichen Ausscheidung verdankt, die aber im Organismus bleibt, nicht nach außen getrieben wird, natürlich nur bis zu einem gewissen Punkte im Organismus bleibt, und dort durch die plastischen Kräfte der ersten unsichtbaren Wesenheit des Menschen, der ersten übersinnlichen Wesenheit des Menschen, dem sogenannten Äther- oder Lebensleib, durch die plastischen Kräfte, durch die Bildekräfte dieses Äther- oder Lebensleibes geformt wird.

Sodass man zu unterscheiden hat außer dem physischen Leib des Menschen diese erste übersinnliche Wesenheit, den Äther- oder Lebensleib, der eigentlich nur dynamisch ist, nicht materiell, nur dynamisch. In der ganzen Welt sind diese dynamischen Wirkungen ebenso vorhanden, im Menschen auf besondere Weise.

Dieser Bildekräfteleib enthält die gestaltenden Kräfte, die nun jene Ausscheidungsprodukte zu dem so wunderbar gebauten Gehirn, überhaupt dem wunderbar gebauten Nervensystem formen.

Meine sehr verehrten Anwesenden, ich fordere Sie auf, alles dasjenige, was histologisch, was embryologisch, was sonst entwickelungsgeschichtlich, evolutionistisch über die Beschreibung, ich will sagen, zum Beispiel einer Embryonalzelle und einer Nervenzelle zu sagen ist, all das vorurteilslos zu prüfen und Sie werden das mit keiner anderen theoretischen Grundlage in Übereinstimmung finden können als einzig und allein mit derjenigen, die ich eben auseinandergesetzt habe.

Und so kann man schon wirklich als ein, ich möchte sagen, ganz gewissenhafter Skeptiker zu demjenigen stehen, was die Geistesforschung, die ich vertrete, sonst sagt. Sie sagt, man kann kommen zu einer Art von exakter Clairvoyance, einem exakten Untersuchen dieses Übersinnlichen. Wie man dieses Übersinnliche exakt untersucht: ich habe es beschrieben in meinem Buche, das als *Initiation* ins Englische übersetzt worden ist. Gerade durch solche Untersuchungen des Übersinnlichen kommt man eben dazu, dasjenige, was nun nicht mehr den physischen Naturgesetzen folgt, sondern eigentlich in der Natur eine Art künstlerischer Tätigkeit ist, dass man das, diese plastischen, diese plastizierenden Kräfte verfolgt, die vorzugsweise im menschlichen Kopforganismus tätig sind, und die in diesem Kopforganismus jene sonst als Ausscheidungsimpulse nach außen getriebenen materiellen Entitäten forme.

Sodass das Sonderbare bei dieser Betrachtungsweise herauskommt, dass wir in unserem Nervensystem eigentlich durchaus eine Summe von Abbauprozessen zu sehen haben, und dass die Funktion unseres Nervensystems eigentlich darauf beruht, dass sie lediglich in Abbauprozessen besteht, weil sie eine über einen gewissen Punkt hinausgetriebene Ausscheidung und nach der Ausscheidung geformte, plastisch geformte Materie ist.

Das gibt den fundamentalen Unterschied zwischen einem Organ, das der Nerven-Sinnesorganisation angehört, und einem Organ, das der Verdauungsorganisation angehört. Ein Organ, das der Nerven-Sinnesorganisation angehört, ist in der Evolution wesentlich weitergeschritten, ist in einer absteigenden Evolution. Ein Organ, das der Stoffwechsel-Gliedmaßenorganisation angehört, ist nur in einer aufsteigenden Evolution, geht bis zu einem gewissen Punkte und fördert von diesem Punkte an die Ausscheidung.

Das sind die Dinge, die uns zeigen, wie die Organe sind in ihrem gesunden Zustande, das sind aber auch die Grundbedingungen, um zu erkennen, wie die Organe sich verhalten in ihrem kranken Zustande. Und das sind schließlich die Fundamente, die dazu führen, nun auch die Heilmittel in ihrem Zusammenhange mit dem Krankheitsprozess in Wirklichkeit zu erkennen. Machen wir uns das klar an einem Beispiel.

Der Prozess, der sich in unserem Gehirn oder auch, man könnte sagen, im ganzen Nervensystem abspielt, dieser Prozess, der die Materie bis zu einem gewissen Punkte entwickelt, dann sie abbaut und die Abbauprodukte, also gewissermaßen die poverierten Produkte wiederum formt, dieser Prozess geht in unserem Nervensystem vor sich. Und dieser Abbauprozess, nicht Aufbauprozess, dieser Dissimilationsprozess, nicht Assimilationsprozess, dieser Prozess des Abbaues, der liegt unseren Vorstellungen zugrunde. Unseren Vorstellungen liegt eigentlich zugrunde, dass wir in jedem Augenblicke unseres Lebens mit Bezug auf unser Nervensystem eine Art atomistisches Sterben durchmachen, das nur immer aufgehoben wird durch die Aufbauprozesse. Man möchte sagen, im Momente des Sterbens drängt sich zusammen alles dasjenige, was verteilt ist auf das ganze Erdenleben des Menschen in dem fortdauernden Abbauprozesse des Nervensystemes.

Wenn man diese Prozesse studieren kann, wobei man es also mit einem Funktionieren der materiellen Kräfte bis zu einem gewissen Punkte zu tun hat, dann mit einem Abbau, dann sagt man sich das Folgende: Wodurch denken wir denn eigentlich als Menschen? Wodurch sind wir denn geistige Wesen? Durch dieselben Kräfte, durch die wir, sagen wir, durch die Embryonalentwickelung ins Leben treten? – Keineswegs! Unser physisches System darf sich nicht in gerader Linie weiterentwickeln, damit wir Menschen sein können, sondern es muss von einem gewissen Punkte an eine lebendige Entwickelung durchmachen, eine Devolution muss eintreten. Und in der Devolution, nicht in der Evolution, ist die Grundlage gegeben für dasjenige, was unsere geistigen Tätigkeiten sind.

Bedenken Sie die Folge einer solchen Anschauung. Man glaubt, so etwas wie der Nervenprozess sei ein aufsteigender Prozess, und als solcher, als aufsteigender Prozess, wie der Wachstumsprozess oder wie der Ernährungsprozess, sei er die Grundlage des Denkens, des Vorstellens. Das ist ja gar nicht möglich. Die Grundlage des Vorstellens ist ein Abbauprozess. Die Materie muss erst zerstört und die Zerstörungsprodukte plastisch geformt werden, damit sie die Grundlage abgeben können für das Funktionieren des Geistigen in uns, für die Gedanken. Wir müssen erst unsere materielle Grundlage zerstören, wir müssen gewissermaßen erst Löcher in das Gehirn schlagen, damit wir denken können. Also nicht etwa auf den organischen Wachstumskräften beruht die Fähigkeit des Denkens, sondern damit der Geist in unsere Organisation einziehen kann, ist es notwendig, dass diese Organisation erst einem Abbauprozess, einem Zerstörungsprozess, einem partiellen Ertötungsprozess unterliegt.

Dann, wenn Sie das klar durchschauen, kommen Sie dazu, dass Sie sich sagen: Hier ist eine Straße, es hat geregnet, es hat einen weichen Boden, Wagen fahren darüber; ich sehe die Furchen. Aber nehmen wir jetzt an, irgendein Wesen käme vom Mars herunter, hätte niemals Wagen gesehen, die Wagen wären fort, und es sähe nur die Furchen. Das untersucht nun die Furchen, geht in die Erde hinein und sagt: Unter der Erdoberfläche, im Inneren der Erde, da sind die Kräfte, die von unten hinauf die Furchen gemacht haben. – Wir können es dem Wesen nicht verübeln, dass es im Erdboden drinnen die Gründe sucht für die Furchen, nur liegen sie nicht darinnen, sondern sie liegen in den Wagen, die darüber gefahren sind und die Furchen hineingefahren haben.

So ungefähr ist es mit unserem Gehirn. Sie glauben, das ist ein Organisationsprozess von unseren Organen nach außen; während die Furchungen unseres Gehirns Eingrabungen sind von seelisch-geistigem Leben. Und wir kommen nun darauf, dass wir unseren physischen Körper in Bezug auf seine Nerven-Sinnesorganisation überhaupt nur als die Widerlage, als das Widerstehende gebrauchen, um die geistige Tätigkeit auszuüben. So wie Sie jede Spur des Wagens oben, der dahin oder dorthin gefahren ist, verfolgen können – und Sie können daraus vieles erschließen, immer findet sich von irgendetwas, was der Wagen getan hat, eine Spur –, so können Sie aus dem Gehirn natürlich das ganze Denken erklären. Das ist eben gerade die wunderbare Illusion des Materialismus, dass man ja nicht etwa sagen soll, man soll es nicht aus dem Gehirn erklären; im Gegenteil, man kann aus dem Gehirn das ganze Denken erklären und das Vorstellungsleben, aber weil es eingegraben ist von dem spirituellen Leben.

Anthroposophische Menschenerkenntnis und Medizin

2. 10. 1923, Wien / Bibl.-Nr. 319 / 2. Auflage 1982 / S. 82-84

So ist es möglich, die menschliche Wesenheit zu erkennen: den menschlichen physischen Leib, dann den Bildekräfteleib, den man erkennt durch die imaginative Erkenntnis: der feinere Mensch im Menschen, der trotz alles Austausches der physischen Stoffe eine einheitliche, in der Zeit fortlaufende Wesenheit ist, eine in sich geschlossene Realität von einem Zeitpunkte bis zu einem anderen Zeitpunkte.
Gelangt man von da bis in die Spezialgebiete, dann wird die Sache sozusagen ernst. Der Bildekräfteleib ist noch nicht ein seelisches Dasein, sondern er könnte höchstens zum Wachsen, aber nicht zum Fühlen kommen. Man kommt zum Astralleib, zur eigentlichen Seele und zur Ich-Organisation. In den letzten drei bis vier Jahrhunderten hat sich die Erkenntnis so entwickelt, dass man immer mehr abgesehen hat von dem Geistigen, Höheren in der menschlichen Organisation. Dadurch musste man sich immer mehr beschränken auf das, was man erschließen kann aus der physischen Gliederung des menschlichen Organismus. Ich schrecke immer davor zurück, solche Dinge zu erklären, denn ich kann begreifen als Wissenschafter, dass man darüber wild wird.
Wir haben zunächst den menschlichen Organismus. Wir verfolgen die zentripetalen und die zentrifugalen, die sogenannten sensitiven und motorischen Nerven. Ja, dieser Tatbestand ergibt sich. Ich kann diese Gründe voll würdigen, kann auch würdigen, wie man die Zwiefachheit des Nervensystems stützt durch die Tabes dorsalis und so weiter.

Aber wenn man die höheren Wesensglieder kennt, dann werden einem die Nerven etwas Einheitliches, man schaut die Einheitlichkeit des Nervensystems. Die sensitiven sind darauf veranlagt, Sinneseindrücke zu vermitteln; die motorischen haben mit dem Willen nichts zu tun, sondern sie haben die Aufgabe, die Empfindungen, die in der Peripherie sind, zu vermitteln, die chemisch-physiologischen Vorgänge in den Beinen und so weiter. Die motorischen Nerven sind sensitiv für die inneren Vorgänge des Organismus, während man tatsächlich dazu kommt, so paradox das für die heutige Wissenschaft klingt, den Willen unmittelbar in der Seele zu schauen und für die Entstehung der Bewegung und der Willenseffekte einen unmittelbaren, direkten Einfluss des Geistig-Seelischen auf das Physische anzunehmen.

Ich möchte Sie auf den Weg hinweisen, der dazu führen kann, diese Anschauung zu finden. Denn als heutiger Anatom steht einem das Seelisch-Geistige als etwas gegenüber, was zu allen möglichen Hypothesen führen kann, es ist aber dasjenige, was man sich heute mehr mit einer abstrakten Inhaltlichkeit vorstellt. Ziehen spricht nur von «Gefühlsbetonung» der Vorstellungen. Das, was man sich als Seele vorstellt, ist etwas so abstraktes, dünn gewordenes, dass man nicht dazu kommt, das Eingreifen dieses Seelischen in das Physische zu verstehen.

In dem Augenblicke, wo man sich klar wird, dass der physische Leib vom Festen zum Flüssigen, Luftförmigen, bis zur Wärme heraufgeht, dann kommt man schon mehr heran an das Geistige. Es ist natürlich unmöglich, sich vorzustellen, dass das Geistige in den Organismus eingreift, den die heutige Wissenschaft sich vorstellt. Aber sobald man einen Wärmeorganismus annimmt, ist es nicht so schwer, sich vorzustellen, dass das innere Kraften des Bildekräfteleibes eingreift in die Wärmedifferenzierungen des menschlichen Organismus. In einer Beziehung werden wir vieles durchzumachen haben, bis wir dazu kommen, das lebendig zu machen, was heute in der Erkenntnis erstarrt ist. Man wird den Übergang finden von dem feiner gewordenen Physischen zu dem kraftvoller gewordenen Seelischen. Und man wird sich sagen können: was Willenswesen ist, greift unmittelbar in die Wärmeprozesse ein, von da in den Luftorganismus, von da in den wässrigen Organismus. Und es ist etwas ganz anderes vorhanden als das, was die heutige Wissenschaft glaubt in Bezug auf die motorischen Nerven; da ist vorhanden ein geistig-seelisches-physisches Wirken, das durch die motorischen Nerven zum Bewusstsein gebracht wird.

Über die Autoren

Bruno Sandkühler, Dr. phil., geb. 1931 in Stuttgart. Schulbesuch in Klosterreichenbach, Dresden und Stuttgart, davon sechs Jahre Waldorfschule. Studium in Paris, Perugia, München und Freiburg (Romanistik, Anglistik, Orientalistik). Promotion über die frühen Kommentare zur Göttlichen Komödie Dantes. Aufbau eines Studienreiseunternehmens, mit ausgedehnten Reisen und kunsthistorischer Fotografie in Ägypten, Griechenland, Asien und Südamerika. 1969–1973 Seminare für Entwicklungshelfer, 1961–1969 und von 1973 bis 2000 Waldorflehrer in Stuttgart-Vaihingen. Arbeit an Fragen der Arabischen Welt, insbesondere Ägyptens, und Mitarbeit am SEKEM-Projekt. Buchveröffentlichungen, Zeitschriftenaufsätze und Übersetzungen auf den Gebieten der Romanistik, Mediävistik und Kunstgeschichte.

Irene Buchanan, geb. Bollig, Dr. rer. nat., geb. 1945 in Malsch. Studium der Biologie und Geographie in Tübingen. Winter 1967/68 praktische Tätigkeit im Forschungslabor im Goetheanum. Wissenschaftliche Prüfung für das Lehramt an Gymnasien (1971), pädagogische Prüfung (1975). Promotion Tübingen 1974 über den Zusammenhang von Photoperiodismus und endogener Tagesrhythmik bei Pflanzen. Von 1975–1983 wissenschaftliche Tätigkeit an der Universität Tübingen, Glasgow und der TH Darmstadt. Seitdem freiberufliche wissenschaftliche und künstlerische Tätigkeit (Malerei und Grafik). Von 1996 bis 2012 Lehrbeauftragte an der Fachhochschule Merseburg im Fachbereich Soziale Arbeit, Medien und Kultur.

Otto Wolff, Dr. med. (1921–2003). Studium der Medizin und Chemie. Nach Promotion, biochemischen Arbeiten und klinischer Tätigkeit niedergelassen als praktischer Arzt und Schularzt. Danach langjährige Tätigkeit in der Heilmittelforschung und -entwicklung. Seminaristische Lehrtätigkeit in den meisten europäischen Ländern, Nord-, Mittel- und Südamerika, Südafrika. Vielfache Veröffentlichungen in Zeitschriften. Bücher: *Kampf der Kinderlähmung; Die Mistel in der Krebsbehandlung; Anthroposophisch orientierte Medizin und ihre Heilmittel;* Husemann/Wolff: *Das Bild des Menschen als Grundlage der Heilkunst,* Band I-III; *Heilmittel für typische Krankheiten.*

Leendert F. C. Mees, Dr. med. (1902–1990). Jugend und Studium mit Promition in Hilversum. Ab 1930 große Arztpraxis in Scheveningen. 1960 gründet er mit seiner Frau in Dreibergen die Privatklinik «de Maretak», später das Institut «Arta» für Drogensüchtige und 1968 die Schule für künstlerische Therapie «de Wervel». Ausgedehnte Vortragstätigkeit, zahlreiche Bücher: Hauptthemen Medizin, Mythologie und Anthroposophie.

Georg von Arnim (1920–2000). Medizinstudium, Promotion und Fachausbildung für Kinderheilkunde. Einige Jahre klinische Tätigkeit und Arbeit in eigener Praxis, dann Hinwendung zur Heilpädagogik innerhalb der Camphill-Bewegung. Mitarbeiter von Karl König beim Aufbau des Camphill-Zentrums am Bodensee. Für eine Reihe von Jahren Leiter der Heimsonderschule Föhrenbühl. Besondere Interessengebiete: Bewegungs- und Sprachprobleme mehrfach behinderter Kinder. Einige Veröffentlichungen auf diesem Gebiet.

Wolfgang Schad, Prof. Dr. rer. nat., geb. 1935 in Biberach/Riss. Studium der Biologie, Chemie und Physik in Marburg und München, der Pädagogik in Göttingen. Ab 1962 Lehrer an der Goetheschule – Freie Waldorfschule, Pforzheim, ab 1975 Dozent am Seminar für Waldorfpädagogik, Stuttgart, Leitung der Pädagogischen Forschungsstelle beim Bund der Freien Waldorfschulen und des Freien Hochschulkollegs in Stuttgart. 1992–2005 Lehrstuhl für Evolutionsbiologie und Morphologie an der Universität Witten-Herdecke. Zahlreiche Aufsätze in vielen Zeitschriften und Sammelbänden über naturwissenschaftliche, menschenkundliche und pädagogische Themen. Veröffentlichungen im Verlag Freies Geistesleben: *Säugetiere und Mensch* (1971, 2012); *Goetheanistische Naturwissenschaft*, Bd. 1–4 (1982–1985); *Erziehung ist Kunst* (1986, 2005); *Die verlorene Hälfte des Menschen* (2005, 2008); *Goethes Weltkultur* (2008); *Der periphere Blick* (2014).

Herbert Hensel, Prof. Dr. med. (1920–1983). Medizinstudium in Tübingen, Strasbourg und Heidelberg. 1945 Staatsexamen und Promotion. 1945–1950 Dozent an der Kungl. Veterinärhogskolan, Stockholm. 1946–1948 Assistent, 1950–1955 Privatdozent am Institut für Physiologie der Universität Heidelberg. Entdeckung der Sinnesstrukturen des Wärmesinnes beim Menschen. 1954 Adolf-Fick-Preis. Seit 1955 Professor für Physiologie und Direktor des Instituts für Physiologie der Universität Marburg; 1965/66 deren Rektor. 1960, 1968 und 1969 Gastprofessor in den USA. Veröffentlichungen: *Allgemeine Sinnesphysiologie. Hautsinne, Geschmack, Geruch* (1966). *Temperatur und Leben* (1973), gemeinsam mit Precht, Christophersen, Larcher. *Thermoreception and Temperature Regulation* (1981). *Thermal Sensations and Thermoreceptors in Man* (1982). Zahlreiche Buchbeiträge und

Originalartikel, u.a. «Wissenschaft und Anthroposophie – Impulse für neue Wege der Forschung» (1989, zusammen mit Kienle und Schäfer). 1980 Gründungsmitglied der Freien Universität Witten-Herdecke.

Hans-Jürgen Scheurle, Dr. med., geb. 1947 in Schwäbisch Gmünd. Medizinstudium in München und Marburg. 1966–1983 Doktorand und wissenschaftlicher Mitarbeiter von Prof. Herbert Hensel am Institut für Physiologie der Universität Marburg. Promotion 1976 und Veröffentlichung zur Sinneslehre, 1984 Die Gesamtsinnesorganisation. 1975–1983 ärztliche Praxis in Marburg. 1983–1986 Geschäftsführer und wissenschaftlicher Leiter eines biologischen Heilmittelbetriebes in Bad Boll. Von 1986–1992 Leitender Arzt des Sanatoriums Sonneneck in Badenweiler. Seit 1993 als Dozent und Autor tätig. Von 2004–2006 intermittierend am Raphael-Centre in Tonbridge (Kent, UK) in der Neurorehabilitation, von 2012–2014 in der psychosomatischen Rehaklinik Sonneneck in Badenweiler (Biografiearbeit) tätig. Buchveröffentlichungen über Gehirn, Sinne und Bewusstsein: u.a. *Hirnfunktion und Willensfreiheit* (2009), und *Das Gehirn ist nicht einsam – Resonanzen zwischen Gehirn, Leib und Umwelt* (2013).